现代医学临床与护理

主　编:张　萍　黄俊蕾　陈云荣　贾继清
　　　　李　燕　赵丽丽　王丽云

中国海洋大学出版社
·青岛·

图书在版编目(CIP)数据

现代医学临床与护理 / 张萍等主编. —青岛:中国海洋大学出版社,2018.6

ISBN 978-7-5670-1836-5

Ⅰ.①现…　Ⅱ.①张…　Ⅲ.①临床医学②护理学　Ⅳ.①R4

中国版本图书馆 CIP 数据核字(2018)第 134995 号

出版发行	中国海洋大学出版社
社　　址	青岛市香港东路 23 号　　　　邮政编码　266071
出 版 人	杨立敏
网　　址	http://www.ouc-press.com
电子信箱	369839221@qq.com
订购电话	0532－82032573(传真)
责任编辑	矫燕　　　　　　　　　　　电　　话　0532－85902349
印　　制	北京虎彩文化传播有限公司
版　　次	2018 年 7 月第 1 版
印　　次	2018 年 7 月第 1 次印刷
成品尺寸	185 mm×260 mm
印　　张	18.25
字　　数	422 千
印　　数	1～1000
定　　价	55.00 元

发现印装质量问题,请致电 18600843040,由印刷厂负责调换。

《现代医学临床与护理》编委会

《现代医学临床与护理》编委会成员
及其工作单位

李　佩　　山东省青岛大学附属医院
史　佳　　山东省青岛大学附属医院
向娟妮　　山东省青岛大学附属医院
董光玲　　山东省青岛大学附属医院
刘晓梅　　山东省青岛大学附属医院
薛泰霖　　山东省青岛大学附属医院
张　钰　　山东省青岛大学附属医院
盖丁凯　　山东省青岛大学附属医院
胡　建　　山东省青岛大学附属医院
顾文琴　　山东省青岛市中心血站开发区献血服务部
宋玉莲　　山东省青岛西海岸新区长江路街道社区卫生服务中心
张培培　　山东省青岛市中心血站开发区献血服务部
刘　芹　　山东省青岛市中心血站

目 录

第一章 休 克

第一节 感染性休克

一、病因

感染性休克(septic shock),亦称脓毒性休克,是指由微生物及其毒素等产物所引起的脓毒病综合征(sepsis syndrome)伴休克,感染灶中的微生物及其毒素、胞壁产物等侵入血循环,激活宿主的各种细胞和体液免疫系统,产生细胞因子和内源性介质,作用于机体各种器官、系统,影响其灌注,导致组织细胞缺血缺氧、代谢紊乱、功能障碍,甚至多器官功能衰竭。这一危重综合征即为感染性休克。因此,感染性休克是微生物因子和机体防御机制相互作用的结果,微生物的毒力数量以及机体的内环境与应答是决定感染性休克发展的重要因素。

二、临床表现

1.意识和精神状态(反映中枢神经系统的血流量)。经初期的躁动后转为抑郁淡漠,甚至昏迷,表明神经细胞的反应性由兴奋转抑制,病情由轻转重,原有脑动脉硬化或高血压患者,当血压降至10.64/6.65 kPa(80/50 mmHg)左右时反应即可迟钝;而个别原体质良好者对缺氧的耐受性较高,但为时亦极短暂。

2.呼吸频率和幅度(反映是否存在酸碱平衡失调或肺和中枢神经功能不全)。详见"休克的代谢"改变,酸碱平衡失调和重要脏器功能不全。

3.皮肤色泽(温度和湿度,反映外周围血流灌注情况)。皮肤苍白,紫绀伴斑状收缩,微循环灌注不足,甲床毛细血管充盈情况亦可作为参考,如前胸或腹壁出现瘀点或瘀斑,提示有 DIC 可能。

4.颈静脉和外周静脉充盈情况。静脉萎陷提示血容量不足,充盈过度提示心功能不全或输液过多。

5.脉搏。在休克早期血压尚未下降之前,脉搏多已见细速,甚至摸不清,随着休克好转,脉搏强度往往较血压先恢复。

6.尿量(反映内脏灌流情况)。通常血压在10.6 kPa(80 mmHg)上下时,平均尿量为20～30 mL/h,尿量＞50 mL/h,表示肾脏血液灌注已足。

7.甲皱微循环及眼底检查。在低倍镜下观察甲皱毛细血管袢数、管径、长度、清晰度和显现规律、血色、血液流速、均匀度和连续性、红细胞聚集程度、血管舒缩状态和神志清晰度等,休克时可见甲皱毛细血管袢数减少,管径细而缩短,呈断线状,充盈不良,血色变紫,血流迟缓失去均匀性,严重者有凝血。眼底检查可见小动脉痉挛,小静脉淤张,动静脉比例可由正常的 2∶3 变为 1∶2 或 1∶3,严重者有视网膜水肿,颅内压增高者可见视乳头水肿。

三、治疗

(一)补充血容量

有效循环血量的不足是感性性休克的突出矛盾。故扩容治疗是抗休克的基本手段。扩容所用液体应包括胶体和晶体。各种液体的合理组合才能维持机体内环境的稳定。胶体液有低分子右旋糖酐、血浆、白蛋白和全血等。晶体液中碳酸氢钠复方氯化钠液较好。休克早期有高血糖症,加之机体对糖的利用率较差,且高血糖症能导致糖尿和渗透性利尿带出钠和水,故此时宜少用葡萄糖液。

1.胶体液。

(1)低分子右旋糖酐(分子量 2 万～4 万):能覆盖红细胞、血小板和血管内壁,增加互斥性,从而防止红细胞凝聚,抑制血栓形成,改善血流。输注后可提高血浆渗透压、拮抗血浆外渗,从而补充血容量,稀释血液,降低血黏度、疏通微循环,防止 DIC。在肾小管内发挥渗透性利尿作用。静注后 2～3 h 其作用达高峰,4 h 后渐消失,故滴速宜较快。每日用量为 10% 500～1 500 mL,一般为 1 000 mL。有严重肾功能减退、充血性心力衰竭和出血倾向者最好勿用。偶可引起过敏反应。

(2)血浆、白蛋白和全血:适用于肝硬化或慢性肾炎伴低蛋白血症、急性胰腺炎等病例。无贫血者不必输血,已发生 DIC 者输血亦应审慎。细胞压积以维持 35%～40% 较合适。

(3)其他:羟乙基淀粉(706 代血浆)能提高胶体渗透压、增加血容量、副作用少、无抗原性,很少引起过敏反应为其优点。

2.晶体液。碳酸氢钠林格液和乳酸钠林格液等平衡盐液所含各种离子浓度较生理盐水更接近血浆中的水平,可提高功能性细胞外液容量,并可部分纠正酸中毒。对肝功能明显损害者以用碳酸氢钠林格液为宜。5%～10% 葡萄糖液主要供给水分和热量,减少蛋白质和脂肪的分解。25%～50% 葡萄糖液尚有短暂扩容和渗透性利尿作用,休克早期不宜用。扩容输液程序、速度和输液量一般先输低分子右旋糖酐(或平衡盐液),有明显酸中毒者可先输给 5% 碳酸氢钠,在特殊情况下可输给白蛋白或血浆。滴速宜先快后慢,用量应视患者具体情况和原心肾功能状况而定:对有明显脱水、麻痹性肠梗阻以及化脓性腹膜炎等患者,补液量应加大;而对心脏病的患者则应减慢滴速并酌减输液量。在输液过程中应密切观察有无气促和肺底罗音出现。必要时可在 CVP 或 PAWP 监护下输液,如能同时监测血浆胶体渗透压和 PAWP 的梯度,对防止肺水肿的产生有重要参考价值,若二者的压差＞1.07 kPa,则发生肺水肿的危险性较小。扩容治疗要求达到:①组织灌注良好:患者神情安宁、口唇红润、肢端温暖、紫绀消失;②收缩压＞12 kPa

（90 mmHg）、脉压＞4.0 kPa；③脉率＜100 次/分；④尿量＞30 mL/h；⑤血红蛋白回复基础水平，血液浓缩现象消失。

（二）纠正酸中毒

纠正酸中毒根本措施在于改善组织的低灌注状态。缓冲碱主要起治标作用，且血容量不足时，缓冲碱的效能亦难以充分发挥。纠正酸中毒可增强心肌收缩力、恢复血管对血管活性药物的反应性，并防止 DIC 的发生。首选的缓冲碱为 5％碳酸氢钠，次为11.2％乳酸钠（肝功能损害者不宜用）。三羟甲基氨基甲烷（THAM）适用于需限钠患者，因其易透入细胞内，有利于细胞内酸中毒的纠正；其缺点为滴注溢出静脉外时可致局部组织坏死，静滴速度过快可抑制呼吸、甚至呼吸停止。

（三）血管活性药物的应用

血管活性药物的应用旨在调整血管舒缩功能、疏通微循环淤滞，以利休克的逆转。

1.扩血管药物。必须在充分扩容的基础上使用，适用于低排高阻型休克（冷休克）。常用者如下。

（1）α-受体阻滞剂：可解除内源性去甲肾上腺素所引起的微血管痉挛和微循环淤滞。可使肺循环内血液流向体循环而防治肺水肿。本组的代表药物为酚妥拉明（苄胺唑啉），其作用快而短，易于控制。剂量为 5～10 mg 每次（儿童 0.1～0.2 mg/kg）以葡萄糖液 50～100 mL 稀释后静滴，开始宜慢，以后根据反应，调整滴速。情况紧急时，可先以小剂量加入葡萄糖液或生理盐水 10～20 mL 中缓注，继以静滴，0.1～0.3 mg/min。心功能不全者宜与正性肌力药物或升压药合用以防血压骤降。氯丙嗪具有明显中枢神经安定和降温作用，能降低组织耗氧量，还能阻断 α-受体、解除血管痉挛、改善微循环；适用于烦躁不安、惊厥和高热患者，但对年老有动脉硬化和呼吸抑制者不适宜，肝功能损害者忌用；剂量为每次 0.5～1.0 mg/kg，加入葡萄糖液中静滴，或肌注，必要时可重复。

（2）β-受体兴奋剂：典型代表为异丙肾上腺素，具强力 β_1 和 β_2-受体兴奋作用，有加强心缩和加快心率、加速传导以及中枢等扩血管作用。在增强心缩的同时，显著增加心肌耗氧量和心室的应激性，易引起心律失常。有冠心病者忌用。剂量为 0.1～0.2 mg，滴速为成人 2～4 μg/min，儿童 0.05～0.2 μg/（kg·min）。心率以不超过 120 次（儿童 140 次）每分钟为宜。多巴胺为合成去甲肾上腺素和肾上腺素的前体。具有兴奋 α、β 和多巴胺受体等作用，视剂量大小而异：当剂量为每分钟 2～5 μg/kg 时，主要兴奋多巴胺受体，使内脏血管扩张，尤其使肾脏血流量增加、尿量增多；剂量为 6～15 μg/kg 时，主要兴奋 β-受体，使心缩增强、心输出量增多，对心率的影响较小，较少引起心律失常，对 β_2-受体的作用较弱；当剂量＞20 μg/（kg·min）时，则主要起 α-受体兴奋作用，也可使肾血管收缩，应予注意。常用剂量为 10～20 mg，初以每分钟 2～5 μg/kg 滴速滴入，继按需要调节滴速，最大滴速 0.5 mg/min。多巴胺为目前应用较多的抗休克药，对伴有心缩减弱、尿量减少而血容量已补足的休克患者疗效较好。

（3）抗胆碱能药：为我国创用。有阿托品、山莨菪碱、东莨菪碱，解除微小血管痉挛、改善微循环；阻断 M-受体、维持细胞内 cAMP/cGMP 的比值态势；兴奋呼吸中枢，解除支气管痉挛、抑制腺体分泌、保持通气良好；调节迷走神经，较大剂量时可解除迷走神经对心脏的抑制，使心率加速；抑制血小板和中性粒细胞凝聚等作用。大剂量阿托品可引起烦躁不安、皮肤潮红、灼热、兴奋、散瞳、心率加速、口干等。东莨菪碱对中枢神经作用以抑制为主，有明显镇静作用，剂量过大时可引起谵妄、激动不安等。山莨菪碱在解痉方面有选择性较高，而副作用相对较小的优点，临床用于感染性休克，常取代阿托品或东莨菪碱。有青光眼者忌用本组药物。剂量为：阿托品成人每次 $0.3\sim0.5$ mg，儿童每次 $0.03\sim0.05$ mg/kg；东莨菪碱成人 $0.3\sim0.5$ mg/次，儿童每次 0.006 mg/kg；山莨菪碱成人每次 $10\sim20$ mg；静脉注射，病情好转后逐渐延长给药间隔直到停药。如用药 10 次以上仍无效，或出现明显中毒症状，应即停用，并改用其他药物。

2.缩血管药物。仅提高血液灌注压，而血管管径却缩小，影响组织的灌注量。因此输液中加入缩血管药后限制了滴速和滴入量，并使 CVP 假性上升，故从休克的病理生理而言，缩血管药物的应用似弊多利少，应严格掌握指征。在下列情况下可考虑应用：血压骤降，血容量一时未能补足，可短时期应用小剂量以提高血压、加强心缩、保证心脑血供；与 α-受体阻滞剂或其他扩血管药联合应用以消除其 α-受体兴奋作用而保留其 β-受体兴奋作用，并可对抗 α-受体阻滞剂的降压作用，尤适用于伴心功能不全的休克病例。常用的缩血管药物有去甲肾上腺素与间羟胺。剂量为：去甲肾上腺素 $0.5\sim2.0$ mg，滴速 $4\sim8$ μg/min；间羟胺 $10\sim20$ mg，滴速 $20\sim40$ 滴/分。近有报道在补充血容量和使用小剂量多巴胺无效的病例，于应用去甲肾上腺素后休克获逆转者。

(四)维护重要脏器的功能

1.强心药物的应用。重症休克和休克后期病例常并发心功能不全，乃因细菌毒素、心肌缺氧、酸中毒、电解质紊乱、心肌抑制因子、肺血管痉挛、肺动脉高压和肺水肿加重心脏负担，输液不当等因素引起。老年人和幼儿尤易发生，可预防应用毒毛旋花苷或毛花苷 C。出现心功能不全征象时，应严重控制静脉输液量和滴速。除给予快速强心药外，可给血管解痉药，但必须与去甲肾上腺素或多巴胺合用以防血压骤降。大剂量肾上腺皮质激素有增加心搏血管和降低外周血管阻力、提高冠状动脉血流量的作用，可早期短程应用。同时给氧、纠正酸中毒和电解质紊乱，并给能量合剂以纠正细胞代谢失衡状态。

2.维持呼吸功能、防治 ARDS。肺为休克的主要靶器官之一，顽固性休克常并发肺功能衰竭。此外脑缺氧、脑水肿等亦可导致呼吸衰竭。休克患者均应给氧，经鼻导管($4\sim6$ L/min)或面罩间歇加压输入。吸入氧浓度以 40% 左右为宜。必须保持呼吸道通畅。在血容量补足后，如患者神志欠清、痰液不易清除、气道有阻塞现象时，应及早考虑作气管插管或切开并行辅助呼吸(间歇正压)，并清除呼吸道分泌物，注意防治继发感染。

3.肾功能的维护。休克患者出现少尿、无尿、氮质血症等时，应注意鉴别其为肾前性或急性肾功能不全所致。在有效心搏血量和血压回复之后，如患者仍持续少尿，可行液体负荷与利尿试验：快速静滴甘露醇 $100\sim300$ mL，或静注速尿 40 mg，如排尿无明显增加，而心脏功能良好，则可重复一次，若仍无尿，提示可能已发生急性肾功能不全，应给予相应处理。

4.脑水肿的防治。脑缺氧时，易并发脑水肿，出现神志不清、一过性抽搐和颅内压增高征等,甚至发生脑疝,应及早给予血管解痉剂、抗胆碱类药物、渗透性脱水性(如甘露醇)、速尿,并使用局部降温与大剂量肾上腺皮质激素(地塞米松 10~20 mg)静注以及高能合剂等。

5. DIC 的治疗。DIC 的诊断一经确立后,采用中等剂量肝素,每 4~6 h 静注或静滴 1.0 mg/kg(一般为 50 mg,相当于 6 250 U),使凝血时间(试管法)控制在正常的 2 倍以内。DIC 控制后方可停药。如并用潘生丁剂量可酌减。在 DIC 后期、继发性纤溶成为出血的主要原因时,可加用抗纤溶药物。

四、护理

1. 积极防治感染和各种容易引起感染性休克的疾病,例如败血症、细菌性痢疾、肺炎、流行性脑脊髓膜炎、腹膜炎等。

2. 做好外伤的现场处理,如及时止血、镇痛、保温等。

3. 对失血或失液过多(如呕吐、腹泻、咯血、消化道出血、大量出汗等)的患者,应及时酌情补液或输血。

(李洪泽　王翠香　任慧子　胡瑞静)

第二节　过敏性休克

一、临床表现

1. 血压急剧下降至休克水平,即 10.7/6.7 kPa(80/50 mmHg)以下,如果原来患有高血压的患者,其收缩压在原有的水平上猛降至 10.7 kPa(80 mmHg),亦可认为已进入休克状态。

2. 意识状态。开始有恐惧感,心慌,烦躁不安,头晕或大声叫喊,并可出现弱视,黄视,幻视,复视等;继而意识朦胧,乃至意识完全丧失,对光反射及其他反射减弱或丧失。

具备有血压下降和意识障碍,方能称之休克,两者缺一不可,若仅有休克的表现,并不足以说明是过敏性休克。

3. 过敏的前驱症状。包括皮肤潮红或一过性皮肤苍白,畏寒等;周身皮痒或手掌发痒,皮肤及黏膜麻感,多数为口唇及四肢麻感,继之,出现各种皮疹,多数为大风团状,重者见有大片皮下血管神经性水肿或全身皮肤均肿,此外,鼻、眼、咽喉黏膜亦可发生水肿,而出现喷嚏,流清水样鼻涕,音哑,呼吸困难,喉痉挛等,不少患者并有食管发堵,腹部不适,伴以恶心、呕吐等。

4. 过敏原接触史。于休克出现前用药,尤其是药物注射史,以及其他特异性过敏原接触史,包括食物、吸入物、接触物、昆虫螯刺等。

对于一般过敏性休克者,通过以上四点即可以确诊,过敏性休克有时发生极其迅速,有时呈闪电状，以致过敏的症状等表现得很不明显，至于过敏性休克的特异性病因诊断应审慎从事，因为当患者发生休克时，往往同时使用多种药物或接触多种可疑致敏物质，故很难冒然断定。此外，在进行证实诊断的药物等过敏试验过程中，也可能出现假阳性结果或再致休克等严重后果，故应慎重，如果必须做，应力求安全，凡属高度致敏物质或患者对其致敏物质高度敏感者，应先由斑贴、抓伤等试验做起，或采用眼结膜试验、舌下黏膜含服试验，皮内注射试验法必须严加控制；在试验过程中要严格控制剂量，并应作好抗休克等抢救的准备。

二、治疗

1. 立即停止接触并移开可疑的过敏原或致病药物。结扎注射或虫咬部位以上的肢体以减缓吸收，也可注射或受螫的局部以 0.005％肾上腺素 2～5 mL 封闭注射。

2. 立即给 0.1％肾上腺素，先皮下注射 0.3～0.5 mL，紧接着作静脉穿刺注入 0.1～0.2 mL，继以 5％葡萄糖液滴注，维持静脉给药畅通。肾上腺素能通过 β-受体效应使支气管痉挛快速舒张，通过 α-受体效应使外周小血管收缩。它还能对抗部分Ⅰ型变态反应的介质释放，因此是救治本症的首选药物，在病程中可重复应用数次。一般经过 1～2 次肾上腺素注射，多数患者休克症状在半小时内均可逐渐恢复。反之，若休克持续不见好转，乃属严重病例，应及早静脉注射地塞米松 10～20 mg，琥珀酸氢化考的松 200～400 mg。也可酌情选用一批药效较持久，副作用较小抗休克药物如去甲肾上腺素、阿拉明(间羟胺)等。同时给予血管活性药物，并及时补充血容量，首剂补液 500 mL 可快速滴入，成人首日补液量一般可达 3 000 mL。

3. 抗过敏及其对症处理，常用的是扑尔敏 10 mg 或异丙嗪 25～50 mg，肌肉注射，平卧、吸氧，保持呼吸道畅通。由于处于过敏休克疾患时，患者的过敏阈值甚低，可能使一些原来不过敏的药物转为过敏原。故治疗本症用药切忌过多过滥。

三、护理

预防是最根本的办法，首先明确引起本症的过敏原，并进行有效的防避，但在临床上往往难以作出特异性过敏原诊断，况且不少患者属于并非由免疫机制发生的过敏样反应，为此应注意：①用药前详询过敏史，阳性患者应在病史首页作醒目而详细的记录；②尽量采用口服制剂；③对过敏体质患者在注射用药后观察 15～20 min，在必须接受有诱发本症可能的药品(如碘造影剂)前，宜先使用抗组胺药物或强的松 20～30 mg；④先作皮内试验、皮肤挑刺试验，尽量不用出现阳性的药物。若必须使用，则可试行"减敏试验"或"脱敏试验"，其原则是在抗组胺等药物的保护下，对患者从极小剂量逐渐增加被减敏药物的用量，直到患者产生耐受性为止，在减敏过程中，必须有医务人员的密切观察，并准备好水剂肾上腺素、氧气、气管插管和可以静脉注射的皮质类固醇等一切应急抢救措施。

(秦兴伟　贾世冉　李　娜　李　佩)

第三节 心源性休克

心源性休克(cardiogenic shock)是心泵衰竭的极期表现,由于心脏排血功能衰竭,不能维持其最低限度的心输出量,导致血压下降,重要脏器和组织供血严重不足,引起全身性微循环功能障碍,从而出现一系列以缺血、缺氧、代谢障碍及重要脏器损害为特征的病理生理过程。其临床表现有血压下降、心率增快、脉搏细弱、全身软弱无力、面色苍白、皮肤湿冷、发绀、尿少或尿闭、神志模糊不清、烦躁或昏迷,若不及时诊治,病死率极高,是心脏病最危重征象之一。

一、临床表现

1. 临床分期。根据心源性休克发生发展过程,大致可分为早、中、晚三期。

(1)休克早期:由于机体处于应激状态,儿茶酚胺大量分泌入血,交感神经兴奋性增高,患者常表现为烦躁不安、恐惧和精神紧张,但神志清醒,面色或皮肤稍苍白或轻度发绀,肢端湿冷,大汗,心率增快,可有恶心、呕吐,血压尚正常甚至可轻度增高或稍低,但脉压变小,尿量稍减。

(2)休克中期:休克早期若不能及时纠正,则休克症状进一步加重,患者表情淡漠,反应迟钝,意识模糊或欠清,全身软弱无力,脉搏细速无力或未能扪及,心率常超过120次/分,收缩压<10.64 kPa(80 mmHg),甚至测不出,脉压<2.67 kPa(20 mmHg),面色苍白、发绀,皮肤湿冷、发绀或出现大理石样改变,尿量更少(<17 mL/h)或无尿。

(3)休克晚期:可出现弥散性血管内凝血(DIC)和多器官功能衰竭的症状。前者可引起皮肤、黏膜和内脏广泛出血;后者可表现为急性肾、肝和脑等重要脏器功能障碍或衰竭的相应症状。如急性肾功能衰竭可表现为少尿或尿闭,血中尿素氮、肌酐进行性增高,产生尿毒症、代谢性酸中毒等症状,尿比重固定,可出现蛋白尿和管型等。肺功能衰竭可表现为进行性呼吸困难和发绀,吸氧不能缓解症状,呼吸浅速而不规则,双肺底可闻及细啰音和呼吸音降低,产生急性呼吸窘迫综合征之征象。脑功能障碍和衰竭可引起昏迷、抽搐、肢体瘫痪、病理性神经反射、瞳孔大小不等、脑水肿和呼吸抑制等征象。肝功能衰竭可引起黄疸、肝功能损害和出血倾向,甚至昏迷。

2. 休克程度划分。按休克严重程度大致可分为轻、中、重和极重度休克。

(1)轻度休克:表现为患者神志尚清,但烦躁不安,面色苍白,口干,出汗,心率>100次/分,脉速有力,四肢尚温暖,但肢体稍发绀、发凉,收缩压≥10.64 kPa(80 mmHg),尿量略减,脉压<4.0 kPa(30 mmHg)。

(2)中度休克:面色苍白,表情淡漠,四肢发冷,肢端发绀,收缩压在8～10.64 kPa(60～80 mmHg),脉压<2.67 kPa(20 mmHg),尿量明显减少(<17 mL/h)。

(3)重度休克:神志欠清,意识模糊,反应迟钝,面色苍白、发绀,四肢厥冷、发绀,皮肤出现大理石样改变,心率>120次/分,心音低钝,脉细弱无力或稍加压后即消失,收缩压降至 5.32～8.0 kPa(40～60 mmHg)，尿量明显减少或尿闭。

(4)极重度休克：神志不清、昏迷，呼吸浅而不规则，口唇皮肤发绀，四肢厥冷，脉搏极弱或扪不到，心音低钝或呈单音心律，收缩压<40 mmHg(5.32 kPa)，无尿，可有广泛皮下、黏膜及内脏出血，并出现多器官衰竭征象。必须指出，上述休克的临床分期和严重程度的划分是人为的，其相互之间并非一刀切，可有过渡类型，只能作为临床工作中判断病情的参考。

3. 其他临床表现。由于心源性休克病因不同，除上述休克的临床表现外，还有相应的病史、临床症状和体征。以急性心肌梗死为例，本病多发生在中老年人群，常有心前区剧痛，可持续数小时，伴恶心、呕吐、大汗、严重心律失常和心功能不全，甚至因脑急性供血不足可产生脑卒中征象。体征包括心浊音界轻至中度扩大，第一心音低钝，可有第三或第四心音奔马律；若并发乳头肌功能不全或腱索断裂，在心尖区可出现粗糙的收缩期返流性杂音；并发室间隔穿孔者，则在胸骨左缘第 3、4 肋间出现响亮的收缩期杂音，双肺底可闻湿啰音。

二、病因

心源性休克的病因大致可分为以下 5 类。

1. 心肌收缩力极度降低。包括大面积心肌梗死，急性暴发性心肌炎(如病毒性、白喉性以及少数风湿性心肌炎等)，原发性及继发性心肌病(前者包括扩张型、限制型及肥厚型心肌病晚期，后者包括各种感染、甲状腺毒症、甲状腺功能减退)。家族性贮积疾病及浸润(如血色病、糖原贮积病、黏多糖体病、淀粉样变、结缔组织病)，家族遗传性疾病(如肌营养不良、遗传性共济失调)，药物性和毒性，过敏性反应(如放射、阿霉素、酒精、奎尼丁、锑剂、依米丁等所致心肌损害)，心肌抑制因素(如严重缺氧、酸中毒、药物、感染毒素)，药物(如钙通道阻滞药、β-受体阻滞药等)，心瓣膜病晚期，严重心律失常(如心室扑动或颤动)，以及各种心脏病的终末期表现。

2. 心室射血障碍。包括大块或多发性大面积肺梗死(其栓子来源包括来自体静脉或右心腔的血栓、羊水栓塞、脂肪栓、气栓、癌栓和右心心内膜炎赘生物或肿瘤脱落等)，乳头肌或腱索断裂，瓣膜穿孔所致严重的心瓣膜关闭不全，严重的主动脉口或肺动脉口狭窄(包括瓣上、瓣膜部或瓣下狭窄)。

3. 心室充盈障碍。包括急性心包压塞(急性暴发性渗出性心包炎、心包积血、主动脉窦瘤或主动脉夹层血肿破入心包腔等)，严重二、三尖瓣狭窄，心房肿瘤(常见的如黏液瘤)或球形血栓嵌顿在房室口、心室内占位性病变，限制型心肌病等。

4. 混合型。即同一患者可同时存在两种或两种以上的原因，如急性心肌梗死并发室间隔穿孔或乳头肌断裂，其心源性休克的原因既有心肌收缩力下降因素，又有心室间隔穿孔或乳头肌断裂所致的血流动力学紊乱。再如风湿性严重二尖瓣狭窄并主动脉瓣关闭不全患者风湿活动时引起的休克，既有风湿性心肌炎所致心肌收缩力下降因素，又有心室射血障碍和充盈障碍所致血流动力学紊乱。

5. 心脏直视手术后低排综合征。多数患者是由于手术后心脏不能适应前负荷增加所致,主要原因包括心功能差、手术造成对心肌的损伤、心内膜下出血,或术前已有心肌变性、坏死,心脏手术纠正不完善,心律失常,手术造成的某些解剖学改变,如人造球形主动脉瓣置换术后引起左室流出道梗阻,以及低血容量等导致心排血量锐减而休克。

三、并发症

1.休克肺。休克肺的形成与多种因素有关。

(1)肺毛细血管灌注不足使Ⅰ型肺泡细胞和毛细血管内皮细胞肿胀,肺的空气—血流屏障加厚。

(2)肺泡毛细血管内皮受损,通透性增高,在肺淤血的情况下引起间质性水肿。

(3)肺循环出现弥散性血管内凝血。

(4)肠道内大量内毒素通过血液作用于肺;严重创伤、感染、不适当输液和输注库存血、不合理的给氧等,也可能与"休克肺"有关。

2.休克肾。休克可直接影响肾脏的血流灌注,引起肾脏功能性和器质性病变,导致尿量减少,严重时可造成急性肾功能衰竭,而急性肾功能衰竭又反过来直接加剧了休克。

3.心血管并发症。严重休克在发生弥散性血管内凝血病程中可出现心肌梗死,并产生相应的临床表现,出现胸痛、胸闷、胸部绞窄感及心源性休克等表现等。

4.心律失常。对休克患者做心电图有89.3%发生各种心律失常,可见窦性心动过速、室上性心动过速、房性期前收缩、室性期前收缩、室颤、传导阻滞等。

5.神经系统并发症。在平均动脉压降至6.67 kPa(50 mmHg)以下时,脑灌流量不足,可造成脑组织的损伤和功能障碍。如在短时间内不能使脑循环重新建立,脑水肿将继续发展。如平均动脉压继续下降或下降时间过长(5~10 min 时),则可导致脑细胞损伤、坏死和脑功能衰竭。

6.消化道并发症。休克时肝脏血流减少,肝脏功能受损,可出现肝小叶中心坏死,严重者可发展到大块肝坏死,最终导致肝功能衰竭。在心源性休克时,胃肠道灌注不足,不仅可引起消化、吸收功能障碍,还可引起黏膜水肿、出血、坏死,并发应激性溃疡和急性出血性肠炎。

7.弥散性血管内凝血(DIC)。心源性休克易导致全身血流速度缓慢、血流淤滞,极易导致血栓形成,甚至微血栓形成。DIC 时心肌内微血管栓塞、心肌细胞变性坏死、心肌断裂及急性心肌梗死等病变已被病理学所证实。临床可出现出血、休克、多发性微血栓形成、多发性微血管病性溶血等。

(史　佳　向娟妮　董光玲　李　蕾)

第四节　失血性休克

大量失血引起的休克称为失血性休克(hemorrhagic shock),常见于外伤引起的出血,消化性溃疡出血、食管曲张静脉破裂、妇产科疾病所引起出血等,失血后是否发生休克不仅取决于失血的量,还取决于失血的速度。休克往往是在快速、大量(超过总血量的30%～35%)失血而又得不到及时补充的情况下发生的。当失血量较大,引起严重的低容量性休克,而在临床上还难以掌握切实的规律性的变化,特别是复苏补液治疗还难以显示积极效果,则应该考虑可以放置中心静脉导管或肺动脉导管,进行有创血流动力学的监测,通过中心测压可以观察到中心静脉压(CVP)和肺动脉锲压(PCWP)降低,心排出血量降低,静脉血氧饱和度(SvO_2)降低和全身血管阻力增高。治疗措施如下。

1. 积极防止感染。

2. 做好外伤的现场处理,如及时止血、镇痛、保温等。

3. 对失血或失液过多(如呕吐、腹泻、咯血、消化道出血、大量出汗等)的患者,应及时酌情补液或输血。

(史　佳　向娟妮　董光玲　刘晓梅)

第二章　急性中毒的急救

第一节　急性有机磷农药中毒

有机磷杀虫药对人畜的毒性主要是对乙酰胆碱酯酶的抑制,引起乙酰胆碱蓄积,使胆碱能神经受到持续冲动,导致先兴奋后衰竭的一系列毒蕈碱样、烟碱样和中枢神经系统等症状;严重患者可因昏迷和呼吸衰竭而死亡。

一、病因

1.生产性中毒:在生产过程中引起中毒的主要原因是在杀虫药精制、出料和包装过程,手套破损或衣服和口罩污染;也可因生产设备密闭不严,化学物跑、冒、滴、漏,或在事故抢修过程中,杀虫药污染手和皮肤或吸入呼吸道所致。

2.使用性中毒:发生中毒的原因是在使用过程中,施药人员喷洒杀虫药时,药液污染皮肤或湿透衣服由皮肤吸收,以及吸入空气中杀虫药所致;配药浓度过高或手直接接触杀虫药原液也可引起中毒。

3.生活性中毒:在日常生活中的急性中毒主要由于误服、自服,或饮用被杀虫药污染的水源或食入污染的食品;也有因滥用有机磷杀虫药治疗皮肤病或驱虫而发生中毒的。

二、临床表现

1.急性中毒:急性中毒发病时间与毒物种类、剂量和侵入途径密切相关。经皮肤吸收中毒,一般在接触 2～6 h 后发病,口服中毒在 10 min 至 2 h 内出现症状。一旦中毒症状出现后,病情迅速发展。为有利于治疗,临床分为三级。

2.轻度中毒:有头晕、头疼、恶心、呕吐、多汗、胸闷、视力模糊、无力、瞳孔缩小。

3.中度中毒:除上述症状外还有纤维颤动、瞳孔明显缩小、轻度呼吸困难、流涎、腹泻、腹痛、步态蹒跚、意识清楚。

4.重度中毒:除上述表现外,并出现昏迷、肺水肿。

三、诊断

(一)辅助检查

1.全血胆碱酯酶活力测定:全血胆碱酯酶活力是诊断有机磷杀虫药中毒的特异性实

验指标,对中毒程度轻重,疗效判断和预后估计均极为重要。以正常人血胆碱酯酶活力值作为 100%,急性有机磷杀虫药中毒时,胆碱酯酶活力值在 70%～50% 为轻度中毒、50%～30% 为中度中毒;30% 以下为重度中毒。对长期有机磷杀虫药接触者,全血胆碱酯酶活力值测定可作为生化监测指标。

2.尿中有机磷杀虫药分解产物测定:对硫磷和甲基对硫磷在体内氧化分解生成对硝基酚由尿中排出,而敌百虫中毒时在尿中出现三氯乙醇,均可反映毒物吸收,有助于有机磷杀虫药中毒的诊断。

(二)症状

有机磷杀虫药中毒的诊断,可根据有机磷杀虫药接触史,结合临床呼出气多有蒜味,瞳孔针尖样缩小、大汗淋漓、腺体分泌增多,肌纤维颤动和意识障碍等中毒表现,一般即可作出诊断。如监测全血胆碱酯酶活力降低,更可确诊。除应与中暑、急性胃肠炎、脑炎等鉴别外,必须与拟除虫菊脂类中毒及杀虫剂脒中毒鉴别,前者口腔和胃液无特殊臭味,胆碱酯酶活力正常,后者以嗜睡、发绀、出血性膀胱炎为主要表现而无瞳孔缩小、大汗淋漓、流涎等。

四、治疗

1.迅速清除毒物。立即离开现场,脱去污染的衣服,用肥皂水清洗污染的皮肤、毛发和指甲。口服中毒者用清水、2%碳酸氢纳溶液(敌百虫忌用)或 1:5 000 高锰酸钾溶液(对硫磷忌用)反复洗胃,直至洗清为止。然后再用硫酸纳 20～40 g,溶于 20 mL 水,一次口服,观察 30 min 无导泻作用则再追加水 500 mL 口服。这种方法适用于多种中毒。眼部污染可用 2%碳酸氢纳溶液或生理盐水冲洗。在迅速清除毒物的同时,应争取时间及早用有机磷解毒药治疗,以挽救生命和缓解中毒症状。

2.特效解毒药的应用:常用的有胆碱酯酶复活剂及抗胆碱药,最理想的治疗是胆碱酯酶复活剂与阿托品两药合用。轻度中毒亦可单独使用胆碱酯酶复活剂。两种解毒药合用时,阿托品的剂量应减少,以免发生阿托品中毒。

3.对症治疗:有机磷杀虫药中毒主要的死因是肺水肿、呼吸肌麻痹、呼吸中枢衰竭。休克、急性脑水肿、中毒性心肌炎、心脏骤停等均是重要死因。因此,对症治疗应以维持正常心肺功能为重点,保持呼吸道通畅,正确氧疗及应用人工呼吸机。肺水肿用阿托品,休克用升压药,脑水肿应用脱水药和糖皮质激素,按心律失常类型及时应用抗心律失常药物。危重患者可用输血疗法。为了防止病情复发,重度中毒患者,中毒症状缓解后应逐步减少解毒药用量,直至症状消失后停药,一般至少观察 3～7 d。

五、护理

1.病情观察。有机磷农药中毒病情变化快,因此应密切观察病情,定时测量生命体征,注意观察意识、瞳孔和尿量的变化,了解全血胆碱酯酶活力测定的结果,便于掌握治疗和护理的效果,并向医生报告。

2.清除毒物的护理。洗胃时应注意观察洗胃液及腹部情况,洗胃后若保留胃管,遵医嘱定时洗胃,观察洗胃液有无蒜臭味,向医生报告,以决定胃管保留时间。喷洒农药中毒者除脱去衣物用清水冲洗皮肤外,还应注意指甲缝隙、头发是否清洗过,避免遗留毒物,引起病情反复。

3.保持呼吸道通畅。昏迷者肩部要垫高,以保持颈部伸展,防止舌后坠,定时吸痰,松解紧身内外衣,一旦出现呼吸肌麻痹,应及时报告医生并准备人工呼吸机。呼吸困难者应持续吸氧。

4.注意药物副作用的观察。遵医嘱给予阿托品及胆碱酯酶复活剂,用药期间要注意其副作用。要观察阿托品化的表现,注意与阿托品中毒的鉴别。做好给药、输液及药物反应的记录。

5.做好生活护理并预防感染。对昏迷患者要作好口腔、皮肤护理,定时翻身拍背。吸痰时要注意吸痰管一次性操作,定期消毒吸痰管,避免交叉感染。

6.加强心理护理。有机磷中毒的一个重要原因是患者服毒自杀。所以待患者苏醒后,医护人员应针对服毒原因给予安慰,关心体贴患者,不歧视患者,为患者保密,让家属多陪伴患者,使患者得到多方面的情感支持。

7.在做各种操作时,应向家属说明其必要性,以得到家属的配合。

(许庆超　薛泰霖　张　钰　盖丁凯)

第二节　急性一氧化碳中毒

一氧化碳中毒是含碳物质燃烧不完全时的产物经呼吸道吸入引起中毒。一氧化碳极易与血红蛋白结合,形成碳氧血红蛋白,使血红蛋白丧失携氧的能力和作用,造成组织窒息。一氧化碳对全身的组织细胞均有毒性作用,尤其对大脑皮质的影响最为严重。当人们意识到已发生一氧化碳中毒时,往往已为时已晚。因为支配人体运动的大脑皮质最先受到麻痹损害,使人无法实现有目的的自主运动。所以一氧化碳中毒者往往无法进行有效的自救。

一、病因

1.生活性中毒:生活中使用煤气炉或燃气热水器,通风不良,北方燃煤炉烟囱堵塞,逸出的一氧化碳含量可达30%。

2.生产性中毒:冶金工业中的炼焦、炼钢、炼铁;机械制造工业中的铸造、锻造车间;化学工业中用一氧化碳作原料制造光气、甲醇、甲醛、甲酸、丙酮、合成氨;耐火材料、玻璃、陶瓷、建筑材料等工业使用的窑炉、煤气发生炉等。

二、临床表现

一氧化碳中毒严重程度除与空气中的一氧化碳浓度和接触时间有密切关系外,还与个体因素、高温、高湿、低气压等因素有关。吸入一定量的一氧化碳会出现头痛、头昏、心悸、恶心等症状，吸入新鲜空气后症状可消失。量较大时可出现剧烈头痛、头晕、无力、恶心、呕吐、心悸及耳鸣等。中度中毒可表现无力、意识模糊、嗜睡、大小便失禁，甚至昏迷，皮肤黏膜呈樱红色，呼吸脉搏增快，血压下降，心律失常，抽搐等；重度中毒可出现深度昏迷或去大脑皮层状态。急性一氧化碳中毒迟发性脑病指急性一氧化碳中毒患者经过抢救症状缓解，数天以至数周(一般为1～60 d)后出现以急性痴呆为主要表现的一种疾病，而其他并发症在病程中出现较早，病因与一氧化碳有直接关系。综合近几年来的文献，其发生率为2%～30%。急性一氧化碳中毒时还可出现脑外其他器官的异常，如皮肤红斑水泡、肌肉肿痛、心电图或肝、肾功能异常、单神经病或听觉前庭器官损害等。但发生机会比较少。

三、诊断

(一)症状

根据吸入较高浓度一氧化碳的接触史和急性发生的中枢神经损害的症状和体征，结合血中碳氧血红蛋白(HbCO)及时测定的结果，结合毒物现场调查及空气中一氧化碳浓度测定资料，可诊断为急性一氧化碳中毒。

(二)辅助检查

1. 血中HbCO测定。正常人血液中HbCO可达5%～10%，其中有少量来自内源性CO，为0.4%～0.7%，轻度CO中毒者血中HbCO可高于10%，中度中毒者可高于30%，严重中毒时，可高于50%以上。脱离环境立即测HbCO>10%时有诊断鉴别意义。脱离CO接触8 h后HbCO即可降至正常，吸烟人群可增高(5%～13%)。现场死亡则不受限制。现场生物样品采集应注意时间，末梢血采集10 μL(肝素抗凝5 μg/L 42 μL)，死亡患者应采集心腔血5 mL(抗凝试管)，立即加帽，旋转混匀，密封保存。冷藏转运，血样应24小时内检测。检测方法依据分光光度法WT/T23-2002。

2. 血生化检查。可表现血清ALT一过性升高。乳酸盐及乳酸脱氢酶增高。合并横纹肌溶解症时，CPK明显增高。合并心肌损害心肌酶可有增高。

3. 心电图。部分患者可出现ST-T改变，亦可见室性期前收缩，传导阻滞或一过性窦性心动过速。

4. 脑CT(MRI)。一氧化碳中毒典型改变为双测大脑皮层下白质及苍白球或内囊出现大致对称的密度减低区。MRI早期可见双测苍白球、侧脑室周围白质T2加权像呈典型对称性高信号，T1加权像呈等信号或低信号。急性CO中毒迟发性脑病发病部位以海马、皮层和纹状体为主。

四、治疗

(一)现场急救

1. 应尽快让患者离开中毒环境，流通空气。

2. 患者应安静休息,避免活动后加重心、肺负担及增加氧的消耗量。

3. 充分给以氧气吸入。

4. 对于病情危重者及早建立静脉通道。

5. 现场心肺复苏术。

(二)后送(患者转运)

1. 心肺复苏尽量不中断。

2. 对于危重患者应及时建立静脉通道。

3. 转运到就近、有高压氧的医院。

(三)氧疗

1. 轻度中毒者,可给予氧气吸入及对症治疗。

2. 中度及重度中毒者应积极给予常压口罩吸氧治疗,有条件时应给予高压氧治疗。重度中毒者视病情应给予消除脑水肿、促进脑血液循环,维持呼吸循环功能及镇静等对症及支持治疗。加强护理、积极防治并发症及预防迟发脑病。常压氧:浓度、时间,尽早进行高压氧舱治疗,减少后遗症,即使轻度、中度,也应进行高压氧舱治疗,应注意过度氧疗导致的氧化应激损伤。吸氧、高压氧治疗(HBO)的作用是一种综合作用机制,可提高血氧分压及血氧弥散度,提高血浆中物理溶解氧量,以纠正机体缺氧,解除脑组织乏氧状态,减轻病理损伤。

(四)防治脑水肿

急性一氧化碳中毒患者发生昏迷提示有脑水肿的可能性,对于昏迷时间较长、瞳孔缩小、四肢强直性抽搐或病理反射阳性的患者,提示已存在脑水肿,应尽快应用脱水剂。临床上常用20%甘露醇,用法:125~250 mL静脉快速滴注,脑水肿程度较轻的患者选择125 mL,快速滴入,8 h一次。

五、护理

1. 患者入院后应处于通风的环境,注意保持呼吸道通畅,高浓度给氧(大于8 L/min)或面罩给氧(浓度为50%),抢救苏醒后应卧床休息,有条件首选高压氧舱治疗。

2. 对躁动、抽搐者,应做好防护,加床挡防止坠伤,定时翻身,做好皮肤护理,防止褥疮形成。有留置导尿者在翻身时,尿袋及引流管位置应低于耻骨联合,保持引流通畅,防止尿液返流及引流管受压。

3. 昏迷期间应做好口腔护理,用生理盐水擦拭口唇,保持湿润,防止口腔溃疡。头偏向一侧,预防窒息。保持呼吸道通畅,清除阻塞物,备好吸引器及气管插管用物,随时吸出呕吐物及分泌物。备好生理盐水及吸痰管,每吸引一次,及时更换新吸痰管。昏迷时,眼不能闭合,应涂凡士林,用纱布覆盖,保护角膜。

4. 密切观察病情,注意神经系统表现及皮肤、肢体受压部位的损害情况,观察有无过敏等药物反应,注意药物之间有无配伍禁忌。

5. 准确记录出入量,注意液体的选择和滴速,建立静脉通路。可选用静脉套管针,防止液体外渗,以利各种抢救药及时起效。特殊药物如用微量泵输液,要使药物准确输入,并注意水、电解质平衡。密切观察生命体征的变化,15～30 min 记录 1 次,发现异常及时与医生沟通,采取措施。

(李　燕　王昌俊　逢晓燕　张　军)

第三节　急性酒精中毒

酒精中毒俗称醉酒,是指患者一次饮大量酒精(乙醇)后发生的机体机能异常状态,对神经系统和肝脏伤害最严重。医学上将其分为急性中毒和慢性中毒两种,前者可在短时间内给患者带来较大伤害,甚至可以直接或间接导致死亡。后者给患者带来的是累积性伤害,如酒精依赖、精神障碍、酒精性肝硬化及诱发某些癌症(口腔癌、舌癌、食管癌、肝癌)等。

一、病因

(一)酒精的代谢和一般伤害

酒精吸收后在体内的代谢主要分为三步:首先经肝代谢酶系统乙醇脱氢酶转化为乙醛,再经乙醛脱氢酶催化氧化生成乙酸,最后代谢分解为二氧化碳和水。其中乙醛可刺激肾上腺素、去甲肾上腺素等的分泌,此时患者表现为面色潮红、心跳加快等。酒精具有直接的神经系统毒性、心脏毒性和肝脏毒性,因此中毒后患者具有一系列神经系统表现异常,甚至发生昏迷及休克,此外还可发生心脏病、低血糖和代谢性酸中毒。

(二)酒精的致死作用

1.窒息。酒精中毒昏迷者失去了自我防护功能,如果处于仰卧位或呕吐物堵塞呼吸道,就可导致窒息缺氧死亡。

2.诱发心脏病。酒精可诱发冠状动脉痉挛及恶性心律失常,进而导致心源性猝死的发生。

3.诱发脑出血。酒精可兴奋交感神经,造成血压急剧升高,进而导致脑出血发生。据统计,我国每年有 11 万人死于酒精中毒引起的脑出血,占总死亡的 1.3%。

4.其他。酒精可以诱发胰腺炎、低血糖昏迷、代谢紊乱等,这些都和患者死亡有关。

二、临床表现

(一)单纯性醉酒

单纯性醉酒又称为普通醉酒,是指一次大量饮酒引起的急性中毒。中毒的严重程度与患者的饮酒速度、饮酒量、血中酒精浓度以及个体耐受性有关。临床通常分为兴奋期、共济失调期及昏睡期。轻症患者饮酒后发生精神异常状态,如话多、易怒、面色潮红或苍白、眼部充血、心率加快、头昏、头痛等。随着病情进展,患者出现步态不稳、动作笨拙、言语含糊、语无伦次、视物模糊及重影,并可有恶心、呕吐等。重症中毒患者呈昏睡状态、面色苍白、口唇青紫、皮肤湿冷、体温下降、呼吸浅表、瞳孔扩大。严重者陷入深昏迷、血压下降、呼吸缓慢、心率加快,直至衰竭死亡。

（二）复杂性醉酒

复杂性醉酒指大量饮酒过程中或饮酒后,患者突然出现的强烈的精神运动性兴奋和严重的意识混乱状态。此时患者意识障碍更重,精神运动性兴奋更为强烈,持续时间更长。因此容易出现暴力行为如报复性伤害、杀人毁物及性犯罪等。患者对周围情况仅有模糊的认识,发作后对发作经过部分或全部遗忘。

三、诊断

急性酒精中毒的诊断并不十分困难。患者有饮酒史并有相关症状,同时呼出的气体有酒味,呼气及血液酒精检查结果显示有一定浓度的酒精。

四、治疗

（一）轻症（意识清醒）患者的治疗

1.大量饮酒后如果出现不适感,应立即反复催吐,这是防止酒精中毒最有效的措施,可以大大减轻患者的痛苦和伤害,起到事半功倍的效果。但是如果饮酒超过 1 小时,洗胃效果将大大下降,因为饮入的酒精大多数在 1 小时内被吸收。因此如果饮酒后超过 1 小时不推荐洗胃。

2.轻症中毒患者无需治疗,可以适当吃一些含糖较多的食品如苹果、香蕉、柑桔、蜂蜜等,以及富含维生素 C 及维生素 B 的食品,同时鼓励患者多饮水,以促进排尿。对于躁动者可以适当加以约束,重点保护其头面部,以免碰伤。

（二）对于昏迷患者的治疗

1.对于昏睡和昏迷的患者,以及有心血管疾病的患者,应该送其去医院检查治疗。在到达医院前要让患者采取侧卧体位,并注意保持患者呼吸道通畅。

2.并不是所有的酒精中毒患者都必须去医院,如患者一般情况较好,有时可以不去医院。对于不去医院的患者,最重要的是患者身边一定要有人看护,直至患者清醒为止。千万不要让其独睡,否则患者在睡眠时有可能因呕吐而发生窒息死亡,类似的悲剧不胜枚举。

3.重症患者在医院的治疗多为密切观察生命体征,最好实施心电监护,同时补液补糖及维持水与电解质平衡,防止合并症的发生。对深昏迷的患者可以应用纳洛酮促醒治疗,对狂躁患者可以应用安定类药物治疗。还可采用一些中医辅助疗法如医学文献报道有用中药葛根泡水饮用者对酒精中毒患者有帮助,因此可以试用。

（三）关于解酒偏方

民间解酒的方法很多,如饮醋、糖水、咖啡及茶水等。这些方法虽然可以试用,但在医学上没有这些方法对酒精中毒有效的证据。因此不要期待这些方法的疗效。

五、护理

1.保持呼吸道通畅。使患者处于头低左侧卧位,以防呕吐物吸入气道。呼吸抑制者,给予呼吸兴奋剂,必要时气管插管,呼吸机辅助呼吸。

2.消除毒物。根据患者意识程度可用催吐或洗胃的方法,消除未吸收的酒精。紧急血液透析可以有效地清楚体内酒精,可用于昏迷或出现呼吸抑制者。

3.特效解毒剂。纳洛酮对昏迷和呼吸抑制的患者有兴奋呼吸和催醒作用。

(李 蕾 王 蕾 王 波 李 飞)

第四节　急性安眠镇静药中毒

镇静催眠药通常分为三类:苯二氮卓类(地西泮、硝西泮、艾司唑仑、阿普唑仑等),巴比妥类(巴比妥、苯巴比妥、异戊巴比妥、速可眠、硫喷妥钠等),其他类。镇静催眠药对中枢神经系统有抑制作用,具有安定、松弛横纹肌及抗惊厥效应,过量则可致中毒,抑制呼吸中枢与血管运动中枢,导致呼吸衰竭和循环衰竭。

一、病因

误服、有意自杀或投药过量引起中毒。

二、临床表现

镇静催眠药的急性中毒症状因药物的种类、剂量、作用时间的长短、是否空腹以及个体体质差异而轻重各异。

1.神经系统症状:表现为嗜睡、神志恍惚甚至昏迷、言语不清、瞳孔缩小、共济失调、腱反射减弱或消失。

2.呼吸与循环系统:表现为呼吸减慢或不规则,严重时呼吸浅慢甚至停止;皮肤湿冷、脉搏细速、发绀、尿少、血压下降、休克。

3.其他:表现为恶心、呕吐、便秘,肝功异常,白细胞和血小板计数减少,部分发生溶血或全血细胞减少等。

三、诊断

1.有误服、有意自杀或投药过量的病史。

2.主要表现为中枢神经系统抑制。

3.血、尿或胃内容物检出镇静催眠药。

四、治疗

1.立即洗胃。可配成 1:5 000 高锰酸钾溶液或温水洗胃,总洗胃液量 10 000 mL 左右。

2.予以吸氧保持呼吸道通畅　呼吸衰竭者立即行人工呼吸或气管插管,用简易呼吸器或呼吸机辅助呼吸。

3.静脉输液。保障中毒者的能量、维生素及水、电解质的供应与平衡,同时也促进毒物排泄,予以利尿剂。

4.应用碱性药物。有利于巴比妥类安眠药由组织释出,再经肾脏排泄。可选用 4%～5%碳酸氢钠 100～200 mL 静脉滴注,用药前常规查肾功能、血液 pH、尿 pH 作为对照。

5.选用中枢神经系统兴奋剂。

(1)美解眠 50～100 mg 加入葡萄糖液 500 mL 中静脉滴注,根据患者反应与病情决定是否再次用药及剂量,或者停药。

(2)可拉明或洛贝林,多用于伴有呼吸中枢受抑制、呼吸衰竭的病例。

6.地西泮类药物中毒,可选用安易醒促醒,本药为苯二氮䓬类镇静剂之拮抗剂,可将安易醒 0.5 mg 加生理盐水 5 mL,首剂给 0.2～0.3 mg 静脉注射,余液无菌条件下保留,若用药后数分钟未醒,可酌情再给药一次。

7.血压下降、循环衰竭者,可在保障血容量的情况下配合升压药予以纠正。

8.深昏迷或抽搐者,选用脱水剂减轻脑水肿。

9.出现药物过敏性皮疹或中毒性肝损害伴黄疸者,予以保肝或皮质激素治疗。

10.巴比妥类药中毒者,未超过 10 余小时可考虑人工肾透析或腹膜透析疗法。

11.血流灌注法,可净化中毒者的血液成分,采用本法需监测血容量及电解质,必要时予以补充。

五、护理

1.严密观察病情变化,经常翻身防止褥疮及坠积性肺炎。清除口腔及咽部的分泌物,保持呼吸道通畅,防止吸入性肺炎和窒息。对大量服用巴比妥类药物的患者,于急性期过后,应密切观察有无脏器损害的临床征象,如由肝脏损害引起的黄疸等,应及早作相应的处理。

2.一旦发现中毒患者,应迅速协助医生作出初步诊断,并向有关方面报告。

3.对危急患者立即作紧急处理,如有休克应采取平卧位,建立有效静脉通路;有呼吸困难者应保持呼吸道通畅,清除咽部、鼻腔分泌物、呕吐物,给予氧气吸入,呼吸停止者,迅速进行人工呼吸;心跳、呼吸停止者立即进行胸外心脏按压及口对口人工呼吸。

4.协助患者离开现场,若衣服有污染应立即脱去,皮肤污染要立即清洗。并根据中毒途径及病情轻重做好催吐、洗胃、灌肠、静脉输液等项急救措施的准备工作。

5.随时观察患者排泄物(呕吐物、尿、粪)的性状,颜色,气味,必要时留取标本并及时送检作毒物鉴定。

6.如有神志不清或惊厥应有专人护理。

7.呕吐与吞服腐蚀性毒物患者需做好口腔护理。

8.密切观察患者的意识和生命体征,如血压、脉搏、呼吸及瞳孔、神志等变化。还应注意观察各种中毒用药后反应,每 15 min 测量一次,并记录于特别护理记录单上。

9.对昏迷患者应加强安全措施,上好栏杆,必要时使用约束带以防坠床。患者洗胃后,应做好保暖工作。

(张　萍　黄俊蕾　陈云荣　贾继清)

第三章　ICU 常用操作技术

第一节　PICC 置管术

经外周中心静脉导管（peripherally inserted central catheter，PICC）植入术，是一种将中心静脉导管经外周静脉插入、放置于中心静脉的方法，PICC 简化了中心静脉的穿刺过程，降低了中心静脉的穿刺风险和感染率，延长了导管的留置时间，广泛应用于临床。

一、适应症

1. 需中、长期连续或间断静脉输液治疗者。
2. 需要长期静脉输液，但外周浅静脉条件差，不易穿刺成功者。
3. 长期输入高渗透性或黏稠度较高或刺激性强药物，如 TPN、高钾、化疗药物。
4. 放置中心静脉导管风险较高或失败者。

二、禁忌症

1. 严重出凝血功能障碍者。
2. 穿刺部位或附近组织有感染、皮炎、烧伤等；置管静脉损伤、栓塞等。
3. 置管上肢有肌肉萎缩或乳腺癌根治术淋巴结清扫者。

三、物品准备

快速手消毒剂、一次性治疗巾 1 个、抽有盐水 20 mL 注射器 1 个、接头 1 个、弯盘 1 个、无菌镊子 1 个、无菌持物钳 1 把、皮尺 1 个、记号笔 1 个、胶布 1 卷。

四、操作步骤

1. 评估患者。了解合作程度，年龄、病情、意识状态、局部皮肤和血管情况，心理反应及特殊需求。
2. 携用物至患者床旁，核对姓名及导管维护记录单，协助患者取舒适体位，患者臂下铺一次性治疗巾隔湿。
3. 测量臂围并记录。测量方法是：肘窝正中上方 10 cm；穿刺点在上臂的测量方法是：从穿刺点到肩峰的中点处测量。

4. 无菌方式取出接头与连接抽有盐水 20 mL 注射器后备用,检查持物钳,取出消毒棉片。

5. 撤除接头上的敷料,去除旧有接头,弃之,取用酒精棉片消毒接头 10 次,将备好的带有接头的抽有盐水 20 mL 注射器排气,再连接导管,以脉冲方式冲洗导管,保留接头、抽有盐水 20 mL 注射器。

6. 先撕除贴膜上的固定胶条,后以 0 角度方式撕除贴膜,固定导管自下而上去除敷料,注意切勿将导管引出体外。

7. 再次用免洗消毒液洗手,以穿刺点为中心酒精棉签、碘酒棉签各消毒 3 遍,第一、三遍顺时针消毒,第二遍逆时针消毒,上下直径 20 cm,两侧直径至臂缘,再用碘伏棉签上下着力消毒导管,待干 10~15 s 后戴无菌手套,将体外导管摆放 S 弯或反 C 弯,取用免缝胶带固定外露导管,用 10 cm×15 cm 的透明贴膜全部覆盖,取用免缝胶带交叉固定透明延长管,再用 1 条免缝胶带横向固定,接头用小方纱固定好,脱手套,用记号笔记录换膜时间。

8. 整理用物,协助患者取舒适体位,对患者的配合表示感谢,在导管维护记录单上签字。

五、注意事项

1. 遵循知情同意原则,操作前由医生、患者共同签署知情同意书。

2. 严格无菌技术。置管术后 24 h 内更换贴膜,并观察局部出血情况,以后酌情每周更换 1~2 次。观察穿刺点有无渗血、渗液,置管肢体有无肿胀,发现异常及时处理或者拔管。更换贴膜时沿导管方向由下向上揭去透明敷料。

3. 测量长度要准确,导管进入右心房易引起心律失常。输液前 X 线检查以确定导管尖端位置。

4. 遇送管困难,不可强行送管。抽取导丝动作要轻柔,以免破坏导丝和导管的完整性。

5. 每次输液后用 10 mL 以上注射器抽吸生理盐水 10~20 mL 以脉冲方式冲管并正压封管。当导管发生堵塞时,可使用尿激酶边推边拉的方式溶解导管内的血凝块,严禁将血块推入血管。

6. 治疗间歇期每周对 PICC 导管进行冲洗,更换贴膜,正压接头。

7. 每日检查导管位置,流通性能及固定情况。臂围定位测量。

(黄俊蕾   贾继清   许庆超   王丽云)

第二节   微量注射泵使用技术

微量注射泵、输液泵是机械或电子的输液控制装置,它通过作用于输液导管达到控制输液速度的目的,是连续静脉输液最为理想的先进的急救与治疗仪器。它的临床作用与应用,有效地提高了输液的安全性、可靠性和准确性。尤其在危重患者的救治工作中,可准确及时、定时定量、速度均匀地输入各种液体、血液和药物,更彰显出其精确、严谨、高效的优点,因此是 ICU 必备的仪器之一。

微量注射泵、输液泵型号多样,性能各异。目前临床常用的有针筒式微量注射泵即微量泵;微电脑自动控制的容量输液泵;转压式输注泵如肠内营养灌注泵等。尤其微量泵体积小,操作简单,常用于需要严格控制输液速度和药量的情况,如输入血管活性药物、抗心律失常药物、高浓度补钾,持续镇静镇痛以及婴幼儿输血输液等,其通用计量单位为 $\mu g/(kg \cdot min)$。三种泵均具备各种安全检测报警系统。

一、目的

准确控制输液速度,使药物速度均匀、用量准确并安全地进入患者体内发生作用。

二、操作前准备

1. 用物准备:微量注射泵、接线板、注射架,治疗车上层放治疗盘(内铺无菌治疗巾),盘内无菌纱布(2 块)安尔碘、无菌棉签、20 mL 或 50 mL 注射器(内装有配置好的药液并贴好注射标签)、静脉延长管(2 根)、头皮针(2 个),备胶布、剪刀、弯盘、注射牌,必要时备三通。治疗车下层备防刺盒、垃圾桶。

2. 评估。

(1)环境评估,符合无菌操作环境要求。

(2)了解患者身体状况,向患者解释使用目的(详细内容见口述标准),取得患者合作。

(3)评估患者注射部位皮肤及血管情况,协助患者大小便,备胶布。

三、操作步骤

1. 将用物携至患者床旁,查对患者、药物、注射牌,将注射泵安装在注射架上,接通电源。

2. 评估:①环境评估,符合无菌操作环境要求。②了解患者身体状况,向患者解释使用目的,取得患者合作。③评估患者注射部位皮肤及血管情况,协助患者大小便,备胶布。

3. 再次检查泵入药物,连接延长管、头皮针,排气。将盛放药物的注射器放入微量泵凹槽内,固定。针栓覆盖无菌纱布。

4. 再次核对患者,打开注射泵开关,设备自检后,遵医嘱调整每小时注射量及其他需要设置的参数。

5. 打开固定肝素帽的胶布,消毒肝素帽,松开留置针在血管内后,将头皮针连接肝素帽,按"START"键,泵入药液,胶布固定(一条固定肝素帽,另一条固定头皮针)。再次检查患者以及药物名称、剂量和泵入速度,并在注射单上签名、签时间。

6. 整理用物,向患者说明注意事项。

7. 待药液注射完毕后,按"STOP"键,除去胶布,撤除头皮针,毁型后放入锐器盒,立即用肝素液脉冲式封管。

8. 切断电源,撤掉注射泵,整理床单元,给患者取舒适卧位并交代注意事项。

9. 用消毒液擦拭注射泵并做好维护工作,备用。

四、注意事项

1.了解微量泵、输液泵的工作原理,熟练掌握其使用方法。争取设定输液速度及其他必须参数,防止设定错误延误治疗。

2注意查看输液泵、微量泵的工作状态,管道连接是否精密,接头有无脱落,及时排除报警、故障,防止液体输入失控。

3.注意观察穿刺部位皮肤情况,防止发生液体外渗,出现外渗及时给予相应处理。

4.患者输液肢体不要活动,防止输液管道被牵拉脱出。

5.输液泵管排气时茂菲式滴管内应充满 1/3 液体,滴数传感器保持水平位,输液过程中避免晃动。躁动患者输液肢体适当约束,并须问患者有无不适感觉,观察药物反应和输液通畅情况。

6.突然停电时,应检查输液泵。微量泵是否正常工作,尤其在输注多巴胺等血管活性药物时。

7.定期检查及保养,及时清除泵表面的尘埃,保持设备清洁干燥,防止液体滴入泵内造成失灵,可用酒精消毒机壳,消毒后至少等候 30 min 再开机。

（王玉芝　逄晓燕　许庆超　王昌俊）

第三节　氧疗技术

一、目的

提高患者血液含氧量及动脉血氧饱和度,纠正缺氧。

二、适应症

适应于所有存在组织缺氧和低氧血症的患者及高危患者

三、用物准备

治疗车、治疗盘内放治疗碗 2 个(一碗放纱布 2 块,另一碗内盛温开水)、一次性输氧管 2 个、棉签、别针、弯盘、中心氧气装置一套、蒸馏水、挂四防牌。治疗车下置医疗垃圾桶、生活垃圾桶。

四、操作步骤

1.核对医嘱,检查氧气表的性能。

2.备齐用物,携至床旁、查对床号、姓名,询问、了解患者身体状况,评估患者,详细说明吸氧目的,取得配合。

3.协助患者取得舒适卧位。

4.安装氧气表于中心氧气装置上,湿化瓶内倒入蒸馏水,连接于氧气表上。

5.用2根棉签蘸清水,分别清洁患者双鼻孔。

6.先确定流量表是否关闭,打开流量表,调节所需氧流量,连接双腔吸氧管于氧气表,检查吸氧管是否通畅,纱布擦干吸氧管前端的水分,将吸氧管轻轻置于患者双鼻孔内,并适当固定。

7.记录吸氧开始时间,观察患者用氧效果。指导患者:①根据患者病情,指导患者行有效呼吸。②告知患者不要自行摘除鼻导管或调节氧流量。③告知患者如感到鼻咽部干燥不适或者胸闷憋气时,应及时通知医护人员。④告知患者有关用氧安全的知识。

8.停用氧气。告知患者根据医嘱需停用氧气,取得患者配合。拔出双鼻导管,关流量表,取下吸氧管放于污物碗内。用纱布为患者清洁鼻面部。

9.记录停止吸氧时间。

10.卸表。取下氧气表,口述终末处理方法,爱护体贴患者。

五、注意事项

1.根据病情需要,进行氧疗方法。在吸氧过程中,需要调节氧流量时,应当先将患者鼻导管取下,调节好氧流量后,再与患者连接。停止吸氧时,先取下鼻导管,再关流量表。氧疗过程中,患者不要自行摘除鼻导管或者调节氧流量。

2.持续吸氧的患者,应当保持管道通畅,必要时进行更换。氧疗过程中,应注意气道的湿化和加温。

3.定时清洗消毒氧疗装置,防治污染和阻塞。

4.观察,评估患者吸氧效果,防止导管堵塞、脱出、扭曲打折。

5.防油、火、震。

(李 燕 赵丽丽 王丽云 叶丽丽)

第四节 吸痰(呼吸机患者)技术

机械通气时,由于建立了人工气道,一旦发生分泌物堵塞,将直接影响机械通气的治疗效果,吸痰可有效清除气道分泌物,保持气道通畅。

一、物品准备

中心吸引装置或电动吸痰器1套、吸痰盘(内铺治疗巾,放置换药碗3个、分别盛生理盐水,注明气道和口鼻以及配置好的湿化液、一次性手套1包、20 mL注射器1个)、无菌治疗巾1块、生理盐水1瓶、一次性吸痰管、听诊器、棉棒、石蜡油。

二、操作步骤

1.备齐用物,携至床旁,查对患者。将消毒瓶挂于床头,将吸引器接头插入消毒液中,并用止血钳将导管固定在床单上。

2.评估患者意识,了解患者参数设定以及气管插管的刻度情况,清醒患者解释操作目的及注意事项,取得患者配合。

3.听诊双肺呼吸音,并做好翻身、叩背、体位引流等工作,同时对患者呼吸道分泌物的量、黏稠度、重点部位进行评估,可以有针对性地有效清除痰液,然后给予 2 min 高浓度吸氧,准备吸痰。

4.准备吸引器(电动吸引器接好电源线、打开开关,中心吸引打开负压调节开关),调节负压为成人 20～26.7 kPa(150～200 mmHg),检查吸引器连接是否正确及压力是否正常。

5.协助患者摆好体位,头转向操作者一侧,在患者胸前铺无菌治巾。

6.选择合适的吸痰管型号(气管插管型号 * 2-2=吸痰管所需型号),检查吸痰管包装完整后,将吸痰管外包装打开,右手戴手套,取出导管(边取出边将导管缠绕在手中)并将导管与吸引器接头连接,关闭吸痰管根部的负压调节阀门,右手持吸痰管在生理盐水中检查吸痰管是否通畅以及吸引压力是否合适。

7.关闭负压(用左手反折吸痰管根部),将吸痰管轻轻插入口腔及咽喉部,打开负压,洗净口咽部的痰液,立即用生理盐水冲洗导管(在口腔的碗内冲洗)。

8.更换手套及吸痰管,左手打开气管插管于呼吸机接头处,将呼吸机接头放在无菌治疗巾上(或有助手协助完成,原则是避免污染),检查吸痰管通畅后,关闭负压轻轻插入气道,轻轻左右旋转上提吸痰,每次时间不超过 15 s,痰液黏稠时给予滴入适量的湿化液,吸痰毕冲洗导管(在气道的碗内冲洗),将吸痰管及手套扔入医疗垃圾桶,洗手,听诊双肺呼吸音,并记录痰的量、性状、颜色、黏稠度以及呼吸道通畅情况,再次给予 2 min 高浓度吸氧。

9.再次评估患者是否需要再次吸痰以及是否能够耐受重复吸痰的过程,据具体情况具体处理。

10.吸痰过程中注意观察患者病情变化,如血氧饱和度降至 90% 以下或生命体征异常,立即停止吸痰,做好相应的处理。

11.擦净口角分泌物,观察口腔黏膜有无损伤,观察患者呼吸是否正常。

12.协助患者取舒适卧位,交带注意事项,整理床单元,爱护体贴患者。

三、注意事项

1.注意无菌操作,吸痰管一次性使用。

2.据人工气道口径选择合适的吸痰管。

3.据痰液黏稠度选择合适的气道灌洗液。

4.吸痰动作轻柔、稳、准、迅速。

5.吸痰过程中,严密观察心电,血压和指脉氧饱和度,如有心率增快,氧饱和度迅速下降,立即停止吸痰,给予吸氧,恢复后再吸。

6.如遇插管有阻力,不可盲插。

(贾继清　王丽云　赵丽丽　王玉芝)

第五节　心肺脑复苏术

心搏骤停(cardiac arrest,CA)是指各种原因引起的、在未能预计的情况和时间内心脏突然停止搏动,从而导致有效心泵功能和有效循环突然中止,引起全身组织细胞严重缺血、缺氧和代谢障碍,如不及时抢救即可立刻失去生命。心搏骤停不同于任何慢性病终末期的心脏停搏,若及时采取正确有效的复苏措施,患者有可能被挽回生命并得到康复。

心搏骤停一旦发生,如得不到即刻及时地抢救复苏,4~6 min 后会造成患者脑和其他人体重要器官组织的不可逆的损害,因此心搏骤停后的心肺复苏(cardiopulmonary resuscitation,CPR)必须在现场立即进行,为进一步抢救直至挽回心搏骤停伤病员的生命而赢得最宝贵的时间。

一、病因

心搏骤停的原因可分为心源性心搏骤停和非心源性心搏骤停。

二、分类

心搏骤停时,心脏虽然丧失了有效泵血功能,但并非心电和心脏活动完全停止,根据心电图特征及心脏活动情况心搏骤停可分为以下 3 种类型。

1.心室颤动:心室肌发生快速而极不规则、不协调的连续颤动。心电图表现为 QRS 波群消失,代之以不规则的连续的室颤波,频率为 200~500 次/分,这种心搏骤停是最常见的类型,约占 80%。心室颤动如能立刻给予电除颤,则复苏成功率较高。

2.心室静止:心室肌完全丧失了收缩活动,呈静止状态。心电图表现呈一直线或仅有心房波,多在心搏骤停一段时间后(如 3~5 min)出现。

3.心电—机械分离:此种情况也就是缓慢而无效的心室自主节律。心室肌可断续出现缓慢而极微弱的不完整的收缩。心电图表现为间断出现并逐步增宽的 QRS 波群,频率多为 20~30 次/分。由于心脏无有效泵血功能,听诊无心音,周围动脉也触及不到搏动。此型多为严重心肌损伤的后果,最后以心室静止告终,复苏较困难。

心搏骤停的以上 3 种心电图类型及其心脏活动情况虽各有特点,但心脏丧失有效泵血功能导致循环骤停是共同的结果。全身组织急性缺血、缺氧时,机体交感肾上腺系统活动增强,释放大量儿茶酚胺及相关激素,使外周血管收缩,以保证脑心等重要器官供血;缺氧又导致无氧代谢和乳酸增多,引起代谢性酸中毒。急性缺氧对器官的损害,以大脑最为严重,随着脑血流量的急骤下降,脑神经元三磷酸腺苷(ATP)含量迅速降低,细胞不能保持膜内外离子梯度,加上乳酸盐积聚,细胞水肿和酸中毒,进而细胞代谢停止,细胞变性及溶酶体酶释放而导致脑等组织细胞的不可逆损害。缺氧对心脏的影响可由于儿茶酚胺增多和酸中毒使希氏束及浦氏系统自律性增高,室颤阈降低;严重缺氧导致心肌超微结构受损而发生不可逆损伤。持久缺血缺氧可引起急性肾小管坏死、肝小叶中心性坏死等脏器损伤和功能障碍或衰竭等并发症。

三、临床表现

绝大多数患者无先兆症状,常突然发病。少数患者在发病前数分钟至数十分钟有头晕、乏力、心悸、胸闷等非特异性症状。心搏骤停的主要临床表现为意识突然丧失,心音及大动脉搏动消失。一般心脏停搏 3～5 s,患者有头晕和黑矇;停搏 5～10 s 由于脑部缺氧而引起晕厥,即意识丧失;停搏 10～15 s 可发生阿—斯综合征,伴有全身性抽搐及大小便失禁等;停搏 20～30 s 呼吸断续或停止,同时伴有面色苍白或紫绀;停搏 60 s 出现瞳孔散大;如停搏超过 4～5 min,往往因中枢神经系统缺氧过久而造成严重的不可逆损害。

四、基础生命支持 BLS

基础生命支持(basic life support,BLS)又称初步急救或现场急救,目的是在心脏骤停后,立即以徒手方法争分夺秒地进行复苏抢救,以使心搏骤停患者心、脑及全身重要器官获得最低限度的紧急供氧(通常按正规训练的手法可提供正常血供的 25%～30%)。BLS 的基础包括突发心脏骤停(sudden cardiac arrest,SCA)的识别、紧急反应系统的启动、早期心肺复苏(CPR)、迅速使用自动体外除颤仪(automatic external defibrillator,AED)除颤。对于心脏病发作和中风的早起识别和反应也被列为 BLS 的其中部分。在2010 年成人 BLS 指南对于非专业施救者和医务人员都提出了这一要求。BLS 步骤由一系列连续评估和动作组成。

1.评估和现场安全:急救者在确认现场安全的情况下轻拍患者的肩膀,并大声呼喊,检查患者是否有呼吸。如果没有呼吸或者没有正常呼吸(即只有喘息),立刻启动应急反应系统。

2.启动紧急医疗服务(emergency medical service,EMS)并获取 AED:

(1)如发现患者无反应无呼吸,急救者应启动 EMS 体系,取来 AED(如果有条件),对患者实施 CPR,如需要时立即进行除颤。

(2)如有多名急救者在现场,其中一名急救者按步骤进行 CPR,另一名启动 EMS 体系(拨打 120),取来 AED(如果有条件)。

(3)在救助淹溺或窒息性心脏骤停患者时,急救者应先进行 5 个周期(2 min)的CPR,然后拨打 120 启动 EMS 系统。

3.脉搏检查:对于非专业急救人员,不再强调训练其检查脉搏,只要发现无反应的患者没有自主呼吸就应按心搏骤停处理。对于医务人员,一般以一手食指和中指触摸患者颈动脉以感觉有无搏动(搏动触点在甲状软骨旁胸锁乳突肌沟内)。检查脉搏的时间一般不能超过10 s,如10 s内仍不能确定有无脉搏,应立即实施胸外按压。

4.胸外按压(circulation,C):确保患者仰卧于平地上或用胸外按压板垫于其肩背下,急救者可采用跪式或踏脚凳等不同体位,将一只手的掌根放在患者胸部的中央,即胸骨下半部上,将另一只手的掌根置于第一只手上。手指不接触胸壁。按压时双肘须伸直,垂直向下用力按压,成人按压频率为至少100次/分,下压深度为5～6 cm,每次按压之后应让胸廓完全回复。按压时间与放松时间各占50%左右,放松时掌根部不能离开胸壁,以免按压点移位。对于儿童患者,用单手或双手于乳头连线水平按压胸骨,对于婴儿,用两手指于紧贴乳头连线下方水平按压胸骨。为了尽量减少因通气而中断胸外按压,对于未建立人工气道的成人,按压—通气比率为30∶2。对于婴儿和儿童,双人CPR时可采用15∶2的比率。

5.开放气道(airway,A):在2010年美国心脏协会CPR及ECC指南中有一个重要改变是在通气前就要开始胸外按压。胸外按压能产生血流,在整个复苏过程中,都应该尽量减少延迟和中断胸外按压。而调整头部位置,实现密封以进行口对口呼吸,拿取球囊面罩进行人工呼吸等都要花费时间。采用30∶2的按压通气比开始CPR能使首次按压延迟的时间缩短。有两种方法可以开放气道提供人工呼吸:仰头抬颏法和推举下颌法。后者仅在怀疑头部或颈部损伤时使用,因为此法可以减少颈部和脊椎的移动。遵循以下步骤实施仰头抬颏:将一只手置于患儿的前额,然后用手掌推动,使其头部后仰;将另一只手的手指置于颏骨附近的下颌下方;提起下颌,使颏骨上抬。注意在开放气道同时应该用手指挖出患者口中异物或呕吐物,有假牙者应取出假牙。

6.人工呼吸(breathing,B):给予人工呼吸前,正常吸气即可,无需深吸气;所有人工呼吸(无论是口对口、口对面罩、球囊—面罩或球囊对高级气道)均应该持续吹气1 s以上,保证有足够量的气体进入并使胸廓起伏;如第一次人工呼吸未能使胸廓起伏,可再次用仰头抬颏法开放气道,给予第二次通气;过度通气(多次吹气或吹入气量过大)可能有害,应避免。

实施口对口人工呼吸是借助急救者吹气的力量,使气体被动吹入肺泡,通过肺的间歇性膨胀,以达到维持肺泡通气和氧合作用,从而减轻组织缺氧和二氧化碳潴留。方法为:将受害者仰卧置于稳定的硬板上,托住颈部并使头后仰,用手指清洁其口腔,以解除气道异物,急救者以右手拇指和食指捏紧患者的鼻孔,用自己的双唇把患者的口完全包绕,然后吹气1 s以上,使胸廓扩张;吹气毕,施救者松开捏鼻孔的手,让患者的胸廓及肺依靠其弹性自主回缩呼气,同时均匀吸气,以上步骤再重复一次。对婴儿及年幼儿童复苏,可将婴儿的头部稍后仰,把口唇封住患儿的嘴和鼻子,轻微吹气入患儿肺部。如患者面部受伤则可妨碍进行口对口人工呼吸,可进行口对鼻通气。深呼吸一次并将嘴封住患者的鼻子,抬高患者的下巴并封住口唇,对患者的鼻子深吹一口气,移开救护者的嘴并用手将受伤者的嘴敞开,这样气体可以出来。在建立了高级气道后,每6～8 s进行一次通气,而不必在两次按压间才同步进行(即呼吸频率8～10次/分)。在通气时不需要停止胸外按压。

7.AED除颤:室颤是成人心脏骤停的最初发生的较为常见而且是较容易治疗的心律

失常。对于 VF 患者,如果能在意识丧失的 3～5 min 内立即实施 CPR 及除颤,存活率是最高的。对于院外心脏骤停患者或在监护心律的住院患者,迅速除颤是治疗短时间 VF 的好方法。

五、高级生命支持 ALS

(一)进一步生命支持(advanced life support,ALS)

进一步生命支持又称二期复苏或高级生命维护,主要是在 BLS 基础上应用器械和药物,建立和维持有效的通气和循环,识别及控制心律失常,直流电非同步除颤,建立有效的静脉通道及治疗原发疾病。ALS 应尽可能早开始。

1.气管内插管:如有条件,应尽早作气管内插管,因气管内插管是进行人工通气的最好办法,它能保持呼吸道通畅,减少气道阻力,便于清除呼吸道分泌物,减少解剖死腔,保证有效通气量,为输氧、加压人工通气、气管内给药等提供有利条件。当传统气管内插管因各种原因发生困难时,可使用食管气管联合插管实施盲插,以紧急给患者供氧。

2.环甲膜穿刺:遇有紧急喉腔阻塞而严重窒息的患者,没有条件立即作气管切开时,可行紧急环甲膜穿刺,方法为用 16 号粗针头刺入环甲膜,接上"T"形管输氧,即可达到呼吸道通畅、缓解严重缺氧情况。

3.气管切开:通过气管切开,可保持较长期的呼吸道通畅,防止或迅速解除气道梗阻,清除气道分泌物,减少气道阻力和解剖无效腔,增加有效通气量,也便于吸痰、加压给氧及气管内滴药等,气管切开常用于口面颈部创伤而不能行气管内插管者。

(二)呼吸支持

及时建立人工气道和呼吸支持至关重要,为了提高动脉血氧分压,开始一般主张吸入纯氧。吸氧可通过各种面罩及各种人工气道,以气管内插管及机械通气(呼吸机)最为有效。简易呼吸器是最简单的一种人工机械通气方式,它是由一个橡皮囊、三通阀门、连接管和面罩组成。在橡皮囊后面有一单向阀门,可保证橡皮囊舒张时空气能单向进入;其侧方有一氧气入口,可自此输氧 10～15 L/min,徒手挤压橡皮囊,保持适当的频率、深度和时间,可使吸入气的氧浓度增至 60%～80%。

(三)复苏用药

复苏用药的目的在于增加脑、心等重要器官的血液灌注,纠正酸中毒和提高室颤阈值或心肌张力,以有利于除颤。复苏用药途经以静脉给药为首选,其次是气管滴入法。气管滴入的常用药物有肾上腺素、利多卡因、阿托品、纳洛酮及安定等。一般以常规剂量溶于 5～10 mL 注射用水滴入,但药物可被气管内分泌物稀释或因吸收不良而需加大剂量,通常为静脉给药量的 2～4 倍。心内注射给药目前不主张应用,因操作不当可造成心肌或冠状动脉撕裂、心包积血、血胸或气胸等,如将肾上腺素等药物注入心肌内,可导致顽固性室颤,且用药时要中断心脏按压和人工呼吸,故不宜作为常规途经。复苏常用药物如下。

(1)肾上腺素:肾上腺素通过 α-受体兴奋作用使外周血管收缩(冠状动脉和脑血管除

外),有利于提高主动脉舒张压,增加冠脉灌注和心、脑血流量;其β-肾上腺素能效应尚存争议,因为它可能增加心肌做功和减少心内膜下心肌的灌注。对心搏骤停无论何种类型,肾上腺素常用剂量为每次 1 mg 静脉注射,必要时每隔 3～5 min 重复 1 次。有人主张应用大剂量,认为大剂量对自主循环恢复有利,但新近研究表明大剂量肾上腺素对心搏骤停出院存活率并无改善,且可出现如心肌抑制损害等复苏后并发症。故复苏时肾上腺素理想用药量尚需进一步研究证实。如果静脉/骨内(IV/IO)通道延误或无法建立,肾上腺素可气管内给药,每次 2～2.5 mg。2010 年国际心肺复苏指南推荐也可以用一个剂量的血管加压素 40 U IV/IO 替代第一或第二次剂量的肾上腺素。

(2)抗心律失常药物:严重心律失常是导致心脏骤停甚至猝死的主要原因之一,药物治疗是控制心律失常的重要手段。2010 年国际心肺复苏指南建议:对高度阻滞应迅速准备经皮起搏。在等待起搏时给予阿托品 0.5 mg,IV。阿托品的剂量可重复直至总量达 3 mg。如阿托品无效,就开始起搏。在等待起搏器或起搏无效时,可以考虑输注肾上腺素(2～10 μg/min)或多巴胺 2～10 μg/(kg·min)。胺碘酮可在室颤和无脉性室速对 CPR、除颤、血管升压药无反应时应用。首次剂量 300 mg 静脉/骨内注射,可追加一剂 150 mg。利多卡因可考虑作为胺碘酮的替代药物(未定级),首次剂量为 1～1.5 mg/kg,如果室颤和无脉性室速持续存在,间隔 5～10 min 重复给予 0.5～0.75 mg/kg 静推,总剂量 3 mg/kg。镁剂静推可有效终止尖端扭转型室速,1～2 g 硫酸镁,用 5%GS 10 mL 稀释 5～20 min 内静脉推入。

(四)心脏电击除颤

电击除颤是终止心室颤动的最有效方法,应早期除颤。有研究表明,绝大部分心搏骤停是由心室颤动所致,75%发生在院外,20%的人没有任何先兆,而除颤每延迟 1 min,抢救成功的可能性就下降 7%～10%。除颤波形包括单相波和双相波两类,不同的波形对能量的需求有所不同。成人发生室颤和无脉性室速,应给予单向波除颤器能量 360 J 一次除颤,双向波除颤器 120～200 J。如对除颤器不熟悉,推荐用 200 J 作为除颤能量。双相波形电除颤:早期临床试验表明,使用 150～200 J 即可有效终止院前发生的室颤。低能量的双相波有效,而且终止室颤的效果与高能量单相波除颤相似或更有效。儿童第一次 2 J/kg,以后按 4 J/kg 计算。电除颤后,一般需要 20～30 s 才能恢复正常窦性节律,因此电击后仍应立刻继续进行 CPR,直至能触及颈动脉搏动为止。持续 CPR、纠正缺氧和酸中毒、静脉注射肾上腺素(可连续使用)可提高除颤成功率。

六、脑复苏

很多心脏停搏患者即使自主循环恢复以后脑功能也不能完全恢复,而约 80%复苏成功的患者昏迷时间超过 1 h。在入院患者中,神经功能转归良好率为 1%～18%,而其他或者死亡或者成为持续性植物状态。研究表明各种药物在脑复苏领域疗效甚微,而亚低温(32℃～35℃)对脑具有保护作用,且无明显不良反应。对心脏停搏患者脑复苏的降温技术有多种,如体表降温的冰袋、冰毯、冰帽等,但降温速度缓慢。快速注入大量(30 mL/kg)冷却(40℃)液体(如乳酸盐溶液),能显著降低核心温度,但易出现患者输注液体过量。

最近出现一种血管内热交换装置,能快速降温和维持患者低温状态,还能准确控制温度。基于一些临床试验的结果,国际复苏学会提出:对于昏迷的成人院外 VF 性心脏骤停自主循环恢复(restoration of spontaneous circulation,ROSC)患者应该降温到 32℃～34℃,并维持 12～24 h。对于任何心律失常所致的成人院内心脏骤停,或具有以下心律失常之一:无脉性点活动或心脏停搏所致的成人院外心脏骤停 ROSC 后昏迷患者,也要考虑人工低温。ROSC 后第一个 48 h 期间,对于心脏骤停复苏后的自发性轻度亚低温(>32℃)的昏迷患者不要开始复温。

七、心肺复苏成功的标准

1. 颈动脉搏动:按压有效时,每按压一次可触摸到颈动脉一次搏动,若中止按压搏动亦消失,则应继续进行胸外按压,如果停止按压后脉搏仍然存在,说明患者心搏已恢复。

2. 面色(口唇):复苏有效时,面色由紫绀转为红润,若变为灰白,则说明复苏无效。

3. 其他:复苏有效时,可出现自主呼吸,或瞳孔由大变小并有对光反射,甚至有眼球活动及四肢抽动。

4. 有 EMS 人员接手承担复苏或其他人员接替抢救。

(叶丽丽　张　萍　黄俊蕾　陈云荣)

第六节　心脏除颤及电复律

电除颤是以一定量的电流冲击心脏从而使室颤终止的方法。是治疗心室纤颤的有效方法,现今以直流电除颤法使用最为广泛。原始的除颤器是利用工业交流电直接进行除颤的,这种除颤器常会因触电而伤亡,因此,目前除心脏手术过程中还有用交流电进行体内除颤(室颤)外,一般都用直流电除颤。心脏电复律是用电能来治疗异位性快速心律失常,使之转为窦性心律的方法,最早用于消除心室颤动,故亦称心脏电除颤。心脏电复律器是用于心脏电复律的装置,目前常用的为直流电心脏电复律器,由电极、除颤、同步触发、心电示波、电源等几部分组成,电功率可达 200～360 J。电除颤是心脏骤停抢救中必要的、有效的重要抢救措施

一、适应症

适于转复各类异位快速心律失常,尤其是药物治疗无效者。转复心室颤动、心房颤动和扑动,可首选电除颤;转复室性和室上性心动过速,则多先用药物或其他治疗,无效或伴有显著血流动力障碍时应用本法;性质未明或并发于预激综合征的异位快速心律失常,选用药物常有困难,宜用同步电复律治疗。电复律治疗异位性快速心律失常即时转复成功率在室性心动过速和心房扑动几乎达 100%,室上性心动过速和心房颤动则分别为 80% 和 90% 左右。

二、禁忌症

病史已多年、心脏(尤其是左心房)明显增大、伴高度或完全性房室传导阻滞的心房颤动,伴完全性房室传导阻滞的心房扑动,反复发作而药物不能维持疗效或伴病态窦房结综合征的异位性快速心律失常,均不宜用本法复律;使用洋地黄类药物或低血钾时,暂不宜用电复律。

三、方法

早期进行电除颤的理由:①室颤是引起心跳骤停最常见致死性心律失常,在发生心跳骤停的患者中,约80%为室颤引起;②室颤最有效的治疗是电除颤;③除颤成功的可能性随着时间的流逝而降低,或除颤每延迟1 min,成功率将下降7%~10%;④室颤可能在数分钟内转为心脏停跳。因此,尽早快速除颤是生存链中最关键的一环。

1.波形和能量选择。除颤器释放的能量应是能够终止室颤的最低能量,能量和电流过低则无法终止心律失常,能量和电流过高则会导致心肌损害。

目前自动体外除颤仪(AEDs)包括单相波和双相波两类除颤波形。不同的波形对能量的需求有所不同,单相波形电除颤:首次电击能量200 J,第二次200~300 J,第三次360 J。双相波电除颤:早期临床试验表明,使用150 J即可有效终止院前发生的室颤。低能量的双相波电除颤有效,而且终止室颤的效果与高能量单相波除颤相似或更有效。

2.效果评价。电击后5 s心电图显示心搏停止或非室颤无电活动均可视为电除颤成功。这一时间的规定是根据电生理研究结果而定的,成功除颤后心脏停止跳动的时间一般为5 s,临床比较易于监测。第1次电除颤后,在给予药物和其他高级生命支持措施前,监测心律5 s,可对除颤效果提供最有价值的依据;监测电击后第1 min内的心律还可提供其他信息,如是否恢复规则的心律,包括室上性节律和室性自主节律,以及是否为再灌注心律等

3.心血管急救系统与AED。心血管急救(ECC)系统可用"生存链"概括,包括4个环节:①早期启动EMS;②早期CPR;③早期电除颤;④早期高级生命支持。临床和流行病学研究证实,在这4个环节中,早期电除颤是抢救患者生命最关键的一环。

早期电除颤的原则是要求第一个到达现场的急救人员应携带除颤器,并有义务实施CPR。急救人员都应接受正规培训。急救人员行基础生命支持的同时应实施AED。在有除颤器时,首先实施电除颤,这样心脏骤停患者复苏的成功率会显著提高。使用AED的优点包括人员培训简单,培训费用较低,而且使用时比传统除颤器快。早期电除颤应作为标准EMS的急救内容,争取在心脏停搏发生后院前5 min内完成电除颤。

4.心律转复。心房颤动转复的推荐能量为100~200 J单相波除颤,房扑和阵发性室上速转复所需能量一般较低,首次电转复能量通常为50~100 J单相波已足够,如除颤不成功,再逐渐增加能量。

室性心动过速转复能量的大小依赖于室速波形特征和心率快慢。单形性室性心动过速(其形态及节律规则)对首次100 J单相波转复治疗反应良好。多形性室速(形态及

节律均不规则)类似于室颤,首次应选择 200 J 单相波行转复,如果首次未成功,再逐渐增加能量。对安置有永久性起搏器或置入式心脏复律除颤器的患者行电转复或除颤时,电极勿靠近起搏器,因为除颤会造成其功能障碍。

5.除颤仪的工作原理。用较强的脉冲电流通过心脏来消除心律失常、使之恢复窦性心律的方法,称为电击除颤或电复律术。起搏和除颤都是利用外源性的电流来治疗心律失常的,两者均为近代治疗心律失常的方法。心脏起搏与心脏除颤复律的区别是:后者电击复律时作用于心脏的是一次瞬时高能脉冲,一般持续时间是 4～10 ms,电能在40～400 J内。用于心脏电击除颤的设备称为除颤器,它能完成电击复律,即除颤。当患者发生严重快速心律失常时,如心房扑动、心房纤颤、室上性或室性心动过速等,往往造成不同程度的血液动力障碍。尤其当患者出现心室颤动时,由于心室无整体收缩能力,心脏射血和血液循环终止,如不及时抢救,常造成患者因脑部缺氧时间过长而死亡。如采用除颤器,控制一定能量的电流通过心脏,能消除某些心律紊乱,可使心律恢复正常,从而使上述心脏疾病患者得到抢救和治疗。

(叶丽丽　黄俊蕾　李　燕　王　蕾)

第七节　气管插管术

气管内插管术是指将特制的气管导管,通过口腔或鼻腔插入患者气管内。是一种气管内麻醉和抢救患者的技术,也是保持上呼吸道通畅的最可靠手段。气管或支气管内插管是实施麻醉一项安全措施。

一、适应症

1.在全身麻醉时:呼吸道难以保证通畅者,如颅内手术、开胸手术、需俯卧位或坐位等特殊体位的全麻手术;如颈部肿瘤压迫气管、颌、面、颈、五官等全麻大手术,极度肥胖患者;全麻药对呼吸有明显抑制或应用肌松药者;都应行气管内插管。

2.气管内插管在危重患者的抢救中发挥了重要作用。呼吸衰竭需要进行机械通气者,心肺复苏,药物中毒以及新生儿严重窒息时,都必须行气管内插管。

3.某些特殊麻醉,如并用降温术、降压术及静脉普鲁卡因复合麻醉等。

二、禁忌症

1.绝对禁忌:喉头水肿,急性喉炎,喉头黏膜下血肿,插管损伤可引起严重出血;除非急救,禁忌气管内插管。

2.相对禁忌:呼吸道不全梗阻者有插管适应症,但禁忌快速诱导插管。并存出血性血液病(如血友病、血小板减少性紫癜等)者。插管损伤易诱发喉头声门或气管黏膜下出血或血肿,继发呼吸道急性梗阻,因此宜列为相对禁忌症。主动脉瘤压迫气管者,插管可能导致主动脉瘤破裂,宜列为相对禁忌症。麻醉者对插管基本知识未掌握,插管技术不熟练或插管设备不完善者,均宜列为相对禁忌症。

（张　萍　叶丽丽　王玉芝　黄俊蕾）

第八节　气管切开术

气管造口术是抢救危重患者的急救手术,也是胸外科医生必须掌握的一项技术。方法是在颈部切开皮肤及气管,将套管插入气管,患者可以直接经套管呼吸,并可经套管吸除痰液,气管造口术分为常规气管切开和紧急气管切开两种。正常人呼吸道阻力 $1/3 \sim 1/2$ 来自上呼吸道,呼吸道死腔(解剖死腔)的气量约有 150 mL,其中约 100 mL 在上呼吸道,因此气管切开后,气管内阻力大减,而有效通气量大增从而改善患者的呼吸状况,另外气管切开后可及时吸痰及气管内给药,防止昏迷患者的窒息发生,又可及时加压吸氧纠正呼吸衰竭。因此气管造口术对于中毒、昏迷、呼吸衰竭、喉及上呼吸道梗塞患者的抢救具有极其重要的临床意义。

一、解剖

气管位于颈部正中,其上段较浅,距皮肤 $1.5 \sim 2$ cm;下段逐渐变深,在胸骨上缘处距离皮肤 $4 \sim 4.5$ cm。气管前面由皮肤、皮下组织、浅筋膜和颈阔肌覆盖。在浅筋膜和颈阔肌之间,有许多小静脉(颈前静脉丛)汇流入颈前静脉。颈阔肌深层是深筋膜浅层,包绕两侧的颈前肌并在中线连成白色的筋膜线。深筋膜浅层后面即为深筋膜中层气管前筋膜和气管。气管前筋膜附着在气管的前壁。甲状腺位于气管的两侧,甲状腺峡部位于第3、4气管环的前面,被气管前筋膜包绕,手术时应将甲状腺峡部向上推开或切断后再切开气管。气管两侧偏内有甲状腺最下动、静脉和甲状腺奇静脉丛,偏外有颈部主要血管,因此在行气管切开时,切口必须在颈部安全三角区内(三角的两上角各位于环状软骨与胸锁乳突肌交界点,下角位于胸骨切迹中点)。

二、适应症

1.急、慢性喉阻塞。如急性喉炎、白喉、喉水肿、咽喉部肿瘤、瘢痕狭窄等。

(1)中枢性呼吸抑制:包括各种感染、脑炎、中毒、高热等致中枢性呼吸衰竭,颅内压过高,脑疝,颅脑及脊髓创伤,药物抑制等。

(2)外周性呼吸麻痹:包括脊髓、外周神经及肌肉疾病所致呼吸肌麻痹。如上升性脊髓炎、高位截瘫、肌萎缩侧索硬化、格林—巴利综合征(GBS)、重症肌无力危象、胸外伤等。

2.意识障碍合并下呼吸道分泌物潴留造成的呼吸困难。颅脑外伤,颅内或周围神经疾患,破伤风,呼吸道烧伤,重大胸、腹部手术后所致的咳嗽、排痰功能减退或喉麻痹时。

3.肺功能不全。重度肺心病、脊髓灰白质炎等致呼吸肌麻痹。

4.喉外伤、颌面咽喉部大手术后上呼吸道阻塞。

5.呼吸道异物,无法经口取出者。

6.肌肉痉挛性疾患的肌麻痹疗法。当不同原因导致频繁抽搐、肌痉挛以致通气受限时,可用肌松药加通气机治疗。

7.开胸手术患者术前肺功能测定值极差,但手术又必须进行,在开胸手术结束后,立即行气管切开,回病房后即可开始应用呼吸机辅助呼吸,往往经过 3~5 d 后,可以安全渡过术后可能发生之呼吸功能衰竭。此方法可以称为"预防性气管切开",也起到扩大手术适应症的作用。

三、禁忌症

1.张力性气胸(插管闭式引流后可以上机)。

2.低血容量休克、心力衰竭尤其是右心衰竭。

3.肺大疱、气胸及纵隔气肿未引流前。

4.大咯血患者。

5.心肌梗塞(心源性肺水肿)。

四、术前准备

1.征得家属同意,说明手术必要性及可能发生的意外。

2.准备好手术照明灯,吸引器,直接喉镜和气管插管。

3.选择适合患者气管粗细的气管套管,包括外套管、内套管和套管芯。

五、麻醉

一般应用 1%普鲁卡因局麻。显露气管后作气管穿刺时,可向内滴入 1%~2%地卡因 0.2~0.3 mL,进行气管黏膜的麻醉。情况紧急,或患者已处于昏迷状态时,可不用麻醉。

1.切口:有横纵两种切口,纵切口操作方便,横切口优点是术后瘢痕轻。横切口:以中线为中心,胸骨切迹上 3 cm,沿颈前皮肤横纹作对称之横切口,长 4~5 cm;纵切口:在颈前正中,环状软骨至胸骨切迹上方,长 4~5 cm。切开皮肤、皮下组织,颈阔肌浅筋膜后,用拉钩拉向两侧即可见两侧颈前肌接合于颈前正中的白线,此处稍向下凹,见紧急气管造口术。

2.用直血管钳或直剪刀沿白线垂直上下分离,并用拉钩将分离的肌肉牵向两侧,两侧拉钩用力要均匀,不要偏向一侧。分离时术者应随时用左手食指摸清气管的位置,避免方向偏差。肌肉分开后即达气管前筋膜,颈前静脉血管可予以结扎、切断。气管前壁显露后,气管前筋膜不需分离,可避免发生纵隔气肿,亦可减少将气管套管误插入气管前间隙的机会。

3.前壁充分显露后,将经口或鼻插入的气管插管向外拉至即将切开气管切口平面的稍上方,仍保留在气管内,用尖刀在第 2~4 气管环之间刺入,气管切开约 1 cm,然后用组织钳夹起气管壁,用尖刀或剪刀在气管前壁开成一0.8~1 cm直径的圆形或椭圆形孔,吸除分泌物,用气管撑开器或弯止血钳伸入气管并撑开,将口径合适的气管套管经开孔送入气管内。注意有时因开孔太小或患者用力咳嗽,会使气管套管插入困难,致使套管从开口处滑出误入到气管前间隙内。

4.气管套管放好后,打起气囊,插入吸痰管吸除呼吸道内积存的分泌物和血液,检查通气是否良好。若有经口或鼻插管者,可拔去插管。气管套管两侧皮肤各缝合一针。用布带绕颈部,将气管套管固定,用一剪口无菌纱布垫于气管套管与切口之间。

六、并发症

1.气管切口处出血。少量出血可局部压迫止血,出血量大者应用止血药物,严重者需去手术室处理。

2.皮下气肿。由于过多分离气管旁组织或导管不通畅造成。无需处理,一般可自行吸收。

3.纵隔气肿及气胸。由于气管前筋膜分离过多所致。严重者可引起呼吸困难,应行闭式引流。

4.肺部感染。

5.气管食管瘘。极少见,多由于患者不配合,使手术者操作时失去准确性或气管套管长期压迫。处理可予鼻饲。

6.气道狭窄。气管切口内肉芽组织增生,损伤了甲状软骨使气管切口处内翻致气道狭窄。表现为拔管后出现呼吸困难、喘鸣等,可结合气管镜及X线断层检查确诊。轻者不需处理,重者可行手术。

（张　萍　黄俊蕾　陈云荣　王丽云）

第九节　胸腔穿刺及闭式引流

胸腔闭式引流是胸外科应用较广的技术,是治疗脓胸、外伤性血胸、气胸、自发性气胸的有效方法。以重力引流为原理,是开胸术后重建、维持胸腔负压、引流胸腔内积气、积液,促进肺扩张的重要措施。其目的是为更好地改善胸腔负压,使气、血、液从胸膜腔内排出,并预防其反流,促进肺复张,胸膜腔闭合;平衡压力,预防纵隔移位及肺受压。对脓胸患者,应尽快引流,排除脓液,消灭脓腔,使肺及早复张,恢复肺功能。适应症:急性脓胸、胸外伤、肺及其他胸腔大手术后、张力性气胸。

一、方法

1.患者取斜坡卧位。手术部位应依体征、X线胸片或超声检查确定,并在胸壁作标记。常规皮肤消毒,术者戴无菌手套,铺无菌巾,局麻。

2.首先用注射器作胸膜腔穿刺,以确定最低引流位置。作皮肤切口,用直钳分开各肌层(必要时切开),最后分开肋间肌进入胸膜腔(壁层胸膜应注入足量局部麻醉剂),置入较大橡胶管。引流管伸入胸腔之长度一般不超过 4~5 cm,以缝线固定引流管于胸壁皮肤上,末端连接无菌水封瓶。

3.肋间插管法。

(1)患者取半坐位或平卧位,如以引流液体为主,则患侧可抬高 30 度~45 度。以 1% 普鲁卡因 20 mL,先作插管处皮肤、皮下及肌层浸润;至少有一半麻醉药注射在胸膜外(注射针在抽得气体或液体时,为胸膜腔内,针头稍退出在不能抽得气体或液体处,即为胸膜外)。

(2)选择一根适当的引流管(引流气体则口径可稍小,引流脓液的口径宜大些),引流管一端剪成弧形,距顶端 1 cm,再开一侧孔。根据注射麻醉剂针头进入胸膜腔的距离,可了解患者胸壁的厚度。在引流管侧孔远端,在以胸壁厚度加 1 cm 处,以丝线作标记,即引流管应插入胸膜腔之深度(丝线平皮肤处)。

(3)一切准备好之后,于皮肤浸润麻醉处切开 1.5~2.0 cm,以血管钳分离皮下组织、肌层,直至胸膜腔,并扩大胸膜上的裂口。以血管钳夹住引流管弧形端,经切口插入胸膜腔。将引流管与水封瓶连接。观察有无气体或液体溢出。如果引流通畅,将引流管调整至适当深度(即丝线标记处),即可缝合皮肤切口,并固定引流管,以免滑脱。切口以消毒纱布覆盖,并以胶布固定,引流管必须垂直于皮肤,以免造成皮肤压迫性坏死。

(4)水封瓶为一广口玻璃瓶,以橡胶瓶塞密封瓶口,瓶塞上穿过长、短各一两根玻璃管。长玻璃管一端,应与胸腔引流管连接,另一端应在瓶内水面下 2 cm。引流瓶应较胸膜腔低 50~60 cm。瓶内应放置消毒盐水或冷开水,放入水后应作标记。根据引流瓶外的刻度(标记),可以随时观察及记录引流量。每日应更换引流瓶内消毒水一次。引流管必须保持通畅。若引流管通畅,则长玻璃管内液面,随患者呼吸而上下波动。液面波动停止,则表示引流管已被堵塞,或肺已完全膨胀。经常挤压胸腔引流管,是一保证引流通畅的有效方法。引流过程中,应严观察患侧呼吸音,必要时作胸部 X 线检查,了解引流后肺膨胀情况。若引流后未达到肺完全膨胀,应即时更换引流部位。引流液体的性质和量,应详细记录,随时根据情况作相应检查,如细菌培养及药敏、乳糜定性等,然后作进一步处理。引流气体者,停止排气 24 h 后;胸腔引流液 24 h 内少于 100 mL,则可拔除胸腔引流管。拔管时,应先清洁皮肤及引流管近皮肤段,剪断固定丝线后,嘱患者深吸气后摒住,以 8 层凡士林油纱布堵塞伤口,迅速拔出引流管,并以宽胶布封贴敷料,以免拔管后,外界空气漏入,再造成气胸。

(5)也可采用有侧臂的套管针,引流管的粗细,必须能通过侧臂进入。切开皮肤后,将套管针插入(应沿该肋间、下一肋骨上缘进入)胸膜腔,引流管末端应以血管钳夹住,当套管针退出时,顶端经侧臂插入,在引流管进入胸膜腔后,将套管针全退出,同样将引流管与水封瓶连接,并缝合皮肤切口,固定引流管。

(6)若气胸经水封瓶引流后,仍有持续漏气可改用负压吸引装置。即在水封瓶引流的基础上,另加一个有一长二短共三根玻璃管的广口密封瓶,两瓶的连接,长玻璃管在瓶内水面以下,其深度即为负压数,如浸于水下 8 cm,则产生负 8 cm 水柱压力。根据临床需要,瓶内液体高度可随意调节。故长玻璃管为调节管。以负 8 cm 水柱压力为例,则对患者胸膜腔产生负 8 cm 水柱压力的吸引作用。随着胸引瓶内液体的不断增多,若负压瓶所产生的负压不变,作用于胸膜腔内的负压则不断降低,为了维持作用于胸膜腔的负压不变,则需随时倒去胸引瓶内过多的液体,或增加调节瓶内水面的高度。在使用此装置时,仍需注意保持胸腔引流管通畅,方法与水封瓶时相同。

4.切除部分肋骨插管法:①此法适用于脓液较黏稠,或脓腔内有分隔气裹者。在切除一段肋骨后,进入脓腔,将分隔完全分离后,放入管径较大的引流管,以利引流。②依据脓腔定位后,在腋前线至腋后线之间,沿选定的肋骨,作一 6~8 cm 的切口,顺肋骨方向,切开胸壁各层肌肉,显露肋骨,切开骨膜,切除肋骨一段 4~5 cm,经肋骨床以注射针穿刺,确认脓腔。沿穿刺点,切开增厚胸膜,吸尽脓液,或脓腔有分隔包裹者,则以海绵钳夹住纱布块,进入脓腔,轻拭脓腔四周,清除脓苔,然后置入引流管,缝合切口,固定引流管。引流管接水封瓶引流。

二、注意事项

1.插管部位,或切开部位,一定要准确无误。

2.局麻时必须使胸膜得到充分浸润,不但可减轻疼痛,而且可避免胸膜休克。

3.插管前,必须以注射针穿刺抽吸,证明气腔或液腔的存在。

4.插管深度要事先标记好。

5.插管后,引流管立即与水封瓶连接,并证实引流管通畅无阻。否则应调整引流管位置或深度。

6.引流液体时,一次不应超过 1 000 mL,以免肺复张后肺水肿。

7.引流管必须与皮肤垂直固定,以免皮肤压迫坏死。

8.引流瓶内消毒水,每天更换一次。更换引流瓶时,必须用两把血管钳夹住胸腔引流管,方可开启引流瓶盖。

9.每天记录引流量及性质。

10.使用负压吸引装置时,吸引器不可开得过大,只要调节管有气泡溢出即可。

三、护理

1.每日更换引流瓶 1~2 次(根据引流液情况而定),并观察负压的大小和波动,了解肺膨胀的情况。如引流瓶内有大量泡沫存在影响气体的引流时,可在引流瓶内加入数滴 95% 的酒精,以降低泡沫的表面张力,消除泡沫,保证引流通畅。为保持引流管通畅,手术后要经常挤压排液管,一般情况下,每 30 min 挤压 1 次,以免管口被血凝块堵塞。

挤压方法:(1)护士站在患者术侧,双手握住排液管距插管处 10~15 cm,太近易使引流管牵拉引起疼痛,太长则影响挤压效果。挤压时两手前后相接,后面的手用力捏住引流管,使引流管闭塞,用前面手的食指、中指、无名指、小指指腹用力、快速挤压引流管,使挤压力与手掌的反作用力恰好与引流管的直径重叠,频率要快,这样可使气流反复冲击引流管口,防止血凝块形成而堵塞管口,然后两只手松开,由于重力作用胸腔内积液可自引流管中排出,反复操作。

(2)用止血钳夹住排液管下端,两手同时挤压引流管然后打开止血钳,使引流液流出。遇到特殊情况时,如患者发生活动性内出血,应不停地挤压引流管。

2.每次换引流瓶时,要盖紧瓶盖,各部衔接要紧密,切勿漏气,连接引流管的管头要在液面下 2~4 cm,以免空气进入胸膜腔。引流管长短要适度,一般为 60~70 cm,过长不易引流,过短易滑脱,质地柔韧。水封瓶内装无菌盐水 500 mL,液面低于引流管胸腔出口处 60~70 cm,以防液体倒流进入胸膜腔。水封瓶及外接管应无菌消毒,有刻度。

3.经常巡视病房,观察引流情况,如瓶内液面是否有气体逸出或玻璃管内液面是否上下波动,引流管是否扭转、被压等,注意保持引流管通畅。引流出液体时,注意观察液体的性质、量、颜色,并作记录。由于开胸手术会有气体在胸腔残留,加上肺段切除或肺裂不全行肺叶切除后造成肺段面漏气,术后患者在咳嗽、深呼吸后会有气体自引流管逸出,这种现象是正常的,均可自行愈合。对于有严重漏气现象的患者不要鼓励患者咳嗽,以免使肺段面愈合时间延长,不利术后早期拔管。密切观察引流液的量、颜色、性质,正常情况下引流量应少于 100 mL/h,开始为血性,以后颜色为浅红色,不易凝血。若引流量多、颜色为鲜红色或暗红色,性质较黏稠、易凝血则疑为胸腔内活动性出血。其主要原因为术中局部止血不良,在患者拔除气管插管前因吸痰受刺激剧烈呛咳、麻醉清醒前患者强力挣扎等因素也可以引起术后急性大出血。若引流量超过 100 mL/h,持续观察 4~6 h 未见减少,床边胸部 X 线显示凝固性血胸阴影,有呼吸循环障碍,脉搏 120 次/分以上,呼吸 30 次/分以上,则诊断胸腔内活动性出血需再次开胸止血。所以如果胸腔引流量每小时超过 100 mL,要及时报告医师。术后并发症除胸腔内出血外,还可能出现乳糜胸,原因是胸导管或其某一主要分支的破裂所致,胸导管的损伤几乎发生于所有胸部外科手术之后,从损伤到临床上出现明显的乳糜胸有 2~10 d 的潜伏期。观察胸内负压,随时观察水封管中液面的波动情况是引流管护理不可忽视的内容之一。随着胸膜腔内气体和液体的排出,残腔缩小,手术后 48 h、72 h 负压波动范围多为 1~3 cm 水柱,结合胸部 X 线片,根据患者具体情况考虑拔管。

4.当发现引流管不通畅时,应积极采取措施,用手挤压引流管或空针抽气或轻轻左右旋动引流管,使之通畅,如仍不通畅,则报告医生并协助再行处理。

5.搬动患者时,应注意保持引流瓶低于胸膜腔,以免瓶内液体倒流,导致感染;对有气体逸出的患者,需始终保持引流管通畅,绝不可随意夹管。

6.操作过程中,严格无菌操作和消毒隔离,常规应用抗生素,以防继发感染。

7.加强基础护理,如口腔护理、皮肤护理、褥疮护理,防止护理并发症。

8.如患者病情好转,呼吸改善,引流管无气体逸出,报告医生,夹管 24 h 照片复查,考虑拔管。

四、拔管指证

1.生命体征稳定。

2.引流瓶内无气体溢出。

3.引流液体减少,24 h内引流量<100 mL。

4.听诊余肺呼吸音清晰,胸片示伤侧肺复张良好即可拔管。拔管后24 h内要密切观察患者有无胸闷、憋气、呼吸困难、气胸、皮下气肿等;观察局部有无渗血渗液,如有变化,要及时报告医生及时处理。

（赵丽丽　叶丽丽　王玉芝　许庆超）

第十节　呼吸机使用技术

一、目的

1.维持适当的通气量,使用肺泡通气量满足机体需要。

2改善气体交换功能。

3.维持有效气体交换。

4.减少呼吸肌的做功。

二、操作前准备

1.用物准备。呼吸机一台,管道系统及附件,湿化罐,无菌蒸馏水,模拟肺,多功能电插盘,仪器使用登记本笔,简易呼吸器,中心吸氧装置。

2.评估。①呼吸机的性能;②患者病情、意识、呼吸功能,有无使用呼吸机适应症;③呼吸道的通畅程度;④患者对呼吸机使用的认识及合作程度。

三、操作步骤

1.核对床号姓名,向清醒患者解释使用呼吸机的目的及注意事项,保持呼吸机通畅。

2.湿化罐内倒入蒸馏水至所需刻度。

3.连接呼吸机管路,模拟肺,检查是否漏气。

4.连接主机电源,压缩机电源,氧源。检查电源,氧源供应是否正常。

5.开机顺序为空气压缩机,主机,湿化罐开关。

6.呼吸模式选择:根据需要设定通气方式。

(1)自主呼吸(SPONT):患者自主呼吸好,可辅助患者呼吸,增加氧气吸入,降低呼吸机做功。

(2)同步间歇指令通气(SIMV):是一种容量控制通气与自主呼吸相结合的特殊通气模式,用于撤机前的过度准备

(3)机械控制呼吸(CMV):指呼吸机完全取代自主呼吸,提供全部通气量,是患者无自主呼吸时最基本的通气方式。

(4)压力支持通气(PSV):调节范围 0.8～1.5 kPa(8～15 cmH$_2$O)。

(5)持续气道正压通气(CPAP):从 0.2 kPa(2 cmH$_2$O)开始根据患者需要逐渐上调至 1～1.5 kPa(10～15 cmH$_2$O),不宜超过 2.5 kPa(25 cmH$_2$O)。

7.设定参数

设定潮气量 VT:8～10 mL/(kg·min)通气量 MV＝f×VT。

设定呼吸频率 f:成人 12～20/min,小儿 16～25/min。

吸呼比:1∶1.5～1∶2。

设定 PEEP(呼气末正压)0.4～1.2 kPa(4～12 cmH$_2$O)。

8.设定报警上下限:包括气道压、呼吸频率、分钟通气量。

9.连接模拟肺,正确调节呼吸机参数,清理呼吸道,检查气管套管固定良好,运转正常后连接患者。

10.脱机前准备。

11.关机顺序:主机—压缩机—氧源—切断电源

四、操作后评估

1.使用过程中观察神志,生命体征,人机配合,血气分析。

2.观察患者缺氧情况有无改善,如指端、口唇、颜面、氧饱和度、血气指标等,及时清理呼吸道。

3.呼吸机管道冷凝水应定时倒水,保持湿化器内水温合适。

4.协助患者舒适卧位,注意保暖。

(黄俊蕾   贾继清   王玉芝   许庆超)

第四章　妇科常见疾病

第一节　异位妊娠

孕卵在子宫体腔以外着床并生长发育则称为异位妊娠(ectopic pregnancy,EP),俗称宫外孕(extrauterine pregnancy),但两者之间含义稍有不同,宫外孕指所有发生在子宫以外的妊娠,而异位妊娠是指孕卵位于正常着床部位以外的妊娠,还包括输卵管妊娠、宫颈妊娠、子宫肌壁间妊娠、宫角妊娠等。

一、病因

其发病与输卵管炎症、输卵管手术、宫内节育器放置、输卵管发育不良或功能异常、受精卵游走及输卵管周围肿瘤压迫等有关。

二、症状

1.停经:除输卵管间质部妊娠有较长的停经史外,大多停经 6～8 周,20％～30％的患者无明显停经史。

2.腹痛:是输卵管妊娠患者就诊的主要原因。

3.阴道出血:常有不规则阴道出血,色暗红、量少、淋漓不尽,一般不超过月经量,随阴道出血可排出蜕膜管型或碎片。

4.晕厥与休克:由于腹腔内急性出血及剧烈腹痛,轻者晕厥,重者发生失血性休克。其严重程度与腹腔内出血速度及出血量成正比,与阴道出血量不成正比。

三、体征

1.大体检查:腹腔内出血多时呈贫血貌。大量腹腔内出血致失血性休克时,患者面色苍白,四肢湿冷,脉快、细、弱,血压下降。体温一般正常或略低,腹腔内血液吸收时体温可略升高。

2.腹部检查:下腹有明显压痛、反跳痛,尤以患侧为著,但腹肌紧张较轻,内出血多时可出现移动性浊音。少数患者下腹部可触及包块。

3.盆腔检查:阴道内可有少量暗红色血液,后穹窿可饱满、触痛,宫颈可有举痛或摆痛,子宫相当于停经月份或略大而软,宫旁可触及有轻压痛的包块。内出血多时,子宫有漂浮感。

四、诊断

1. 尿妊娠试验：简单、快捷，阳性者可协助诊断，阴性者需待血 β-hCG 定量予以排除。

2. 血 β-hCG 定量：是早期诊断异位妊娠的重要方法，除可协助诊断外，还可帮助判断胚胎的活性以指导治疗。异位妊娠时，血 β-hCG 值通常低于正常宫内妊娠。在保守性药物治疗或手术后，监测血 β-hCG 水平以早期发现持续性异位妊娠。

3. 血孕酮测定：异位妊娠患者孕酮水平偏低，也可以作为诊断早期异位妊娠的指标。

4. 超声检查：阴道超声优于腹部超声，诊断异位妊娠准确率为 70%～94%，在输卵管部位见到妊娠囊（"输卵管环"）或胎心搏动可确诊。

5. 腹腔镜检查术：是诊断输卵管妊娠的"金标准"。

6. 子宫内膜病理检查：阴道出血较多、超声提示子宫内膜不均质增厚或伴囊区者，可行诊断性刮宫，刮出物有绒毛，可确诊为宫内孕流产，否则送病理检查，如病理仅见蜕膜未见绒毛有助于诊断输卵管妊娠。

五、治疗

（一）手术治疗

1. 严重内出血并发休克者，应在积极纠正休克、补充血容量的同时，进行手术抢救。迅速打开腹腔，提出有病变的输卵管，用卵圆钳钳夹输卵管系膜以迅速控制出血，加快输液，血压上升后继续手术。

2. 术式：常规行患侧输卵管切除术。术中认真观察，术后注意监测生命体征及腹部情况，术后 24 h、第 3 d 及第 7 d 复查血 β-hCG，如下降不满意，则辅以氨甲喋呤或中药治疗，以防持续性异位妊娠的发生，之后每周复查血 β-hCG 直至正常。有绝育要求者可同时结扎对侧输卵管。

3. 自体输血：回输血是抢救异位妊娠的有效措施之一，尤其是在缺乏血源的情况下。

（二）非手术治疗

包括期待疗法、化学药物治疗、中药治疗和介入性治疗等，应根据病情慎重选择。

1. 期待疗法：无临床症状或临床症状轻微；异位妊娠包块直径＜3 cm，无胎心博动，无腹腔内出血或估计内出血量少于 100 mL；血 β-hCG＜1 000 IU/mL 并持续下降。可嘱患者在家休息，每周来院复查血 β-hCG，期间腹痛加重随时就诊。

2. 化学药物治疗：患者有生育要求，特别是对侧输卵管已切除或有明显病变者。适用于无明显腹痛、包块最大直径 3.5～5.0 cm、β-hCG＜2 000～3 000 IU/mL、生命体征平稳、无活跃腹腔内出血征象且肝功能、血象正常者。常用药物为氨甲喋呤 50 mg/m²，肌肉注射，给药后 4～7 d 血 β-hCG 下降小于 15%，可重复给药。血 β-hCG 降至正常平均 35 天，注意监测血常规及 B 超。近年来，有学者将米非司酮用于异位妊娠的保守治疗，目前尚无定论。

3.中药治疗:是我国目前治疗输卵管妊娠方法之一,免除了手术创伤,保留患侧输卵管并恢复其功能。主方为丹参、赤芍、桃仁,随证加减。

4.介入疗法:血管造影后,于子宫动脉内缓注氨甲喋呤 50～100 mg,孕囊大者加5-Fu 500 mg,灌注完毕以吸收性明胶海绵颗粒栓塞子宫动脉。栓塞术后密切观察患者生命体征,每周复查血 β-hCG 及超声,因其造价较高,现临床仅用于一些特殊类型异位妊娠的治疗。

六、护理

(一)术前护理

1.术前抢救护理。有休克者,应采用平卧位,立即给予氧气吸入,保暖,严密监测生命体征的变化,迅速建立静脉通路,必要时保持两条输液通道,根据病情输注代血浆或低分子右旋糖酐,严重休克则给升压药或输血抢救。

2.做好术前准备。输卵管破裂易致腹腔内大出血,手术治疗最有效,故应在抢救休克的同时,迅速作好术前准备,同时做好心理护理,安慰患者,讲明手术的重要性以解除患者的恐惧心理。

(二)术后护理

1.体位。术后 6 h 内采用去枕平卧位,头侧向一边,防止呕吐物吸入气管。连接导尿管及引流管并固定好。了解术中的出血情况及用药情况。调节滴速,保持输液畅通,给予吸氧。

2.生命体征观察。术后 24 h 严密监测,每 30 min 测量 BP、P 一次,平稳后可 1～2 h 测一次,如出现血压下降,脉搏加快,加快输液速度纠正血容量不足。

3.尿管护理。注意观察并记录尿量、尿液性质及尿管通畅情况。术后 24 h 可拔除尿管。每日用 0.02%～0.05% 的碘伏棉球会阴擦洗 2 次,保持会阴清洁,预防泌尿道感染。

4.饮食护理。术后 6 h 内禁食水,6 h 后鼓励患者多饮水,可进少量流食,禁食奶类豆类等产气食物。待肠功能恢复后,改半流质至普食。应多吃富含粗纤维的蔬菜、水果,保证大便通畅。

5.手术当日及时观察切口有无渗血,保持切口清洁、干燥,污染时及时更换,防止感染。

6.疼痛护理。观察并评估患者手术后疼痛的情况,给予恰当的镇痛措施,如取舒适卧位、分散注意力等,亦可根据医嘱给予镇痛泵或镇痛药物。

7.术后活动。术后 6～8 h,病情稳定,可以嘱患者多翻身,鼓励早期下床活动。

（黄俊蕾 王 蕾 贾继清 张 萍）

第二节　慢性盆腔炎

慢性盆腔炎指的是女性内生殖器官、周围结缔组织及盆腔腹膜发生慢性炎症。常因为急性炎症治疗不彻底或因患者体质差,病情迁移所致,临床表现主要有下腹坠痛或腰骶部酸痛、白带多、月经量多、不孕等。此症较顽固,当机体抵抗力下降时可诱发急性发作。目前治疗上采用综合治疗。

一、临床表现

1.下腹坠痛及腰骶部酸痛,劳累、性交后、排便时或月经前后加剧。
2.白带多、月经不调、不孕。
3.部分患者有神经衰弱症状。
4.子宫多后位,活动受限,输卵管增粗或宫旁组织片状增厚、压痛或盆腔一侧或二侧有囊性、不活动包块。

二、诊断依据

1.下腹或腰骶部痛、白带多。
2.慢性输卵管炎在子宫一侧或两侧触及条索状物。输卵管积水或输卵管卵巢囊肿则盆腔一侧或两侧扪到腊肠型、固定的囊性包块。如是盆腔结缔组织炎,则在子宫一侧或两侧片状增厚、压痛,骶骨韧带粗、硬、触痛。

三、治疗

1.采用中西药综合治疗。
2.包块明显或病源虽小但反复发作选用手术治疗。包块不大者先选用"基本药物"治疗。
3.轻度输卵管炎合并不孕,要求生育者选用宫腔注药,用药期间禁性生活。
4.宫旁组织炎者在全身用药的基础上加用宫旁封闭,效果可能会更好。
5.病情反复,体质差者加强支持疗法。
6.加用物理疗法,如超短波、短波、微波、磁疗离子导入等辅助治疗。
7.包块明显或包块虽不大,但反复急性发作可考虑手术治疗。

(叶丽丽　贾继清　王　蕾　赵丽丽)

第三节　子宫肉瘤

子宫肉瘤是一种少见的女性生殖器官恶性肿瘤,占子宫恶性肿瘤的1%。恶性程度很高,多见于绝经前后的妇女。这种肿瘤来源于中胚层,可来自子宫的肌肉、结缔组织、血管、内膜基质或肌瘤。

一、病因

1.内源性雌激素水平升高刺激,如多囊卵巢综合征,卵泡膜细胞瘤患者常同时患子宫肉瘤。

2.外源性雌激素长期刺激。如卵巢早衰或绝经后长期雌激素替代疗法。

3.盆腔放射史。子宫肉瘤有盆腔放射史者平均为 8.3%,多为盆腔恶性肿瘤或功能性子宫出血放疗后绝经者。

二、病理分型

子宫肉瘤的组织学分类比较混乱,但综合起来主要分为以下几种。

(一)子宫平滑肌肉瘤

子宫平滑肌肉瘤是最常见的子宫肉瘤,约占为子宫平滑肌瘤的 0.64%,占子宫肉瘤的 45% 左右。

(二)子宫内膜间质肉瘤

由子宫内膜间质来源的肿瘤可分为子宫内膜间质结节和子宫内膜间质肉瘤两种。而后者又分为低度恶性的和高度恶性的子宫内膜间质肉瘤。

1.低度恶性的子宫内膜间质肉瘤:又称淋巴管内间质异位或子宫内膜间质异位症,核分裂相少,通常少于 3/10 HPFs。

2.高度恶性的子宫内膜间质肉瘤:核分裂相多,通常超过 10/10 HPFs,平均 25/10 HPFs,最多可达 78/10 HPFs。两种子宫内膜间质肉瘤的区别主要表现为核分裂相、DNA 倍体数及临床行为等方面。

(三)上皮和非上皮的混合肿瘤

1.恶性中胚叶混和瘤:也称恶性苗勒氏管混和瘤或癌肉瘤,镜下为癌和肉瘤的混合,90% 的癌为腺癌,而肉瘤的部分形形色色,可以是同源的也可以是异源的。

2.腺肉瘤:即上皮成分为良性或不典型增生,但间质成分为恶性的。

(四)临床分期

1.Ⅰ期。肿瘤局限于子宫腔内,约 50% 的患者属于本期。

2.Ⅱ期。肿瘤已经累及宫体和宫颈,但是没有超出子宫的范围。

3.Ⅲ期。肿瘤已经扩散到子宫以外,但仍局限于真骨盆内。

4.Ⅳ期。肿瘤累及膀胱或肠黏膜或转移至远处。

三、临床表现

1.阴道异常出血。为最常见的症状,表现为月经异常或绝经后阴道流血。

2.腹部包块。多见于子宫肌瘤肉瘤变者;包块迅速增大,若肉瘤向阴道内生长,常感阴道内有块物突出。子宫常增大,外形不规则,质地偏软。

3.腹痛。亦是较常见的症状。由于肉瘤迅速生长令患者腹部胀痛或隐痛。

4.阴道分泌物增多。可为浆液性、血性或白色,合并有感染时可为脓性、恶臭。

5.若肿瘤较大,可压迫膀胱或直肠出现刺激症状,压迫静脉可出现下肢浮肿。

6.晚期患者可有消瘦、贫血、发热、全身衰竭,盆腔包块浸润盆壁,固定不能活动。

四、诊断

(一)症状

1.子宫肉瘤无特异的症状和体征,临床表现与其他生殖道肿瘤有许多类似之处且发病率低,易被忽视,欲提高术前诊断率,必须予以重视。

2.绝经期前后或幼女不规则阴道流血伴子宫增大者。

3.子宫肌瘤迅速增大,尤其是绝经后子宫肌瘤患者,应考虑有肉瘤变的可能。

4.既往曾接受过放射治疗的患者,子宫突然增大,伴异常阴道流血。

5.宫颈赘生物、诊刮或子宫切除标本经病理证实,但诊刮阴性者不能排除。

(二)辅助检查

1.B超检查。子宫增大,形态不规则,边界不清,肌层或宫腔内回声紊乱或宫腔内占位性病变,彩色多普勒检查显示肌层内血供丰富。

2.诊断性刮宫。有效的辅助诊断方法,最后依据病理切片确诊。

3.病理检查。宫颈或宫颈管赘生物摘除送病理检查,有助于诊断。

五、治疗

(一)手术治疗

行子宫根治术及双侧附件切除术加盆腔淋巴结及腹主动脉旁淋巴结清扫术。手术结束时用抗癌药物灌洗盆、腹腔。

(二)放射治疗

子宫肉瘤对放疗敏感度较低,但对较晚期患者术前放疗可提高切除率,术后放疗对预防局部复发有一定作用。

(三)化学治疗

许多细胞毒性抗癌药对子宫肉瘤的转移与复发有一定疗效。环磷酰胺、瘤可宁、阿霉素等单独应用和 VAC(长春新碱、放线菌素 D、环磷酰胺)联合化疗的效应率(response rate)为 25%～35%(与癌细胞类型有关)。有些复发性基质肉瘤对孕酮治疗有效应。联合用手术、^{60}钴放疗及口服大剂量 18-甲基炔诺酮,在一些幼女生殖道胚胎性横纹肌肉瘤病例,也取得较好的效果。

(四)随访

子宫肉瘤恶性程度高,为血行转移,预后较差,临床过程常较短,治疗后应密切随访。

(贾继清　王丽云　赵丽丽　王玉芝)

第四节　功能性子宫出血

功能性子宫出血，简称功血，是一种常见的妇科疾病，是指异常的子宫出血，经诊查后未发现有全身及生殖器官器质性病变，而是由于神经内分泌系统功能失调所致。表现为月经周期不规律、经量过多、经期延长或不规则出血。根据排卵与否，通常将功血分为无排卵型及排卵型两大类，前者最为多见，占 80％～90％，主要发生在青春期及更年期，后者多见于生育期妇女。正常月经周期有赖于中枢神经系统控制，下丘脑—垂体—卵巢（HPO）性腺轴系统的相互调节及制约。任何内外因素干扰了性腺轴的正常调节，均可导致功血。

一、病因

1. 心理因素，不良精神创伤导致。

2. HPO 轴功能失调。包括生殖激素释放节律紊乱、反馈功能失调、排卵和黄体功能障碍。

3. 内分泌和代谢紊乱。如缺铁、贫血、再障性贫血、血液病和出血病、糖尿病、甲状腺和肾上腺疾病。

4. 子宫和子宫内膜因素。包括螺旋小动脉、微循环血管床结构和功能异常，内膜甾体受体和溶酶体功能障碍，局部凝血机制异常和前列腺素 TXA2、PGI2 分泌失调。

5. 医源性因素。包括甾体类避孕药、宫内节育器干扰正常 HPOU 轴功能。某些全身疾病的药物（尤以精神、神经系）可经神经内分泌机制影响正常月经功能。

6. 营养不良也是其中一个因素。

二、临床表现

（一）无排卵型功血

依年龄分为两组。

1. 青春期功血：见于初潮后少女，由于 HPOU 轴不成熟，不能建立规律排卵所致。临床表现初潮后月经稀发，短时停经后发生不规则性月经过多，经期延长，淋漓不止，而致严重贫血。

2. 更年期（围绝经期）功血：即≥40 岁妇女至绝经前后之妇女功血，其间无排卵功血发生率逐年增加。临床表现为：月经频发，周期不规则，经量过多，经期延长。10％～15％的患者呈严重不规则月经过多、崩漏和严重贫血。内膜活检多呈现不同程度的内膜增生过长。

（二）排卵型功血

最多见于育龄妇女，部分见于青春期少女和更年期妇女。临床分为以下几种类型。

1. 排卵型月经稀发。见于青春期少女。初潮后卵泡期延长,黄体期正常,周期≥40 d,月经稀发并月经量过少,常为多囊卵巢之先兆,少见于更年期近绝经期妇女,常进展为自然绝经。

2. 排卵型月经频发。青春期少女卵巢对促性腺激素敏感性增强而使卵泡发育加速,卵泡期缩短,月经频发,但排卵和黄体期仍为正常。如患者为更年期妇女则呈现卵泡期和黄体期均缩短和早绝经。

(三)黄体功能障碍

1. 黄体不健。即黄体过早退化,黄体期缩短≤10 d。临床表现为月经频发,周期缩短,经前出血和月经量过多,合并不孕和早期流产。内膜病理为不规则成熟(irregular ripening)或分泌化不完全(imcomplete secretion)。

2. 黄体萎缩不全。亦称黄体功能延长,即黄体不能在 3～5 d 内完全退化,或退化时间延长,或在月经期仍持续分泌一定数量之孕酮而致子宫内膜不规则性脱卸(irregular shedding)。经期延长,淋漓不止,合并黄体过早退化时,则表现月经频发、月经过多。多见于人工流产、引产后,合并子宫肌瘤、内膜息肉和子宫腺肌病者。

(四)月经中期出血

亦称排卵期出血。常伴排卵痛(intermenstrual pain or mittelschmerz)系排卵刺激和雌激素波动引起少量出血(1～3 d)和腹痛。个别出血较多并持续到月经期而形成假性月经频发(pseadopolymenorrhea)。

三、诊断

(一)病史

1. 详细询问发病年龄、月经周期、经期变化、出血持续时间、失血量、出血性质、病程长短及伴随症状,并与发病前月经周期比较。

2. 了解孕产史、避孕情况,有无不良精神刺激。出血前有无停经,有无早孕反应。

3. 了解有无慢性病如肝病、高血压、血友病等。就诊前是否接受过内分泌治疗。出血时间过长或出血量过多,应询问有无贫血症状。

(二)体格检查

病程长者或有贫血貌,须全面体检,除外周身器质性疾病。妇科检查一般无特殊发现,有时子宫略有增大,或可触及胀大的卵巢。

(三)辅助检查

1. 诊断性刮宫。用于已婚妇女,可了解宫腔大小、形态,宫壁是否平滑,软硬度是否一致,刮出物性质及量。刮取组织送病理检查可明确诊断。

2. 基础体温测定。无排卵型呈单相型曲线;排卵型呈双相型曲线。

3. 宫颈黏液结晶检查。经前出现羊齿状结晶提示无排卵。

4. 阴道脱落细胞涂片。无排卵型功血反映有雌激素作用。黄体功能不全时反映孕激素作用不足,缺乏典型的细胞堆集和皱褶。

5. 激素测定。若需确定排卵功能和黄体是否健全,可测孕二醇。

6. 子宫输卵管造影。可了解宫腔病变,除外器质性病变。

7. 查血常规、出凝血时间、血小板计数,可了解贫血程度及除外血液病。

四、治疗

(一)无排卵型功血的治疗

1. 一般治疗。

(1)改善全身情况,贫血重者输血。

(2)保证充分的休息。

(3)流血时间长者,用抗生素预防感染。

(4)应用一般止血药物。

2. 药物治疗。

止血方法包括激素和药物疗法。

(1)联合用药。①出血量不太多,仅轻度贫血者:月经第一天即口服复方低剂量避孕药,共 21 天,停药 7 天。28 天为一周期。连续 3~6 个周期。②急性大出血者:复方单相口服避孕药物,每 6~8 h 一片,血止后每 3 日递减 1/3 量直至维持量(每日一片),共 21 日停药。

(2)三合激素。雌孕激素联合的基础上加用雄激素,以加速止血,如三合激素(黄体酮 12.5 mg,苯甲酸雌二醇 1.25 mg,睾酮 25 mg)肌注,每 8~12 h 一次,血止后逐渐递减至维持量(每 3 日一次),共 21 日停药。

3. 调节周期。系在止血治疗的基础上,模拟生殖激素节律,以雌—孕激素人工周期疗法,促使子宫内膜周期发育和脱落,改善 HPO 轴反馈功能,停药后可出现反跳性排卵和重建规律月经。

4. 促排卵治疗。

(1)适用于青春期无排卵型功血,及育龄妇女功血希冀生育者,青春期及更年期患者一般不提倡使用。促排卵治疗可从根本上防止功血复发。

(2)促排卵治疗以生殖激素测定为指导,适当选择促排卵药物和配伍:①CC-hCG;②hMG-hCG;③GnRHa 脉冲疗法;④溴隐亭疗法等。

5. 遏制子宫内膜增生过长。防止癌变,诱导绝经,适合于更年期无排卵功血伴内膜增生过长(腺囊型/腺瘤型),或合并子宫肌瘤、子宫内膜异位症者。

6. 手术治疗。适合于激素或药物治疗无效或复发者。

(1)刮宫:除未婚妇女,无论有排卵抑或无排卵型功血出血时,刮宫均可迅速而有效地止血兼有诊治双重意义。刮宫应彻底,刮出物全部送病理检查。并依内膜病理于术后第 5 天开始调经治疗。

(2)子宫内膜去除术:仅用于顽固性功血,尤其施行子宫切除术有禁忌者。

(3)子宫切除术:因功血行子宫切除术约占子宫切除术的 20%,严重贫血者可施行子宫切除术。

（二）排卵型功血的治疗

原则是抑制月经过多,辅佐黄体功能,调整周期,防止复发。

1.抑制月经过多。

2.子宫内膜不规则脱落:自排卵后第 1~2 d 或下次月经前 10~14 d 开始,每日口服甲羟孕酮 10 mg,连续 10 d,有生育要求可肌注黄体酮。

3.辅佐黄体功能。

（1）促进卵泡发育:黄体功能不足。

（2）氯米芬 50 mg,月经周期第 5 d 开始,共 5 d。黄体功能刺激疗法:于基础体温上升后开始,隔日用 hCG 1 000~2 000 U,共 5 次,延长黄体期。黄体功能替代疗法:排卵后,黄体酮 10 mg,每天 1 次,肌注,共 10~14 d,补充孕酮分泌不足。

（3）后半周期雌—孕激素合并疗法。

（4）溴隐亭疗法。适用于合并高泌乳素血症者,从月经周期第 5 d 开始口服溴隐亭 2.5 mg/d。

（5）地塞米松疗法。适用于合并高雄激素血症者,0.5 mg/d。

五、护理

1.心理方面。注意情绪调节,避免过度紧张与精神刺激。特别是青春期少女,父母不仅要关注女孩的学习状况与膳食状况,还要重视女孩的情绪变化,与其多沟通,了解其内心世界变化,帮助其释放不良情绪,以使其保持相对稳定的精神心理状态,避免情绪上的大起大落。

2.卫生方面。除了要预防全身疾病的发生外,预防功血还必须注意经期卫生。每日要清洗会阴部 1~2 次,并勤换月经垫及内裤。

3.告知接受药物治疗的功血患者,了解用药的目的、剂量、用法以及递减药量的方法。使患者具备自我监护的能力。

（黄俊蕾　王　蕾　贾继清　赵丽丽）

第五节　尖锐湿疣

尖锐湿疣（condyloma acuminatum）又称生殖器疣,是由人类乳头瘤病毒（human papilloma virus,HPV）感染引起的好发于外阴及肛门的性传播疾病;主要由 HPV6、11 等型引起。由于引起尖锐湿疣的某些 HPV 亚型与生殖器癌如宫颈癌的发生有关,因此需要格外重视。尖锐湿疣是由 HPV 病毒引起,核心为 DNA 双链,外绕以蛋白质的衣壳,衣壳由 72 个亚单位的壳微粒组成。它们排列成立体对称的 20 面体。DNA 双链与其外包绕的外壳合称为核壳体的包绕。核心 DNA 双链构成了 HPV 的基因组,由 7 900 个核苷酸碱基所组成,它们编码约 9 个蛋白质成分,E1-E7、L1、L2 分别为编码蛋白质的 9 个基因,E组基因为病毒 DNA 复制所需要的基因。L1、L2 基因编码病毒颗粒衣壳蛋白质。

一、分类

HPV 有许多不同的类型,以往多采用血清学的方法,依照抗血清对 HPV 衣壳蛋白结合的特异性进行分型,但由于 HPV 至今尚未能培养,无法大量制备抗原及相应的抗血清,血清学的分型方法难以实际应用。分子生物学技术的出现,使我们能从 HPV 的基因型进行分型,采用分子杂交技术,已有 120 多个亚型被确定,约 40 种涉及生殖道感染,不同类型 HPV 可造成不同临床表现。与宫颈癌和宫颈上皮内瘤变有关的 HPV 称高危型,包括 16、18、31、33、35、39、45、51、52、56、58、59、68 型等;与外生殖器尖锐湿疣等良性病变有关的 HPV 称低危型,包括 6、11、42、43、44 型等。高危型 HPV 的持续感染是宫颈癌的主要原因。

二、临床表现

好发于男女生殖器及肛周。男性以冠状沟及包皮系带周围最为常见,也可见于阴茎、包皮、龟头及尿道口等部位。

患者大多为处于性活跃期的中青年。发病前多有不洁性接触史或配偶有感染史。潜伏期 1~8 个月不等,平均 3 个月。临床上偶可见儿童发病,一般系通过接触污染的用具如毛巾等而传染。

(一)典型损害

初发损害为小而柔软的淡红色丘疹,针帽或米粒大,逐渐增大,且数量逐渐增多,成为乳头瘤样、菜花样、鸡冠样或蕈样的赘生物,表面高低不平,质地柔软。如不及时治疗,疣体将逐渐增大,有的成为大的菜花状,基底有蒂;有的彼此融合,成为大块状,淡灰色,表面呈乳头瘤状,可以有糜烂、溃疡、有分泌物,因继发感染可致恶臭。患者一般无自觉症状。

(二)几个特殊部位的尖锐湿疣

1.男性尿道口。尿道口的疣状赘生物,表面可以是光滑的也可呈乳头瘤样,颜色潮红,表面湿润。检查时需将尿道口的黏膜充分暴露,方能见到疣体。有时 HPV 病毒可沿尿道逆行向上,造成尿道上皮的感染,此时需作尿道镜检查。尿道口虽不是尖锐湿疣的好发部位,但治疗困难且容易复发。

2.女性宫颈。宫颈口上皮是从阴道复层鳞状上皮向宫颈管柱状上皮相移行的部分,虽不是尖锐湿疣的好发部位,但一旦为 HPV16、18 型所感染,上皮细胞多易发生非典型增生,乃至发生侵袭性癌。宫颈上皮感染多见亚临床感染,以 3%~5% 醋酸溶液浸湿的纱布敷在局部,以阴道镜检查损害更为清晰易见。

3.肛门周围。肛周皮肤多皱褶,且行走时多摩擦,因此一旦发生尖锐湿疣常常多发。初起时为多数丘疹,以后疣呈赘状生长,可呈大的有蒂菜花状,更多见扁平、表面有小乳头的斑块状。由于继发感染,分泌物常有难闻的臭味。个别病例病变可出现在肛门的黏膜上皮。发生在肛周的,应注意询问有否同性恋,肛交史。

4.口唇及咽部黏膜。偶可发生在口腔及咽喉部黏膜上皮,表现为小的、潮红、柔软、表面呈乳头状的疣状赘生物。

（三）巨大型尖锐湿疣

巨大型尖锐湿疣是指形状巨大的尖锐湿疣,可以拳头大小,表面呈乳头瘤状,因继发感染,分泌物常有难闻的臭味。好发于男性的包皮黏膜面及龟头,偶也可见于肛周及女性阴道。巨大型尖锐湿疣实质是一个疣状癌。病理为低度鳞状细胞癌的改变。虽然它极少发生转移,但损害可向深部穿透。在男性可侵及尿道,产生许多窦道,从中排出脓液及尿。

（四）亚临床感染

亚临床感染是指上皮细胞已经受到 HPV 感染,但尚无出现肉眼可见的变化。亚临床感染可以通过醋酸白试验清晰地显示出来。

（五）HPV 病毒携带者

采用敏感的分子生物学技术即聚合酶链反应(PCR),从尖锐湿疣患者的配偶或性伴侣的外阴部或阴道拭子标本中提取的 DNA 作模板,进行扩增,发现有相当比例的配偶或性伴侣 HPV 检出阳性。他(她)们临床上既无尖锐湿疣的损害,也无亚临床的感染,可以说是 HPV 携带者。

生殖器上皮感染 HPV 后是否出现临床表现主要取决于 HPV 的类型,感染的部位及机体的状态,尤其是细胞免疫的状态。如前所述,有 20 余个 HPV 亚型可引起尖锐湿疣,主要是 HPV6、11、16、18 及 33 型。双方性接触时易受损伤的男性包皮系带旁,冠状沟,女性后联合为临床上最易出现损害的部位。机体免疫功能有缺陷,尤其当细胞免疫功能有缺陷者,如长期服用糖皮质激素或免疫抑制剂者易发生尖锐湿疣,且疣体生长速度较快。

三、辅助检查

（一）组织病理改变

表皮呈乳头瘤样增生,棘层肥厚。表面有轻度角化亢进及角化不全。在棘细胞及颗粒层内可见空泡化细胞,细胞胞体较大,有一圆形深染的核,核周空泡化、淡染,在核膜及浆膜间有丝状物相连,使细胞呈猫眼状。空泡化细胞是尖锐湿疣的特征性所见,在棘细胞中、上层更为明显。真皮浅层血管周围中等密度浸润,以淋巴细胞为主,还可见浆细胞浸润。真皮乳头部血管扩张,乳头增宽、上延。

（二）醋酸白试验

以 3％～5％醋酸溶液浸湿的纱布包绕或敷贴在可疑的皮肤或黏膜表面,3～5 min 后揭去,典型的尖锐湿疣损害将呈现白色丘疹或疣赘状物,而亚临床感染则表现为白色的斑片或斑点。醋酸白试验对辨认早期尖锐湿疣损害及亚临床感染是一个简单易行的检查方法。对发现尚未出现肉眼可见改变的亚临床感染是一个十分有用的手段。醋酸白试验简单易行,应作为尖锐湿疣患者的一个常规检查手段,有助于确定病变的范围,进行指导治疗。但醋酸白试验并不是个特异性的试验,对上皮细胞增生或外伤后初愈的上皮可出现假阳性的结果。

（三）阴道镜检查（colposcopy）

阴道镜是特殊的放大镜,主要用于对宫颈阴道部黏膜的观察,可用于外阴及阴道上皮的检查。阴道镜可将宫颈表现放大 20～40 倍,对宫颈上皮的亚临床感染,癌前期病变的早期发现,早期诊断有很大帮助。患者在检查前 24 h 内应避免阴道冲洗及性交。宫颈以 3%～5%醋酸溶液浸湿的纱布敷贴 3 min 后以阴道镜检查将有助于发现 HPV 的亚临床感染。对境界清楚的白色斑片或斑点,应进一步取材作组织病理学检查。宫颈上皮内瘤样病变（cervical intraepithelial neoplasia，CIN）可分为 3 级。

（四）细胞学检查

主要用于检查女性阴道或宫颈上皮有否 HPV 的感染。在被检部位刮取细胞并涂于玻片上,以 95%酒精固定;常用巴氏染色法,镜下所见分为五级;Ⅰ级为正常;Ⅱ级为炎症;Ⅲ级为可疑癌;Ⅳ级为高度可疑癌;Ⅴ级为癌症。Ⅱ级又分Ⅱa及Ⅱb。Ⅱa系炎症细胞;Ⅱb涂片中除炎症细胞外尚含少许轻度核异质细胞。对涂片示Ⅱb的病例应随访,定期检查。为确定有否 HPV 感染,需用特异性抗 HPV 抗体,作组织化学染色或采用原位杂交技术。

（五）聚合酶链反应（PCR）

取病变组织或可疑部位样品,提取 DNA,利用特异引物对目标 DNA 予以扩增。引物可以是 HPV 通用引物,亦可以是针对某一型的特异引物。该法敏感性高,特异性强,但该方法应该在通过相关机构认可或认证的实验室进行开展。

四、诊断

1.对于发生在外阴、肛周典型的疣状或菜花状肿物,可以作出尖锐湿疣的临床诊断。对早期及亚临床感染的损害,做醋酸白试验时则为阳性;同时应当作阴道镜（女性）或尿道镜（男性）等检查。尖锐湿疣的确诊,则需要取病变组织作组织病理学检查。

2.确诊仍有困难者,可以用组织化学的方法检查组织标本中特异的 HPV 抗原;或者可以用原位杂交技术、PCR 技术检测组织标本中的 HPV 的核酸而确诊。有些成年男性的包皮系带两侧可见一两个如针帽大的白色丘疹,稍隆起皮面,表面光滑,这也是正常所见,无需治疗。

3.女阴假性湿疣:发生在小阴唇的内侧面,为多数淡红色丘疹,均匀分布,有的可呈鱼籽状。组织病理学检查无挖空细胞,可资鉴别。

4.发生在外阴部的寻常疣:HPV 普遍存在于自然界,由 HPV1、2、4 型等所引起的寻常疣、扁平疣是皮肤科的常见病。寻常疣的患者完全有可能通过自己的手将病毒自身接种到外阴部。

六、治疗

(一)药物治疗

1. 0.5%鬼臼毒素酊：是首选的药物。方法是将药液涂于疣体上，每天用药 2 次，连续 3 天为一个疗程。如果疣体没有脱落，则在休息 4 天后作第二疗程治疗，可连续用药三个疗程。不良反应主要是局部疼痛，红肿，没有发现全身性不良反应。孕妇禁用。

2. 10%～25%足叶草酯酊：由于毒性较大，已逐渐被其提纯产物 0.5%鬼臼毒素酊所代替。每周一次，每次用药药量不应超过 0.5 mL，1～4 h 后将药液洗去；用药 6 次未愈应改用其他疗法。孕妇禁用。

3. 三氯乙酸溶液：浓度从 30%～80%不等，这是一个化学腐蚀剂，应由有经验的医护人员使用，不宜交患者本人使用。每日一次，将药液直接涂于皮损上，用药 6 次未愈应改用其他疗法。

4. 2.5%～5%氟尿嘧啶软膏：主要作用为干扰并抑制 RNA 的合成。外用每天 1～2 次，至疣体脱落，若周围正常皮肤黏膜出现红肿、糜烂，则应暂停使用。

5. 5%咪喹莫特(imiquimod)乳膏：咪喹莫特属于非核苷类异环胺类药物，外用可通过诱导机体产生干扰素(IFN)、肿瘤坏死因子(TNF)和白介素(IL)等细胞因子，发挥免疫调节作用，主要用于治疗 HPV 感染引起的外生殖器和肛周尖锐湿疣。本品一般在日常入睡前使用，隔日 1 次，疗程可达 16 周。咪喹莫特并不会破坏皮肤组织，但在外用部位可引起红斑、糜烂、水肿、剥脱、鳞屑和瘙痒、灼热感等轻、中度的刺激。

6. 干扰素：局部外用干扰素通过刺激 T 细胞及对病毒的抑制作用而起到治疗效果，对小的尖锐湿疣有一定效果。外用的优点是药物无刺激性，局部不会出现红肿、疼痛等不良反应。缺点是起效较慢，需连续外用 4～6 周。亦可局部注射，但疼痛较著且需多次治疗，不易为患者所接受。在尖锐湿疣以较为快捷的方法治疗后，可外涂干扰素软膏，一则对亚临床感染的损害起治疗作用，二则可起预防复发的作用。

(二)物理疗法

1. 液氮冷冻：用棉签浸蘸液氮后，稍加压放置于皮损上数秒钟，如此反复多次。每周 1 次，一般需数次治疗。不良反应有局部水肿，可持续数天。

2. 二氧化碳激光：适于疣体较小的病例。在女性宫颈口、男性尿道口的尖锐湿疣难以外用药，可采用二氧化碳激光治疗。

3. 光动力学治疗(PDT)：方法是将新鲜配制的 20%ALA 溶液持续外敷于患处 3 h，然后用 150 mJ/cm^2 的氦—氖激光连续照射 20～30 min。间隔 1～2 周治疗一次，一般 1～3 次可治愈。治疗尿道口尖锐湿疣获得 98%以上的治愈率，而且复发率很低。

4. 电灼：适于有蒂、大的尖锐湿疣。当尖锐湿疣呈菜花或疣赘状生长时，基底常形成蒂，此时先以电灼法在蒂部作切割是理想的治疗手段，剩余的损害可采用冷冻、激光或药物等治疗。

5. 手术：适用于大的尖锐湿疣。以手术方法将疣的主体切除，等伤口愈合后采用局部药物或冷冻等手法。有的患者包皮过长，建议作包皮环切术。

（三）系统治疗

1.干扰素：100 万 U 至 300 万 U 皮下或肌肉注射，隔日或每周注射 2 次。有一定效果。免疫功能低下的尖锐湿疣患者可以选用。

2.左旋咪唑：鉴于部分尖锐湿疣患者的细胞免疫功能低下，故而采用本药，有口服及外用二种。口服每天 3 次，每次 50 mg，服用 3 天，停 11 天为一疗程，可连续服用数个疗程。外用系将左旋咪唑溶液涂于左前臂屈侧。

3.其他免疫调节剂：如转移因子等。

治愈的标准为疣体消失，预后好，治愈率高，但易复发。治愈后反复复发的尖锐湿疣应及时取活体组织检查排除恶变。

七、预防

1.洁身自爱，避免婚外性行为。
2.提倡使用避孕套。
3.有了尖锐湿疣应及时治疗，性伴或配偶应同时去医院检查。
4.患者的内裤、浴巾等应单独使用，并应注意消毒。

（赵丽丽 逢晓燕 王蕾 李洪泽）

第六节 艾滋病

艾滋病，即获得性免疫缺陷综合症，英文名称 acquired immune deficiency syndrome，AIDS。是人类因为感染人类免疫缺陷病毒（human immunodeficiency virus，HIV）后导致免疫缺陷，并发一系列机会性感染及肿瘤，严重者可导致死亡的综合征。目前，艾滋病已成为严重威胁世界人民健康的公共卫生问题。1983 年，人类首次发现 HIV。目前，艾滋病已经从一种致死性疾病变为一种可控的慢性病。HIV 属于逆转录病毒科慢病毒属中的人类慢病毒组，分为 1 型和 2 型。目前世界范围内主要流行 HIV-1。HIV-1 为直径 100～120 nm 球形颗粒，由核心和包膜两部分组成。核心包括两条单股 RNA 链、核心结构蛋白和病毒复制所必须的酶类，含有逆转录酶、整合酶和蛋白酶。HIV-1 是一种变异性很强的病毒，不规范的抗病毒治疗是导致病毒耐药的重要原因。HIV-2 主要存在于西非，目前在美国、欧洲、南非、印度等地均有发现。HIV-2 的超微结构及细胞嗜性与 HIV-1 相似，其核苷酸和氨基酸序列与 HIV-1 相比明显不同。传播途径：HIV 主要存在于感染者和患者的血液、精液、阴道分泌物、乳汁中。性行为传播：与已感染的伴侣发生无保护的性行为，包括同性、异性和双性性接触。静脉注射吸毒传播：与他人共用被感染者使用过的、未经消毒的注射工具，是一种非常重要的 HIV 传播途径。母婴传播：在怀孕、生产和母乳喂养过程中，感染 HIV 的母亲可能会传播给胎儿及婴儿。含 HIV 的血液及血制品传播(包括人工受精、皮肤移植和器官移植)。握手,拥抱,礼节性亲吻,同吃同饮,共用厕所和浴室,共用办公室、公共交通工具、娱乐设施等日常生活接触不会传播 HIV。

一、临床表现

我国将 HIV 感染分为急性期、无症状期和艾滋病期。

(一)急性期

通常发生在初次感染 HIV 后 2～4 周。临床主要表现为发热、咽痛、盗汗、恶心、呕吐、腹泻、皮疹、关节痛、淋巴结肿大及神经系统症状。多数患者临床症状轻微,持续 1～3 周后缓解。

此期在血液中可检出 HIV-RNA 和 P24 抗原,而 HIV 抗体则在感染后数周才出现。CD4＋T 淋巴细胞计数一过性减少,CD4/CD8 比例可倒置。

(二)无症状期

可从急性期进入此期,或无明显的急性期症状而直接进入此期。

此期持续时间一般为 6～8 年。但也有快速进展和长期不进展者。此期的长短与感染病毒的数量、型别,感染途径,机体免疫状况等多种因素有关。

(三)艾滋病期

为感染 HIV 后的最终阶段。患者 CD4＋T 淋巴细胞计数明显下降,多<200/mm³,HIV 血浆病毒载量明显升高。此期主要临床表现为 HIV 相关症状、各种机会性感染及肿瘤。

HIV 相关症状:主要表现为持续一个月以上的发热、盗汗、腹泻;体重减轻 10％以上。部分患者表现为神经精神症状,如记忆力减退、精神淡漠、性格改变、头痛、癫痫及痴呆等。另外还可出现持续性全身性淋巴结肿大,其特点为:①除腹股沟以外有两个或两个以上部位的淋巴结肿大;②淋巴结直径≥1 cm,无压痛,无粘连;③持续时间 3 个月以上。

HIV 相关机会性感染及肿瘤的常见症状:发热、盗汗、淋巴结肿大、咳嗽咳痰咯血、呼吸困难、头痛、呕吐、腹痛腹泻、消化道出血、吞咽困难、食欲下降、口腔白斑及溃疡、各种皮疹、视力下降、失明、痴呆、癫痫、肢体瘫痪、消瘦、贫血、二便失禁、尿潴留、肠梗阻等。

二、辅助检查

1. HIV 抗体初筛试验(ELISA):敏感性高,可有假阳性出现。对于初筛阳性的患者,应经确证试验确证。

2. HIV 抗体确证试验(WB):WHO 规定,只要出现 2 个 env 条带即可判定为阳性。

3. HIV-RNA:敏感性为 100％,但偶尔会出现假阳性,但假阳性结果通常低于 2 000 cp/mL,而急性感染期病毒载量通常很高,平均在 10⁶ cp/mL。

4. p24 抗原:有助于早期诊断,灵敏性及特异性均较高。

5. 快速检测试验:可采集全血或毛细血管的血液,一般 15～30 min 可出结果。但假阳性及假阴性率均较高,不作为常规检测。

三、诊断标准

（一）HIV 感染的诊断

1.流行病学史:不安全性生活史、静脉注射毒品史、输入未经抗 HIV 抗体检测的血液或血液制品、HIV 抗体阳性者所生子女或职业暴露史等。

2.临床表现:各期表现不同,见下述。

3.实验室检查:诊断 HIV 感染必须是经确认试验证实的 HIV 抗体阳性,而 HIV-RNA 和 P24 抗原的检测有助于 HIV/AIDS 的诊断,尤其是能缩短抗体"窗口期"和帮助早期诊断新生儿的 HIV 感染。

（二）急性期

诊断标准:患者近期内有流行病学史和临床表现,结合实验室 HIV 抗体由阴性转为阳性即可诊断,或仅实验室检查 HIV 抗体由阴性转为阳性即可诊断。80％左右的 HIV 感染者感染后 6 周初筛试验可检出抗体,几乎 100％的感染者 12 周后可检出抗体,只有极少数患者在感染后 3 个月后或 6 个月后才检出。

（三）无症状期

诊断标准:有流行病学史,结合 HIV 抗体阳性即可诊断,或仅实验室检查 HIV 抗体阳性即可诊断。

（四）艾滋病期

1.原因不明的持续不规则发热 38℃以上,＞1 个月。

2.慢性腹泻次数多于 3 次/日,＞1 个月。

3.6 个月之内体重下降 10％以上。

4.反复发作的口腔白念珠菌感染。

5.反复发作的单纯疱疹病毒感染或带状疱疹病毒感染。

6.肺孢子虫肺炎(PCP)。

7.反复发生的细菌性肺炎。

8.活动性结核或非结核分支杆菌病。

9.深部真菌感染。

10.中枢神经系统占位性病变。

11.中青年人出现痴呆。

12.活动性巨细胞病毒感染。

13.弓形虫脑病。

14.青霉菌感染。

15.反复发生的败血症。

16.皮肤黏膜或内脏的卡波氏肉瘤、淋巴瘤。

诊断标准:①有流行病学史、实验室检查 HIV 抗体阳性,加上述各项中的任何一项,即可诊为艾滋病。或②HIV 抗体阳性，而 CD4＋T 淋巴细胞数＜200/mm³，也可诊断为艾滋病。

四、治疗

高效抗逆转录病毒治疗（highly active antiretroviral therapy，HAART）是艾滋病的最根本的治疗方法，而且需要终生服药。治疗目标：最大限度地抑制病毒的复制，保存和恢复免疫功能，降低病死率和 HIV 相关性疾病的发病率，提高患者的生活质量，减少艾滋病的传播。

（一）开始抗逆转录病毒治疗的指征和时机

1. 成人及青少年开始抗逆转录病毒治疗的指征和时机。

下列情况之一建议治疗：艾滋病期患者；急性期；无症状期 CD4＋T 淋巴细胞＜350/mm³；CD4＋T 淋巴细胞每年降低大于 100/mm³；HIV-RNA＞10⁵ cp/mL；心血管疾病高风险；合并活动性 HBV/HCV 感染；HIV 相关肾病；妊娠。开始 HAART 前，如果存在严重的机会性感染或既往慢性疾病急性发作，应控制病情稳定后再治疗。

2. 婴幼儿和儿童开始抗逆转录病毒治疗的指征和时机。

以下情况之一建议治疗：小于 12 个月的婴儿；12～35 个月的婴儿，CD4＋T 淋巴细胞比例＜20％，或总数＜750/mm³；36 个月以上的儿童，CD4＋T 淋巴细胞比例＜15％，或总数＜350/mm³。

（二）抗反转录病毒（ARV）药物

核苷类反转录酶抑制剂（NRTIs）、非核苷类反转录酶抑制剂（NNRTIs）、蛋白酶抑制剂（PIs）、整合酶抑制剂（raltegravir）、融合酶抑制剂（FIs）及 CCR5 抑制剂（maraviroc）。

五、护理

艾滋病是一种慢性、进行性、致死性传染病，需要经过专业培训的护理人员。除 HIV 外，还包括并发症的护理。除注意 HIV 的消毒隔离外，还应针对患者的并发症的不同病原，作好呼吸道、体液及接触隔离。要严格无菌操作，严格消毒隔离；接触患者的血液和体液时，应戴好手套、口罩或防护眼镜、穿好隔离衣，做好自我防护。

艾滋病患者不仅要面对疾病的折磨、死亡的威胁，还要承受来自社会和家庭的压力和歧视，因此常常出现情绪异常，甚至自杀倾向。这就需要加强心理护理。密切观察患者的心理变化，注意倾听患者诉说，建立良好的信任关系，帮助他们树立起对生活的信心和希望。

（赵丽丽　逄晓燕　任慧子　王翠香）

第七节　子宫内膜癌

子宫内膜癌（endometrial carcinoma）是发生于子宫内膜的一组上皮性恶性肿瘤，好发于围绝经期和绝经后女性。子宫内膜癌是最常见的女性生殖系统肿瘤之一，每年有接近 20 万的新发病例，并是导致死亡的第三位常见妇科恶性肿瘤（仅次于卵巢癌和宫颈癌）。约占女性癌症总数的 7％，占生殖道恶性肿瘤的 20％～30％，近年发病率有上升趋势，与宫颈癌比较，已趋于接近甚至超过。

一、病因

1. 长期持续的雌激素刺激。子宫内膜在雌激素的长期持续刺激、又无孕激素拮抗，可发生子宫内膜增生症，也可癌变。

2. 体制因素。内膜癌易发生在肥胖、高血压、糖尿病、不孕或不育及绝经的妇女。

3. 遗传因素。约 20％内膜癌患者有家族史。目前，对子宫内膜癌的病因仍不十分清楚，根据临床资料与流行病学研究结果，子宫内膜癌的发生机制可分为两类：雌激素依赖型和非雌激素依赖型。

二、临床分期

目前国际上广泛采用国际妇产科联盟（FIGO）制定并于 2009 年重新修订的手术—病理分期，对于个别无法进行手术分期者，采用 FIGO 1971 年制定的临床分期。

（一）Ⅰ 期

1. Ⅰ$_a$ 期：肿瘤局限于子宫内膜或肿瘤浸润深度≤1/2 肌层。

2. Ⅰ$_b$ 期：肿瘤浸润深度＞1/2 肌层。

（二）Ⅱ 期

肿瘤累及宫颈间质，但是未播散到子宫外。

（三）Ⅲ 期

1. Ⅲ$_a$ 期：肿瘤累及子宫浆膜和（或）附件和（或）腹腔细胞学阳性。

2. Ⅲ$_b$ 期：阴道和（或）宫旁受累。

3. Ⅲ$_{c1}$ 期：盆腔淋巴结转移。

4. Ⅲ$_{c2}$ 期：腹主动脉旁淋巴结转移。

（四）Ⅳ 期

1. Ⅳ$_a$ 期：肿瘤侵及膀胱和（或）直肠黏膜。

2. Ⅳ$_b$ 期：远处转移，包括腹腔转移或腹股沟淋巴结转移。

三、临床表现

极早期患者可无明显症状，仅在普查或妇科检查时偶然发现。一旦出现症状，多表现为以下方面。

1.出血。不规则阴道出血是子宫内膜癌的主要症状,常为少量至中等量的出血。绝经后女性多表现为持续或间断性阴道出血。有些患者仅表现为绝经后少量阴道血性分泌物。晚期患者在出血中可能混有烂肉样组织。

2.阴道排液。部分患者有不同程度的阴道排液。在早期可表现为稀薄的白色分泌物或少量血性白带,如果合并感染或癌灶坏死,可有脓性分泌物伴有异味。有时阴道排液中可伴有组织样物。

3.疼痛。癌灶和其引发的出血或感染可刺激子宫收缩,引起阵发性下腹痛。

4.腹部包块。早期内膜癌一般不能触及腹部包块。如内膜癌合并较大子宫肌瘤,或晚期发生宫腔积脓、转移到盆腹腔形成巨大包块(如卵巢转移)时可能在腹部触及包块,一般为实性,活动度欠佳,有时有触痛。

5.其他。肿瘤晚期病灶浸润压迫髂血管可引起同侧下肢水肿疼痛;病灶浸润压迫输尿管引起同侧肾盂、输尿管积水,甚至导致肾萎缩;持续出血可导致继发贫血;长期肿瘤消耗可导致消瘦、发热、恶液质等全身衰竭表现。

四、诊断

(一)病史

注意本病的高危因素如老年、肥胖、绝经延迟、少育或不育等病史,并需询问家族肿瘤史。

(二)体征

1.全身表现:早期患者可无临床症状。但很多患者同时合并肥胖、高血压和/或糖尿病;长期出血患者可继发贫血;合并宫腔积脓者可有发热;晚期患者可触及腹部包块,下肢水肿或出现恶病质状态。晚期患者可于锁骨上、腹股沟等处触及肿大或融合的淋巴结等转移灶。

2.妇科检查:早期患者常无明显异常。有时可见癌组织从宫颈口脱出。子宫可正常或大于相应年龄,合并肌瘤或宫腔积脓时,子宫可有增大。晚期宫旁转移时子宫可固定不动。有卵巢转移或合并分泌雌激素的卵巢肿瘤时卵巢可触及增大。

(三)辅助检查

1.B超检查:B超检查可以了解子宫大小、子宫内膜厚度、有无回声不均或宫腔内赘生物,有无肌层浸润及其程度等,其诊断符合率达80%以上。

2.分段诊刮:是确诊子宫内膜癌最常用、最有价值的方法。不仅可以明确是否为癌,是否累及宫颈管,还可鉴别子宫内膜癌和子宫颈腺癌,从而指导临床治疗。对于围绝经期阴道大量出血或出血淋漓不断的患者,分段诊刮还可以起到止血的作用。分段诊刮的标本需要分别标记送病理学检查,以便确诊或排除子宫内膜癌。

3.宫腔镜检查:宫腔镜直视下活检准确率接近100%。

4.细胞学检查:可通过宫腔刷、宫腔吸引涂片等方法获取子宫内膜标本,诊断子宫内膜癌,但其阳性率低,不推荐常规应用。

5.核磁共振成像(MRI):MRI 可较清晰地显示子宫内膜癌的病灶大小、范围、肌层浸润以及盆腔与腹主动脉旁淋巴结转移情况等,从而较准确估计肿瘤分期。

6.肿瘤标志物:CA125 在早期内膜癌患者中一般无升高,有子宫外转移者,CA125 可明显升高,并可作为该患者的肿瘤标志物,检测病情进展和治疗效果。

五、治疗

治疗以手术切除为主,辅以放射治疗、化疗及孕酮类抗雌激素制剂等。

（一）手术治疗

为首选方法。Ⅰ期患者作筋膜外全子宫及双侧附件切除术,Ⅱ期应作广泛性全子宫节除术及盆腔淋巴结清除术。

（二）手术及放射综合治疗

Ⅰ期患者若腹水中找到癌细胞或肌层有癌浸润,淋巴结有转移,术后加用体外照射。Ⅱ期或部分Ⅲ期患者术前加用外照射或腔内照射,放疗结束后 1～2 周再进行手术。

（三）放射治疗

年老体弱及有严重内科合并症不能耐受手术者,以及Ⅲ期以上不宜手术者,可放射治疗,包括腔内及体外照射。

（四）激素治疗

年轻早期患者要求保留生育功能者,晚期癌不能手术或癌复发患者,可采用大剂量人工合成的孕激素治疗。如醋酸甲孕酮 400 mg,肌注,每周 2～3 次;己酸孕酮 500 mg,肌注,每周 2～3 次等。至少 12 周才能评价疗效。

（五）抗雌激素药

三苯氧胺,适应症与孕激素治疗相同,一般剂量为 20～40 mg/d,口服,可长期应用或分疗程应用。

（六）抗癌化学药物治疗

对晚期不能手术或放疗及治疗后复发病例,可用 5-氟脲嘧啶(5-Fu)、环磷酰胺(CTX)、丝裂霉素(MMC)、阿霉素(BDR)、顺铂(DDP)等联合化疗,有一定效果。

（七）抗癌中药治疗

可作为综合治疗的措施之一,适用于一些不适合手术和放、化疗或手术后复发的患者。

六、护理

（一）心理支持

消除恐惧的心理,建立信心,能主动配合治疗和护理。

（二）一般护理

加强营养,应给予高热量、高蛋白、高维生素的饮食。

（三）治疗护理

子宫内膜癌的治疗比较复杂，对手术患者应做好心理支持及手术前后护理。广泛性全接受盆腔内放疗的患者，术前应排空膀胱，避免损伤。术后绝对卧床，避免放射源移位。激素治疗应鼓励患者坚持用药，监测药物副反应。化疗患者应按化疗护理常规护理。

（四）健康宣教

中年妇女每年接受防癌检查一次，对围绝经期月经紊乱或阴道不规则流血者或绝经后出现阴道流血者应高度警惕内膜癌，进行早诊断、早治疗。

（五）随访指导

子宫内膜癌的复发率为10％～20％，绝大多数复发时间在3年内。治疗结束后应继续定期随访，监测异常情况，及早发现病灶，给予及早处理。

（张　萍　黄俊蕾　王玉芝　叶丽丽）

第五章　产科常见疾病

第一节　重度妊娠高血压综合征

妊娠高血压(简称妊高征),是妊娠期妇女所特有而又常见的疾病,以高血压、水肿、蛋白尿、抽搐、昏迷、心肾功能衰竭,甚至发生母子死亡为临床特点。其发生率为 9.4%。妊娠高血压综合征按严重程度分为轻度、中度和重度,重度妊娠高血压综合征又称先兆子痫和子痫。

一、病因

(一)滋养细胞侵袭异常

患者滋养细胞侵入螺旋小动脉不全,子宫肌层螺旋小动脉未发生重铸,异常狭窄的螺旋动脉使得胎盘灌注减少和缺氧,最终导致子痫前期的发生。

(二)免疫调节功能异常

母体对于父亲来源的胎盘和胎儿抗原的免疫耐受缺失或者失调,是子痫前期病因的重要组成部分。

(三)血管内皮损伤

氧化应激、抗血管生成和代谢性因素,及其他炎症介质可致血管内皮损伤引发子痫前期。

(四)遗传因素

子痫前期是一种多因素多基因疾病,有家族遗传倾向。

(五)营养因素

缺乏维生素 C 可增加子痫前期—子痫发病的危险性。

二、症状

妊娠 20 周以后出现头晕、头痛及水肿,测量血压比妊娠前血压高。下肢水肿逐渐向上蔓延甚至超过大腿的水平。尿液检查蛋白质含量增多。血液黏度大,血液中尿素氮和尿酸的含量升高。

三、临床表现

1.血压升高。收缩压≥17.3 kPa(130 mmHg),或舒张压≥12.0 kPa(90 mmHg)或较孕前增加4/2 kPa(30/15 mmHg)即可诊断。

2.水肿。临床上表现为体重增加过多,每周增加>0.5 kg,下肢和腹壁水肿,重者出现腹水,经休息水肿不消退。

3.蛋白尿。应选用清洁中段尿作标本,尿蛋白在(+)或(+)以上,或24 h尿蛋白多于5 g即是。

4.患者自觉头痛头晕,恶心呕吐,视力模糊,上腹部疼痛等。

5.抽搐昏迷,这是病情最严重的表现,可发生在产前,产时或产后。抽搐时患者表现面肌紧张,牙关紧闭,眼球固定而直视前方,继而全面肌肉强直,剧烈抽动,呼吸停止,意识丧失,大小便失禁,发作频繁或持续昏迷者,常可死亡。

四、诊断

1.高血压。血压升高达≥140/90 mmHg,或血压较孕前或孕早期血压升高≥25/15 mmHg,至少2次,间隔6 h。

2.蛋白尿。单次尿蛋白检查≥30 mg,至少二次或24 h尿蛋白定量≥0.3 g。

3.水肿。体重增加>0.5 kg/周为隐性水肿。按水肿的严重程度可分为:局限踝部及小腿(+);水肿延及大腿(++);水肿延及会阴部及腹部(+++)。

4.妊娠高血压。仅有高血压,伴或不伴有水肿,不伴有蛋白尿。

5.眼底检查。因为眼底微小血管的变化是妊高症严重程度的标志。

五、治疗

(一)预防性治疗

1.实行产前检查,做好孕期保健工作。妊娠36周以后,应每周观察血压及体重的变化、有无蛋白尿及头晕等自觉症状。

2.加强孕期营养及休息。加强妊娠中、晚期营养,尤其是蛋白质、多种维生素、叶酸、铁剂的补充。

3.重视诱发因素,治疗原发病。

(二)一般性治疗

1.休息。除特殊允许外,患者应卧床休息(以左侧卧位为好)。提供清洁与安静的环境,室内光线宜暗淡,以保证患者休息和足够的睡眠。

2.饮食。提供高蛋白、多维生素、低脂肪、低盐食物。病情一旦好转,可逐渐恢复正常食盐。

3.密切观察病情变化。记出、入量,定时听胎心、测血压,重视患者的自觉症状。如果突出现头痛、胸闷、视力模糊等,立即与医师联系配合抢救措施。

（三）药物的治疗

1. 解痉药物的应用。硫酸镁具有解痉、降压、利尿的作用，故静脉滴注或肌注硫酸镁有预防和控制子痫发作的作用，适用于中、重度妊娠高血压综合征患者的治疗。硫酸镁又是一种中枢抑制剂，过量会引起呼吸和心率抑制甚至死亡。治疗剂量的硫酸镁，对宫缩和胎儿都无明显影响。正常孕妇血清中镁离子浓度为 0.75～1 mmol/L；治疗浓度为 2～3 mmol/L；超过 3～3.5 mmol/L 将出现中毒现象，首先为膝反射消失，随着浓度增加进一步相继出现全身肌张力减退及呼吸抑制，超过 7.5 mmol/L 时出现心跳停搏。为此，使用硫酸镁治疗时强调以下方面。

（1）每次用药前及持续静脉滴注期间检查膝反射必须存在；呼吸每分钟不少于 16 次；尿量每小时不少于 25 mL。

（2）床边应备有解毒作用的钙剂，如 10％葡萄糖酸钙 10 mL 针剂，发现镁中毒时，立即静脉推注。

（3）硫酸镁肌肉注射对局部有刺激性，故加用 2％普鲁卡因 2 mL，采用 8.33 cm 的长肌肉针头行深部臀肌注射，局部出现红、肿、痛时用热水袋热敷。

（4）静脉给药期间，监测胎心、胎动变化，加强巡视，避免药液漏血管外。严格掌握进药的速度（每小时输入 1 g 为宜），维持血镁浓度，以保治疗效果。

（5）硫酸镁的具体用法：首次负荷剂量用 25％硫酸镁 10 mL 溶于 25％葡萄糖液 10 mL 中，缓慢（不少于 5 min）静脉注入；继以 25％硫酸镁 60 mL 溶于 5％葡萄糖液 1 000 mL 中作静脉滴注（速度为每小时 1 g，最快不超过 2 g）。晚间睡前停用静脉滴注，换用 25％硫酸镁 10 mL 加 2％普鲁卡因作深部臀肌注射。次日起不用负荷剂量，仅用静脉滴注及晚间肌注，连用数日。也可仅用肌注方法，即 25％硫酸镁 20 mL 加 2％普鲁卡因 2 mL，每 6 h 一次。肌肉注射的缺点有局部疼痛，不易被患者接受。临床依病情选择用药途径，并随病情变化调节用药剂量。

2. 抗胆碱药的应用。抗胆碱药具有抑制乙酰胆碱的释放，并且可兴奋呼吸循环中枢，对于频发抽搐，呼吸功能衰竭者，效果好。可用东莨菪碱 0.3 mg 每日 3 次加 5％葡萄糖 100 mL 静脉滴注，10 分钟滴完，必要时 6 h 可重复一次。

3、镇静药物。

（1）安定：5～10 mg，口服，一日三次。重症 10～20 mg，肌注或静推。

（2）苯巴比妥：鲁米那钠 100～200 mg 肌注或阿米妥钠 0.25 g 肌注。

（3）冬眠合剂：氯丙嗪 50 mg，异丙嗪 50 mg，盐酸哌替啶 100 mg 加于 10％葡萄糖液中静滴。

4. 降压药物。降压药物虽可使血压下降，但同时减少重要脏器血流量，特别是子宫胎盘的血流量，对胎儿有一定危害，故轻度高血压较少采用。

（1）肼苯哒嗪：首选降压药，具有扩张周围小血管，降低外周阻力，从而降低血压，同时有增加心排出量、肾血流量及子宫胎盘血流量的作用。用法：20～40 mg 加于 5％葡萄糖 250～500 mL 中静滴，注意调节速度，舒张压不能低于 12 kPa（90 mmHg）。

（2）酚妥拉明：为 α-受体阻滞剂，具有扩张末梢血管、扩张肾血管、降低外周阻力，尤其适用于伴有心衰、肺水肿患者。用法:10~20 mg加于5%葡萄糖液250 mL中静滴。

(2)利血平:0.25 mg,口服,3次/日或1~2 mg,肌注,6 h一次。有使胎心减慢,新生儿鼻塞等副作用,胎儿分娩前4~6 h内忌用。

(四)扩容治疗

原则是解痉基础上扩容,扩容基础上利尿。对血容量减少,血液浓缩,黏稠度高,或有慢性DIC改变者,扩容治疗可以改善微循环灌注,防治DIC,降低围产儿死亡。扩容剂一般用低分子右旋糖酐500 mL。扩容量应严密观察,防止心脏负荷过重而发生心衰、肺水肿。

(五)子痫的治疗

1.昏迷患者应取头低侧卧位,垫高一侧肩部;及时吸除口腔分泌物,保持呼吸道通畅。

2.暂禁食,氧气吸入;上下齿间放置卷有纱布的压舌板,床沿置床栏防坠地受伤。

3.室内置深色帘幔遮光,保持安静、空气流通。一切操作集中,避免过多扰动及一切外来刺激以防诱发抽搐。

4.选用硫酸镁及其他药物控制抽搐。

5.严密观察病情,监测产兆,每1 h测血压、脉搏、呼吸及体温。记出入量,及时送血、尿化验,复查眼底及床边心电图等。及早发现并处理并发症。

6.适时终止妊娠,子痫发作时往往自然临产,如无产兆,应在控制抽搐24~48 h内根据胎龄、骨盆、宫颈条件及胎儿成熟度选择分娩方式。因为妊娠终止后病情可自行好转,故适时终止妊娠也是一种有效的治疗方法。

六、护理

1.卧床休息,谢绝探视,避光,保持病室安静。

2.备好急救物品及药品,护床档,防止子痫抽搐时坠床摔伤,必要时专人守护。

3.严密观察胎心、胎动以及血压、尿量,观察头晕、眼花等症状。

4.加强心理护理,多与患者沟通,消除紧张恐惧心理,配合治疗和护理。

5.使用硫酸镁时,注意观察中毒症状,定时检查膝反射,呼吸每分钟不少于16次,尿量每24 h不少于600 mL,每小时不少于25 mL。备好钙剂,一旦出现中毒时,立即静脉注射10%葡萄糖酸钙10 mL,以防中毒反应进一步加重。

6.子痫的护理。

(1)产前的护理。①立即面罩吸氧。②上下齿间放置卷有纱布的压舌板,防止舌后坠堵塞呼吸道,置床栏防坠地受伤。③严密观察生命体征,遵医嘱给予解痉镇静药,并观察用药后的反应。④留置导尿管,并记出入量,抽血测肝肾功能。⑤严密监护胎儿及产妇情况。⑥经治疗及护理抽搐停止6~12 h终止妊娠。

(2)产时的护理。①如剖宫产做好术前准备及抢救新生儿准备。②如阴道分娩,第一产程观察孕妇的病情,注意休息、营养、监护好胎心、产程进展情况,并防止产时子痫。第二产程避免产妇用力,缩短第二产程,行阴道助产。第三产程应严防产后出血,当胎儿前肩娩出后立即给缩宫素 10～20 U 肌注或静脉滴注,按摩子宫促进收缩。

(3)产后护理。①产后在产房观察 2 h,严密观察血压和阴道出血情况。②腹部置沙袋 24 h,为预防感染应用抗生素。③给予会阴护理,防止细菌上行感染,观察恶露的色、量、颜色、气味。④保持环境安静,使产妇情绪稳定。⑤产后及术后血压正常,自觉症状消失,体力恢复,方可下地和哺乳。

(叶丽丽　王丽云　张　萍　赵丽丽)

第二节　妊娠合并糖尿病

妊娠合并糖尿病是指在原有糖尿病的基础上出现合并妊娠症,或妊娠前为隐性糖尿病、妊娠后发展为糖尿病的情况。属高危妊娠,对母儿均有较大危害。自胰岛素应用于临床,糖尿病孕产妇及其新生儿死亡率均显著下降。

一、病因

1.妊娠期血容量增加、血液稀释,胰岛素相对不足;胎盘分泌的激素(胎盘生乳素、雌激素、孕激素等)在周围组织中具有抗胰岛素作用,使母体对胰岛素的需要量较非孕时增加近一倍。妊娠期间,随妊娠进展,空腹血糖开始下降,胎盘生乳素还具有脂解作用,使身体周围的脂肪分解成碳水化合物及脂肪酸,故妊娠期糖尿病比较容易发生酮症酸中毒。

2.分娩期宫缩大量消耗糖原,产妇进食减少,容易发展为酮症酸中毒。

3.产褥期由于胎盘排出以及全身内分泌激素逐渐恢复到非妊娠期水平,胰岛素的需要量相应减少,若不及时调整用量,极易发生低血糖症。

二、病史

1.糖尿病的家族史:有血统关系的家族成员中患糖尿病的人数越多,孕妇患此病的可能性也越大。

2.经产妇过去有反复流产、不明原因的死胎或死产史、新生儿死亡、巨大儿、羊水过多或胎儿畸形等病史,与糖尿病的存在有一定关系。对这些患者进行尿糖、血糖及糖耐量测定,以便及时确定诊断。

三、临床表现

妊娠期有三多症状(多饮、多食、多尿),或外阴阴道假丝酵母菌感染反复发作,孕妇体重>90 kg,妊娠合并了糖尿病,最明显的症状是"三多一少":吃得多、喝得多、尿得多,但体重减轻;还伴有呕吐、疲乏无力、体质差。妊娠早期合并糖尿病易发生真菌感染。妊娠中期糖尿病症状可减轻。妊娠晚期分娩、引产、剖宫产也容易导致细菌感染,而使糖尿病症状进一步加重。

四、妊娠合并糖尿病的特点

(一)妊娠期糖代谢的特点

1.妊娠期血葡萄糖水平下降:胎儿本身无法直接利用脂肪和蛋白质作为能源,而孕妇血中葡萄糖是胎儿生长发育的主要能源。因此,葡萄糖需要量增加。另外,妊娠期肾血流量及肾小球虑过率均增加,而肾小球对葡萄糖的再吸收率不能相应增加,导致孕妇尿中葡萄糖排出量增加,引起孕妇血糖下降。

2.妊娠期糖负荷后反应:妊娠后为了维持正常糖代谢状态,胰岛素分泌量就需逐渐增加。对于胰岛素分泌受限的孕妇而言,妊娠晚期不能维持这一生理性代偿变化而导致糖代谢紊乱,引起血糖升高,呈现出妊娠糖尿病(GDM)。

(二)妊娠合并糖尿病对母、儿的影响

GDM孕妇血糖升高主要发生在妊娠中、晚期,此时,胎儿组织、器官已分化形成,所以GDM孕妇胎儿畸形及自然流产发生率并不增加。

1.孕妇的影响。

(1)自然流产和早产:自然流产多发生在早孕期,早产明显高于非糖尿病孕妇

(2)巨大胎儿:发生率明显升高,达25%~40%,常见于GDM、无微血管病变的糖尿病合并妊娠者。糖尿病合并肥胖者巨大儿发生率明显增多。

(3)妊娠期高血压疾病:主要见于糖尿病病程长伴微血管病变者。

(4)感染:有文献报道发病率高达7%~18.2%,糖尿病孕妇肾盂肾炎发生率为非糖尿病者5倍。

(5)羊水过多:发生率13%~36%,与胎儿高血糖、高渗性利尿致胎尿排出增多有关。

(6)酮症酸中毒:主要产生原因在于高血糖及胰岛素相对或绝对缺乏,导致体内血糖不能被利用,体内脂肪分解增加,酮体产生增多。

2.对胎儿的影响。

(1)围生儿死亡率:研究表明,孕期血糖与围生儿死亡率密切相关。资料报道:血糖>8.3 mmol/L,死亡率为24%;血糖5.6~8.3 mmol/L,死亡率为12%;血糖<5.6 mmol/L,死亡率为3.8%。

(2)胎儿畸形:高达4%~12.9%。

(3)新生儿并发症:新生儿呼吸窘迫综合征(NRDS);新生儿低血糖;新生儿红细胞增多症;新生儿肥厚性心肌病;新生儿低钙、低镁血症;肾静脉栓塞等。

五、诊断

(一)实验室检查

1.尿糖测定。对所有初诊孕妇均应作尿糖测定,尿糖阳性者需要进一步作空腹血糖和糖耐量测定以明确诊断。

2.血糖测定。正常孕妇的血糖数值一般低于正常值,很少超过5.6 mmol/L(100

mg/dL),空腹血糖常为 3.3～4.4 mmol/L(60～80 mg/dL)。

(二)葡萄糖耐量试验

空腹血糖<7.8 mmol/L(140 mg/dL),OGTT 2 小时血糖>7.8 mmol/L(140 mg/dL),但<11.1 mmol/L(200 mg/dL),为糖耐量减低。糖耐量减低者,10 年后约 50%可发展为糖尿病,而且较正常人发生冠心病的机会高,应定期随访。妊娠妇女可采取上述诊断标准,但对孕妇葡萄糖耐量低者应按糖尿病治疗。

六、治疗

(一)孕期检查

早孕时,如伴有高血压、冠状动脉硬化、肾功能减退或有增生性视网膜病变者,则应考虑终止妊娠。

(二)饮食治疗

饮食治疗是糖尿病的一项基础治疗,不论糖尿病属何类型和病情轻重或有无并发症,是否在用胰岛素治疗,都应严格执行和长期坚持饮食控制。

1.总热量与食物成分:首先按患者身高计算标准体重。公式:[身高(cm)-100]× 0.9=标准体重(kg)。根据标准本重及工作性质估计每日所需总热量。孕妇、乳母、营养不良者应酌情增加,肥胖者酌减。饮食中糖类约占饮食总热量的 60%,蛋白质占 12%～15%,脂肪约占 30%,然后将上述热量及营养成分转化为食谱,三餐热量分布大概为1/5、2/5、2/5。早孕时进一般饮食已足够,妊娠晚期需要增加糖类的摄入,每日为 150～250 g 之间。

2.植物粗纤维:糖尿病食谱中宜加入适量植物粗纤维,如麦麸、玉米麸、南瓜粉、海藻多糖等。对轻型患者长期食用可控制病情,使葡萄糖耐量试验(OGTT)有所改善。

(三)药物治疗

糖尿病患者约有90%在妊娠期需用胰岛素,其余患者单用饮食控制已足够。早孕后胰岛素的用量进行性增加,达足月时往往需增加 50%～100%。糖尿病孕妇控制血糖水平很重要,因为糖尿病酮症酸中毒很危险,常致胎儿死亡,故应使孕妇血糖水平保持接近正常又不引起低血糖。

(四)产科处理

1.产前检查:加强妊娠期对胎儿和母体的监护。胎儿产前监护包括腹部扣诊及常规超声测胎儿双顶径以了解胎儿生长。在孕 16 周胎体用超声检查以除外先天性畸形。孕 36 周起定期做胎儿电子监护(NST),以及进行 B 超生物物理评分、多普勒测定胎儿脐血流等。计划分娩前 48 小时测定 L/S 比值。

2.终止妊娠:①母体方面:如糖尿病经治疗后不能有效地被控制时,或伴有先兆子痫、羊水过多、肾功能减退时,应考虑终止妊娠。②胎儿方面:妊娠合并糖尿病胎儿往往在孕 36～38 周时死亡,因此需要在 37 周左右终止妊娠。

3.分娩方式:糖尿病程度较轻,用药后获得控制,情况稳定,胎盘功能良好,胎儿不过大,则可妊娠至足月,经阴道分娩。糖尿病患者决定引产或经阴道分娩者,当产程达 12 h 应结束分娩,除非确定在其后 4 h 内能经阴道分娩。因为产程超过 16 h,孕妇的糖尿病就难于控制,有发生酮症酸中毒的可能。分娩过程中要密切观察胎儿情况,必要时宜采用剖宫产结束分娩。

（五）新生儿处理

糖尿病孕妇新生儿娩出时应有新生儿专科医生在场,婴儿应尽量少暴露,注意保暖,以预防体温过低。产时有缺氧,出生时 Apgar 评分低的婴儿应送重点监护室。婴儿出现肌张力减低、四肢躁动、青紫、窒息或惊厥时,应测定血钙、血镁、血糖和血细胞比容。有严重产伤的婴儿,每日分 3 次给苯巴比妥 2.5～5 mg/kg,以防严重黄疸。胆红素水平超过 170 μmol/L 时需要进行光疗。出生后 1 h 喂葡萄糖水 10～30 mL,以后每 4 h 一次,连续 24 h,必要时给 10％葡萄糖溶液每日 60 mL/kg,静脉滴注。产后 24 h 开始哺乳。

（王　蕾　贾继清　赵丽丽　王玉芝）

第三节　羊水栓塞

羊水栓塞是指在分娩过程中羊水突然进入母体血液循环引起急性肺栓塞,过敏性休克,弥散性血管内凝血,肾功能衰竭或猝死的严重的分娩期并发症。发病率为 4/10 万～6/10 万,是造成产妇死亡的主要原因。

一、病因

1.子宫收缩过强或强直性子宫收缩。

2.胎膜破裂(其中 2/3 为胎膜早破,1/3 为胎膜自破)。

3.宫颈或宫体损伤处有开放的静脉或血窦。

4.多有胎膜早破或人工破膜史。

二、临床表现

羊水栓塞临床表现病程可分为 3 阶段。

（一）呼吸循环衰竭

根据病情分为暴发型和缓慢型两种。暴发型为前驱症状之后,很快出现呼吸困难、发绀。急性肺水肿时有咳嗽、吐粉红色泡沫痰、心率快、血压下降甚至消失。少数病例仅尖叫一声后心跳呼吸骤停而死亡。缓慢型的呼吸循环系统症状较轻,甚至无明显症状,待至产后出现流血不止、血液不凝时才被诊断。

（二）全身出血倾向

部分羊水栓塞患者经抢救度过了呼吸循环衰竭时期,继而出现 DIC,表现为大量阴道流血为主的全身出血倾向,如黏膜、皮肤、针眼出血及血尿等,且血液不凝。但是部分羊水栓塞病例在临床上缺少呼吸循环系统的症状,起病即以产后不易控制的阴道流血为主要表现,容易被误认为子宫收缩乏力引起产后出血。

（三）多系统脏器损伤

本病全身脏器均受损害,除心脏外肾脏是最常受损害的器官。由于肾脏缺氧,出现尿少、尿闭、血尿、氮质血症,可因肾功能衰竭而死亡;脑缺氧时患者可发生烦躁、抽搐、昏迷。

三、诊断

1. 床边心、肺摄片,见肺部有弥漫性点、片状浸润影,沿肺门周围分布,伴右心扩大及轻度肺不张。

2. 出血期血液检查符合 DIC 表现。

3. 死后心脏穿刺抽取血液或尸体解剖在肺动脉中找到羊水成分中的有形物质,如胎儿脱落的鳞状上皮细胞、胎脂、黏液等。

四、治疗

（一）抗过敏

应用大剂量皮质激素,常选用地塞米松,20～40 mg 静脉滴注。

（二）纠正缺氧

应争取行正压持续给氧,至少用面罩给氧或使用人工呼吸机,供氧可减轻肺水肿,改善脑缺氧及其他组织缺氧。

（三）解除肺动脉高压

1. 氨茶碱:具有解除肺血管痉挛,扩张冠状动脉及利尿作用,还有解除支气管平滑肌痉挛作用。剂量为 0.25～0.5 g 加入 10%～25% 葡萄糖液 20 mL,静脉注射。

2. 罂粟碱:对冠状血管和肺、脑血管均有扩张作用,是解除肺动脉高压的理想药物。剂量为 30～60 mg 加入 25% 葡萄糖液 20 mL,静脉注射。

3. 阿托品:解除肺血管痉挛,还能抑制支气管的分泌功能,改善微循环。剂量为 0.5～1 mg,静脉注射,每 10～15 min 1 次,至症状好转。

4. 酚妥拉明:解除肺血管痉挛,剂量为 20 mg 加入 10% 葡萄糖液 250 mL,静脉滴注。

（四）抗休克

1. 扩充血容量:休克时都存在有效血容量不足,应尽早、尽快扩充血容量。扩容液的选择,开始多用右旋糖酐－40 500～1 000 mL,静脉滴注,伴失血者应补充新鲜血及平衡液。

2. 纠正酸中毒:首次可给 5% 碳酸氢钠 100～200 mL。最好做动脉血血气及酸碱测定,按失衡情况给药。

3. 调整血管紧张度:休克症状急骤而严重或血容量虽已补足但血压仍不稳定者,可选用血管活性药物,常用多巴胺 20～40 mg 加入葡萄糖液 500 mL 内,静脉滴注,可保证重要脏器血供。

4.羊水栓塞诊断一旦确立,就应开始抗凝治疗,尽早使用肝素,以抑制血管内凝血,保护肾脏功能。首次应用肝素量 1 mg/kg(约 50 mg),加入生理盐水 100 mL 内,静脉滴注,1 h 滴完。

(五)预防心力衰竭

可用快速洋地黄制剂,去乙酰毛花苷(西地兰)0.2～0.4 mg 稀释于 25％葡萄糖液 20 mL,静脉注射,必要时 4～6 h 重复 1 次,总量每日＜1.2 mg。另辅以呋塞米 40～80 mg,静脉注射,防治心力衰竭,对提高抢救成功率具有重要意义。

(六)产科处理

如子宫颈口未开或未开全者,应行剖宫产术,以解除病因,防止病情恶化;子宫颈口开全,胎先露位于坐骨棘下者,可行产钳助产。术时及产后密切注意子宫出血等情况。如无出血,继续保守治疗;如有难以控制的产后大出血且血液不凝者,应当机立断行子宫切除术,以控制胎盘剥离面血窦出血,并阻断羊水沉渣继续进入血循环,使病情加重。对宫缩剂的使用意见尚不一致,不同意使用者认为加强宫缩,可促使贮留在子宫壁内的羊水进入母血循环,导致病情恶化。

五、护理

(一)严密观察,加强护理

专人护理,保持呼吸道的通畅,留置导尿管,保持导尿管的通畅,观察尿的排出量和性质,防止肾功能衰竭。定时测量血压、脉搏、呼吸,准确地测定出血量,并观察血凝情况,特别护理应详细记录情况和 24 h 的出入量。防感染,在各项操作中严格执行无菌操作,正确使用大剂量抗生素,防止肺部和生殖道感染。做好血小板、凝血酶原时间、纤维蛋白原定量、鱼精蛋白副凝试验、凝血时间测定血样标本。

(二)产科护理

1.羊水栓塞在胎儿娩出前或刚临产发生时,在改善母体呼吸循环功能,并纠正凝血功能障碍后,尽快结束分娩。

2.胎儿不能及时娩出,应立即做好剖宫产手术的准备,行剖宫产结束分娩。

3.宫口已开全或接近开全时发病应及时做好阴道分娩及手术助产,准备娩出胎儿。

4.产后对无法控制的阴道流血患者,予以子宫切除术,做好腹部全子宫切除手术的前后准备和护理。切除子宫可减少胎盘剥离面大血窦的出血,控制病情不再继续恶化。

(王丽云　贾继清　王玉芝　逄晓燕)

第四节　产后大出血

胎儿娩出后 24 h 内出血量超过 500 mL 者称为产后出血,80％发生在产后 2 h 内。晚期产后出血是指分娩 24 h 以后,在产褥期内发生的子宫大量出血,多见于产后 1~2 周。产后出血是分娩期严重的并发症,是导致孕产妇死亡的四大原因之一。

一、病因

(一)宫缩乏力

宫缩乏力是产后出血最常见的原因,占 70％。常见的因素有:①全身因素:产妇因对分娩过度恐惧而极度紧张,尤其对阴道分娩缺乏足够信心则可以引起宫缩不协调或宫缩乏力。此种情况在临产后可能需要使用镇静剂及麻醉剂等将引增加产后宫缩乏力而引起产后出血。②产科因素:产程过长造成产妇极度疲劳及全身衰竭或产程过快,均可引起子宫收缩乏力;羊水过多、巨大儿及多胎妊娠使子宫肌纤维过度伸展,产后肌纤维缩复能力差,多次分娩而致子宫肌纤维受损,均可引起子宫收缩乏力。子痫前期(重度)、严重贫血、宫腔感染等产科并发症及合并症使子宫肌纤维水肿而引起子宫收缩乏力。③子宫因素:子宫肌纤维发育不良,如子宫畸形或子宫肌瘤等。

(二)胎盘因素

胎盘小叶或副胎盘残留、胎盘剥离不全、剥离后滞留、胎盘嵌顿等原因。

(三)软产道裂伤

软产道裂伤包括会阴、阴道及宫颈与子宫下段裂伤。常见因素:①外阴组织弹性差,外阴、阴道炎症改变。②急产、产力过强,巨大儿。③阴道手术助产。④软产道检查不仔细,遗漏出血点。缝合、止血不彻底等。

(四)凝血功能障碍

常见原因有胎盘早剥、羊水栓塞、死胎及妊娠期急性脂肪肝等引起的凝血功能障碍,少数由原发性血液疾病如血小板减少症、白血病、再生障碍性贫血或重症病毒性肝炎等引起。

(五)子宫内翻

少见,多因第三产程处理不当造成,如用力压迫宫底或猛力牵引脐带等。

二、诊断

(一)子宫收缩乏力

胎盘娩出后,子宫体肌纤维收缩无力,表现为阴道阵发暗红色血液流出,检查发现宫体软,轮廓不清,有的因宫腔积血而增大,宫底升高,按摩和挤压宫底时,可有大量血液和血块流出。子宫下段收缩力差导致产后出血,常见于前置胎盘或胎盘低置状态的患者。即使胎盘完整剥离并顺利娩出,由于胎盘附着部位(子宫下段)肌纤维含量少,压迫止血效果差。表现为胎盘娩出后大量鲜血自阴道流出,查体时子宫体收缩好,软产道无裂伤,除外胎盘和凝血因素,检查胎盘胎膜时发现胎膜破口距胎盘边缘很近。

(二)胎盘因素出血

胎盘在胎儿娩出后 10～15 min 内未娩出,并有大量阴道流血,应考虑胎盘因素。胎盘娩出前有较多的出血,徒手取出胎盘后,出血停止者为胎盘滞留出血。如检查取出的胎盘胎膜有缺损或有副胎盘存在的可能,且阴道仍流血者为胎盘残留出血。如胎盘需徒手剥离或刮宫后才能取出者为胎盘粘连。如徒手无法剥离取出者应考虑为植入性胎盘。

(三)软产道损伤性出血

宫腔排空后,宫缩良好,阴道仍有鲜红血液持续流出,检查产道可发现损伤。

(四)凝血功能障碍性出血

宫缩良好,产道无损伤或修补,但流血持续不断,且血液经久不凝,无血块。

三、治疗

(一)子宫收缩乏力引起的产后出血

对子宫收缩乏力性出血,加强宫缩是最迅速有效的止血方法。去除引起宫缩乏力的原因:改善全身状况,导尿缓解膀胱过度充盈。

1.按摩子宫:腹部按摩子宫是最简单有效的促使子宫收缩以减少出血的方法。出血停止后,还须间歇性均匀节律的按摩,以防子宫再度松弛出血。

2.宫缩剂——缩宫素:为预防和治疗产后出血的一线药物。治疗产后出血方法为:缩宫素10 U肌内注射、子宫肌层或宫颈注射,随后10～20 U加入500 mL晶体液静脉滴注,给药速度应根据患者子宫收缩和出血情况调整。静脉滴注能立即起效,但半衰期短,故需持续静脉滴注。

3.宫腔填塞:以上治疗无效时,为保留子宫或为减少术前失血,可行宫腔填塞纱布压迫止血。注意自宫底及两侧角向宫腔填塞,要塞紧填满,不留空隙,以达到压迫止血的目的。如出血停止,纱条可于24～48 h后取出。填塞后需用抗生素预防感染,取出前应注射宫缩剂。

4.结扎双侧子宫动脉上、下行支及髂内动脉:妊娠时90%的子宫血流经过子宫动脉,结扎双侧上、下行支及髂内动脉,出血多被控制。

5.子宫切除:是控制产科出血最有效的手段。各种止血措施无明显效果,出血未能控制,为挽救生命在输血、抗休克的同时,即行子宫次全或全子宫切除术。

(二)软产道损伤所致出血

在充分暴露软产道的情况下,查明裂伤部位,注意有无多处裂伤。缝合时尽量恢复原解剖关系,并应超过撕裂顶端0.5 cm缝合。裂伤超过1 cm,即使无活动出血,也应当进行缝合。血肿应切开,清除积血,缝扎止血或碘纺纱条填塞压迫止血,24～48 h后取出。小血肿可密切观察，采用冷敷、压迫等保守治疗。

（三）胎盘因素所致出血

胎盘剥离不全、滞留及粘连者，均可徒手剥离取出或用大号刮匙刮取残留物。植入胎盘应行子宫次全切除术。

（四）凝血功能障碍所致出血

应在积极救治原发病基础上确诊，应迅速补充相应的凝血因子。

四、护理

（一）子宫收缩乏力

立即以一手在耻骨联合上压制子宫下段，另一手按摩子宫底，压出宫腔内的积血和凝血块，给予缩宫素，肌内或静脉注射、宫底注射。经腹壁按摩子宫底，可刺激子宫，从而使子宫壁血窦闭合。在按摩子宫的同时，立即给予肌内注射缩宫素 10 U 或缩宫素 20 U 加于 25％葡萄糖 40 mL 内静脉推注。也可经腹壁直接注入子宫体部肌层（宫底注射）或经阴道注于子宫颈，以加强宫缩。必要时加用麦角新碱肌内注射。

（二）胎盘滞留

1.胎盘嵌顿，立即导尿排空膀胱，给予麻醉镇静剂，帮助胎盘娩出，做好阴道手术准备。方法：一手按摩子宫使其收缩，同时轻压子宫底，另一手轻轻牵拉脐带，协助胎盘娩出。

2.胎盘部分粘连，在无菌操作下，徒手剥离胎盘，取出胎盘和残留的胎盘组织。做好术前准备。

3.植入性胎盘不能分离，应立即做好腹部手术的准备，进行子宫次全切除术。

（三）软产道撕裂

产道撕裂持续出血时必须注意是否有出血的血管，立即钳合血管结扎后，缝合裂伤处，防血肿产生。不钳合血管单缝合伤口，必致继续出血产生血肿。缝合时应按解剖关系对整齐，逐层缝合，尽量做到恢复会阴、阴道原来的形态。

（四）凝血功能障碍

若发现出血不凝，伤口出血不止等，立即通知医生，同时抽血作凝血酶原、纤维蛋白原、3P 试验等。配新鲜血备用，并确保输液途径通畅。

（五）防止失血性休克

患者取平卧位，保持安静，吸氧保暖，静脉开放补充血容量，纠正酸中毒等一系列休克的抢救措施。严密观察并详细记录患者的意识状态，皮肤颜色，血压、脉搏、呼吸及尿量。大量失血后产妇抵抗力低，体质虚弱，易感染，需严密观察子宫收缩以及恶露的量、颜色，做好会阴的护理，并按医嘱给予抗生素预防感染，加强营养及时纠正贫血。

（六）提供产妇与家属的心理支持

医护人员应保持镇静的态度，工作要紧张有序，并给予同情和安慰，以增加安全感，适当地向患者及家属解释有关病情和实施处理的目的，针对产妇的具体情况，指导加强营养,增加活力,逐渐地促进康复,调整产后指导计划。

(叶丽丽　王玉芝　逄晓燕　王　蕾)

第五节　妊娠合并急性阑尾炎

妊娠合并阑尾炎的发病率为 0.02%～0.1%,妊娠各期均可发生急性阑尾炎,但在妊娠前 6 个月常见,分娩期及产褥期少见。通常认为妊娠与急性阑尾炎的发生无内在联系。妊娠期阑尾炎临床表现不典型,增加诊断难度,使孕妇和胎儿的并发症和死亡率大大提高。

一、病因

(一)阑尾腔梗阻

阑尾腔梗阻或堵塞,致内容物滞留,引起炎症发生。常见的原因如粪石阻塞。妊娠周数增加,盲肠和阑尾的位置向上、向外、向后移位发生扭曲等。

(二)细菌感染

细菌可经受损的阑尾腔黏膜直接侵入,可有其他感染部位经血运传入,也可继发于临近脏器的感染。

(三)胃肠功能失调

由于神经反射的作用,胃肠功能失调可致阑尾痉挛或损害,引起急性炎症。

二、症状

1.妊娠早期患阑尾炎,症状和体征与非孕期相同,可有典型的转移性右下腹痛及右下腹压痛、反跳痛。

2.当阑尾穿孔后全腹痛、伴腹肌紧张、全腹均有压痛和反跳痛,腹水征可阳性。可有发冷、发热、寒颤和中毒性休克表现。

3.中、晚期妊娠者,右下腹疼痛区域及压痛点随子宫的增大逐渐上移,子宫常掩盖阑尾使症状和体征不典型。

三、临床表现

1.阑尾压痛点上移:由于妊娠子宫的逐渐增大,阑尾的位置上移,阑尾炎时压痛点亦随妊娠月份的增加而上升,故阑尾压痛点不固定、不典型。

2.腹部触痛不明显:妊娠中晚期合并急性阑尾炎时,阑尾被增大的子宫覆盖,阑尾的位置被推向腹腔深处,因此腰部可有明显触痛。

3.腹壁无肌紧张和反跳痛:妊娠期妇女(尤其妊娠晚期和经产妇)腹壁变薄,腹肌松弛。故前腹壁无肌紧张和反跳痛,而腹部两侧可有压痛。

4.感染扩散迅速:妊娠期合并阑尾穿孔后不易局限化,除引起弥散性腹膜炎外,还可能引起膈下脓肿,感染侵入子宫、胎盘而引起流产、早产、死胎,危及产妇生命。

四、诊断

1.妊娠早期急性阑尾炎出现发热、恶心、呕吐、下腹痛,检查右下腹部有压痛、反跳痛和肌紧张等表现,白细胞总数增高。

2.妊娠中、晚期急性阑尾炎,检查时压痛点升高,压痛最剧的部位甚至可达右肋下肝区,局限性腹膜炎体征不典型。

五、治疗

1.妊娠期急性阑尾炎不主张保守治疗。一旦确诊,应在积极抗感染治疗的同时,立即手术治疗。

2.症状及体征不典型但高度可疑急性阑尾炎者,亦是剖腹探查的指征。

3.阑尾切除时尽量不同时行剖宫产,以免扩大感染。术时动作轻柔,术后镇静剂及安胎治疗。妊娠足月合并阑尾炎时,最好行腹膜外剖宫产,再行阑尾切除。术中作细菌培养加药物敏感试验。

六、护理

1.密切观察病情。注意患者的体温、脉搏、神志、腹部特征的变化及实验室检查结果。

2.注意胎心胎动的变化常规。对患者进行胎心监护,每小时1次,必要时增加次数,注意胎心音的节律和强度,并且注意阴道出血及腹痛的情况,常规吸氧,以保证胎儿的氧供。

3.切口护理。术后取半卧位,加强切口护理,发现切口敷料或切口疼痛的情况时,应及时更换敷料或做引流以促进切口早日愈合。

4.活动指导。胎心正常,没有早产先兆时,应鼓励其早期下床活动,以避免肠粘连等并发症的发生。如果有产科异常先兆,需卧床休息并推迟下床活动。有引流管的患者,下床时要注意妥善固定引流管,保持引流管通畅,防止脱落或逆流。

（陈云荣　贾继清　王丽云　赵丽丽）

第六章　儿科常见疾病

第一节　新生儿呼吸窘迫综合征

新生儿肺透明膜病(hyaline membrane disease，HMD)又称新生儿呼吸窘迫综合征
(neonatal respiratory distress syndrome，NRDS)，系指出生后不久即出现进行性呼吸困
难、青紫、呼气性呻吟、吸气性三凹征和呼吸衰竭。主要见于早产儿，因肺表面活性物质
不足导致进行性肺不张。其病理特征为肺泡壁至终末细支气管壁上附有嗜伊红透明膜。

一、病因

本病是因为缺乏由Ⅱ型肺泡细胞产生的表面活性物质(PS)所造成，表面活性物质的
80%以上由磷脂(PL)组成，在胎龄20~24周时出现，35周后迅速增加，故本病多见于早
产儿，胎龄越小，发病率越高。表面活性物质(PS)缺乏的原因有：

1. 早产：小于35周的早产儿Ⅱ型细胞发育未成熟，PS生成不足；

2. 缺氧、酸中毒、低温：均能抑制早产儿生后PS的合成；

3. 糖尿病孕妇的胎儿：其胎儿胰岛细胞增生，而胰岛素具有拮抗肾上腺皮质激素的
作用，延迟胎肺成熟；

4. 剖宫产：因其缺乏正常子宫收缩所刺激的肾上腺皮质激素增加而促进肺成熟，PS
相对较少；

5. 通气失常：可影响PS的合成；

6. 肺部感染：Ⅱ型细胞遭破坏，PS产量减少。

二、临床表现

患儿几乎都是早产儿，足月儿仅约5%。产母病史常示贫血、产前子宫出血、剖宫产、
臀位产和多胎儿或妊娠高血压综合征、糖尿病和分娩异常。

出生时心跳、呼吸亦可完全正常。一般出生后立即开始或在6 h内逐渐出现呼吸困
难、青紫，伴呼气性呻吟、吸气性三凹征，并进行性加重。胸腹呼吸动作不协调，呼吸由快
转慢、不规则或呼吸暂停，青紫明显。经急救后呼吸可好转，但过后又复发，常呈原发性
发作，程度渐次加重，持续时间延长，发作间隔缩短。体温不稳定，往往不升。死亡多发
生在出生后48 h内。部分病例经治疗病情渐渐缓解，病程如能超过72 h，肺成熟度增加，
则多数患儿能逐渐康复。

三、诊断

（一）实验室检查

1.泡沫试验。将患儿胃液（代表羊水）1 mL 加 95％酒精 1 mL，振荡 15 s，静置 15 min后，如果沿管壁有多层泡沫表明 PS 多，可除外 RDS；如果无泡沫表明 PS 少，可考虑为 RDS；如果介于两者之间，则可能是 RDS。其机理为 PS 利于泡沫形成和稳定，而酒精则起抑制作用。

2.卵磷脂/鞘磷脂值。羊水或患儿气管吸引物中 L/S≥2 提示"肺成熟"，1.5～2 可疑，<1.5 肺未成熟，PS 中其他磷脂成分的测定也有助于诊断。

（二）X 线检查

胸片表现较特异，对 RDS 诊断非常重要。

1.毛玻璃样改变：两肺呈普遍性透过度降低，可见弥漫性均匀一致的细颗粒（肺泡不张）网状影。见于 RDS 初期或轻型病例。

2.支气管充气征：在普遍性肺泡不张（白色）的背景下，呈树枝状充气之支气管（黑色）清晰显示，RDS 中、晚期或较重病例多见。

3.白肺：整个肺野呈白色，肺肝界及肺心界均消失，见于严重 RDS。动态拍摄 X 线胸片有助于诊断及治疗效果的评估。

四、治疗

（一）一般治疗

1.保温：放置在自控式暖箱内或辐射式抢救台上，保持皮肤温度在 36.5℃。

2.监测：体温、呼吸、心率、血压和血气。

3.保证液体和营养供给：第 1 天 5％或 10％葡萄糖液 65～75 mL/(kg·d)，以后逐渐增加到 120～150 mL/(kg·d)并补充电解质，病情好转后改为经口喂养，热能不足时辅以部分静脉营养。

4.纠正酸中毒。

5.关闭动脉导管：应严格限制入液量，并给予利尿剂，如仍不关闭者，可静脉注射消炎痛，剂量为每次 0.2 mg/kg，首次用药后 12,36 h 做各用 1 次、共 3 次。其机理为：前列腺素 E 是胎儿及生后初期维持动脉导管开放的重要物质，而前列腺素合成酶抑制剂（消炎痛）可减少前列腺素 E 的合成，有助于导管关闭。用药无效时可考虑手术结扎。

6.抗生素：根据肺内继发感染的病原菌（细菌培养和药敏）应用相应抗生素治疗。

（二）氧疗和辅助通气

1.吸氧：根据发绀程度选用鼻导管、面罩或头罩吸氧，因早产儿易发生氧中毒，故以维持 PaO_2 50～70 mmHg(6.7～9.3 kPa)和 $TcSO_2$ 85％～92％为宜。

2.持续呼吸道正压及常频机械通气。

3.其他：近年大样本、多中心的研究表明当常规机械通气（CMV）治疗难以奏效时，改用高频振荡或高频喷射呼吸机,可减少常频呼吸机的负作用,以取得较好的疗效。ECMO对呼吸机治疗无效的病例有一定疗效。

(三)PS替代疗法

可明显降低RDS病死率及气胸发生率,同时可改善肺顺应性和通换气功能,降低呼吸机参数,PS目前已常规用于预防或治疗RDS。

1.PS:包括天然、半合成及人工合成三种。

2.使用方法:一旦确诊应尽早使用(生后24 h内)经气管插管分别取仰卧位、右侧卧位、左侧卧位和再仰卧位各1/4量缓慢注入气道内,每次注入后应用复苏囊加压通气1~2 min,PS制剂不同,其剂量及间隔给药时间各异,视病情予以2~4次。

五、护理

清除分泌物,头侧位以利分泌物流出,经常清除口咽、鼻咽部和气管内的分泌物,如分泌物较黏稠,可先行雾化吸入,待痰液稀释后再吸痰。

(一)氧气疗法

1.一旦出现呼气性呻吟,应及早采取持续鼻塞气道正压呼吸,CPAP可增加肺功能残气量,防止肺泡萎缩和肺不张,改善通气血流比例失调,使血氧分压上升,及早应用可减少呼吸机的使用。

2.气管插管用氧:如用纯氧CPAP后,病情仍无好转者,应及时进行气管插管呼吸机治疗,采用间歇正压通气加呼气末正压通气。

3.协助医生将肺表面活性物质从气管内滴入,滴入前彻底吸净气道分泌物,将患儿头稍后仰,使气道伸直,将药液从气管中滴入时变动体位(仰卧、俯卧、左侧卧位、右侧卧位),使药物均匀进入各肺叶,同时用复苏囊加压吸氧,有利药液更好地弥散。用药后4~6 h内禁止气道内吸引。

(二)严密观察病情

有条件用监护仪监测生命体征,及时进行评估,认真做好护理记录,与医生密切联系。遵医嘱做好各种医疗操作。保暖,可置婴儿于适中温度的保暖箱内或辐射式红外线保暖床上,保持皮肤温度在36℃~36.5℃,使体内耗氧量在最低水平。

(三)纠正酸中毒

可用5%碳酸氢钠每次3~5 mL/kg,以5%~10%葡萄糖液稀释成等张液,于30 min内经静脉滴入。

(四)保证营养供给

注意液体进入量和营养,吸吮和吞咽困难者用鼻饲法或补充静脉高营养液。病情好转后改由消化道喂养。

(五)做好隔离和预防工作

保持室内空气新鲜,做好消毒隔离,注意无菌操作,预防感染。

(贾继清　王丽云　陈云荣　王玉芝)

第二节　新生儿颅内出血

新生儿颅内出血(intracraninal hemorrhage of newborn)是新生儿常见的严重疾病,是常见的一种脑损伤,系由产伤和缺氧引起,也是造成围生新生儿死亡的主要原因之一,部位包括硬膜下出血、蛛网膜下腔出血、脑室周围室管膜下—脑室内出血,小脑出血和脑实质出血。以室管膜下—脑室内出血最常见,预后较差,近年由于产科技术的进步,产伤所致的硬膜下出血明显减少,而早产儿缺氧所致的脑室周围—脑室内出血已成为新生儿颅内出血最常见的类型,新生儿颅内出血死亡率高,是新生儿早期死亡的主要原因之一,部分存活的小儿常常有各种神经系统的严重后遗症,如脑积水、脑性瘫痪、癫痫和智力障碍等,应积极防治。

一、病因

(一)缺氧缺血

一切在产前、产程中和产后可以引起胎儿或新生儿缺氧、窒息、缺血的因素,缺氧缺血性脑病常导致缺氧性颅内出血,早产儿多见,胎龄越小发生率越高,可因宫内窘迫、产时和产后窒息、脐绕颈、胎盘早剥等,缺氧缺血时出现代谢性酸中毒,致血管壁通透性增加,血液外溢,多为渗血或点状出血,出血量常不大而出血范围较广和分散,导致室管膜下出血,脑实质点状出血,蛛网膜下腔出血。

(二)产伤

胎儿头部受到挤压是产伤性颅内出血的重要原因,以足月儿、巨大儿多见,可因胎头过大、产道过小、头盆不称、臀位产、产道阻力过大、急产、高位产钳、吸引器助产等,使头部受挤压,牵拉而引起颅内血管撕裂出血,出血部位以硬脑膜下多见。

(三)其他

颅内先天性血管畸形或全身出血性疾病,如某些凝血因子表达减少也可引起颅内出血或加重脑室内出血(IVH),如维生素 K 依赖的凝血因子缺乏,血小板减少等,可引起颅内出血;快速扩容,输入高渗液体,血压波动过大,机械通气不当,吸气峰压或呼气末正压过高等医源性因素也在一定程度上促使颅内出血的发生。

二、临床表现

颅内出血的症状、体征与出血部位及出血量有关,一般生后 1～2 d 内出现。常见表现有意识状态改变,如激惹、过度兴奋或淡漠、嗜睡、昏迷等;眼部症状有凝视、斜视、眼球上转困难、眼球震颤等;颅内压增高时,则表现有脑性尖叫、前囟隆起、惊厥等;呼吸系统可见呼吸增快或减慢,呼吸不规则或暂停等;患儿肌张力早期增高,以后减低;瞳孔大小不对称,对光反射差;出现黄疸和贫血。

三、诊断

病史和临床表现仅能提供诊断线索。脑脊液检查如为均匀血性并发现皱缩红细胞，则有助于诊断，但检查正常亦不能排除本病，且病情危重时不宜进行此操作。影像学检查有助确诊，CT 和 B 超扫描可提示出血部位和范围，有助于判断预后。

四、治疗

（一）支持方法

1.供氧：选择适当的给氧方法，保持 $PaO_2 > 6.65 \sim 9.31$ kPa（50～70 mmHg）、$PaCO_2 < 5.32$ kPa（40 mmHg），但要防止 PaO_2 过高和 $PaCO_2$ 过低。

2.纠正酸中毒：应改善通气以纠正呼吸性酸中毒，在此基础上方可使用碳酸氢钠纠正代谢性酸中毒，严重酸中毒时可用碳酸氢钠以葡萄糖稀释，静脉缓慢推注，或稀释后静脉滴注。

3.纠正低血糖：静脉输注葡萄糖，使血糖 >3.36 mmol/L（60 mg/dL），但应注意防止高血糖。

4.纠正低血压：输入多巴胺，可合用多巴酚丁胺，应从小剂量开始逐渐增加用量。

5.补液：每日液量控制在 60～80 mL/kg。

（二）控制惊厥

首选苯巴比妥钠，静脉滴入，安定的作用时间短，疗效快，在上药疗效不明显时可加用。

（三）降低颅内压

对伴有颅内高压者可使用地塞米松静脉滴注。如有瞳孔不等大、呼吸节律不整、叹息样呼吸或双吸气时可使用甘露醇，剂量根据病情决定，静脉推注。

（四）止血药

可选择使用维生素 K_1、酚磺乙胺（止血敏）、卡巴克络（安络血）和立止血等。

（五）脑代谢激活剂

出血停止后，可给予胞二磷胆碱静脉滴注。

（六）脑硬膜穿刺

用于硬脑膜下出血患儿。

（七）出血后脑积水

可进行脑室穿刺引流，维持 7 d 后撤除，如头围继续增大，可考虑脑积水分流术。

五、护理

（一）首先应保持患儿及周围环境绝对安静

护理、治疗要集中，到床边进行一切操作，操作时动作要轻，尽量少搬动患儿。

（二）体位

产伤和缺氧引起的颅内出血易发生脑水肿，所以要抬高床头以减轻其水肿，要使患儿右侧卧位，防止唾液吸入气道发生窒息。部分颅内出血患儿伴有头颅血肿，要注意变换体位，以免发生头部压伤。

（顾文琴　张　军　宋玉莲　叶丽丽）

第三节　高热惊厥

高热惊厥是指小儿在呼吸道感染或其他感染性疾病早期，体温升高≥39℃时发生的惊厥，并排除颅内感染及其他导致惊厥的器质性或代谢性疾病。主要表现为突然发生的全身或局部肌群的强直性或阵挛性抽搐，双眼球凝视、斜视、发直或上翻，伴意识丧失。高热惊厥分为单纯性高热惊厥和复杂性高热惊厥两种。各年龄期（除新生儿期）小儿均可发生，以6个月至4岁多见，单纯性高热惊厥预后良好，复杂性高热惊厥预后则较差。

一、病因

热性惊厥与发热性疾病中体温骤然升高、小儿神经系统发育不完善有关，最常见的诱因是呼吸道感染，也可伴发于出疹性疾病、中耳炎等。

二、临床表现

1.发病年龄多为6个月至4岁，亦可＜6个月或＞4岁。

2.发热初期（24小时内，个别＜48小时），体温升至≥39℃时，突然发生的惊厥。

3.惊厥为全身性对称或部分性不对称发作，双眼球凝视、斜视、发直或上翻，伴意识丧失。

4.惊厥持续约数10秒至数分钟，个别呈惊厥持续状态（约30分钟）。

5.惊厥过后意识恢复快，无中枢神经系统异常。

6.脑电图多于惊厥后2周恢复正常。

7.可有遗传因素。

三、诊断

1.发病年龄多为6个月至4岁，亦可＜6个月或＞4岁。

2.惊厥发生于上呼吸道感染或其他感染性疾病早期，体温升高至≥39℃时。

3.惊厥持续10秒至数分钟，极少超过10分钟，多发作1次。

4.惊厥为全身性对称发作（幼婴儿可不对称），发作时意识丧失，过后意识恢复快，无中枢神经系统异常。

5.脑电图于惊厥2周后恢复正常。

6. 预后良好。

7. 既往有高热惊厥史,如条件不完全符合前述 6 条依据,而又能排除引起惊厥的其他疾病,可诊断为复杂性高热惊厥。

四、治疗

1. 首选安定静注,控制惊厥后用苯巴比妥钠或其他药物以巩固和维持疗效。安定有抑制呼吸、心跳及降低血压的副作用,故应准备心肺复苏措施。

2. 异戊巴比妥钠或硫喷妥钠在以上止惊药物无效时才使用,硫喷妥钠可引起喉痉挛,使用时勿搬动头部以防喉痉挛的发生,一旦发生喉痉挛应即将头后仰,托起下颌,防舌根后坠,并肌注阿托品解痉。

3. 惊厥呈持续状态而出现颅内高压时,应采用 20％甘露醇、速尿等降颅压措施。

4. 高热者多行物理降温或/及药物降温。

5. 对不同病因的惊厥给予相应的病因治疗。

（黄俊蕾　王丽云　赵丽丽　叶丽丽）

第四节　重症肺炎

小儿急性肺炎是小儿最常见的一种呼吸道疾病,四季均易发生,3 岁以内的婴幼儿在冬、春季节患肺炎较多。如治疗不彻底,易反复发作、引起多种重症并发症,影响孩子发育。小儿肺炎临床表现为发热、咳嗽、气促、呼吸困难和肺部细湿罗音,也有不发热而咳喘重者。小儿肺炎有典型症状,也有不典型的,新生儿肺炎尤其不典型。由细菌和病毒引起的肺炎最为多见。目前可通过疫苗预防小儿肺炎。常见有安尔宝（B 型流感嗜血杆菌结合疫苗）、7 价的肺炎球菌疫苗、23 价肺炎球菌多糖疫苗。

一、病因

（一）感染

小儿重症肺炎以感染性占绝大多数。

1. 病毒感染

近年来随着抗生素的广泛应用,病毒性肺炎发病率逐渐增加,而细菌性肺炎相对减少。其中以腺病毒、呼吸道合胞病毒、流感病毒为主。

2. 细菌感染

主要由肺炎球菌、流感杆菌、金黄色葡萄球菌、大肠杆菌引起。

（二）年龄因素

婴幼儿容易发生重症肺炎,1 岁以下婴幼儿免疫力很差,肺炎易于扩散,可迅速恶化。

（三）机体状态

早产儿、佝偻病、先天性心脏病、营养不良患儿及有呼吸系统外并发症者易于发生重症肺炎。患重症感冒、麻疹、百日咳后患肺炎的,亦较易转变为重症肺炎。

二、临床表现

（一）重症肺炎的一般症状

初有发热、咳嗽、流涕等,然后迅速出现严重的中毒症状,如精神萎靡,面色苍白、灰暗,拒食,呕吐,腹胀。

（二）呼吸系统表现

咳嗽、气喘最为突出,可咳出白色黏痰(病毒性)、脓性痰(细菌性)甚至粉红色泡沫痰(肺水肿时)。体检可见呼吸表浅、频速、鼻翼扇动、吸气三凹征、唇周及四肢末端紫绀。听诊闻中、小水泡音或有喘鸣音。

（三）肺炎并呼吸衰竭表现

呼吸困难加重,呼吸浅快,重者转为浅慢,节律改变。三凹征明显或反而不明显,口唇发绀,烦躁或嗜睡、昏迷、惊厥,后期可出现脑水肿、脑疝表现。$PaCO_2 \geqslant 6.67$ kPa (50 mmHg)。

（四）心血管系统表现及心衰表现

重症肺炎往往出现循环系统受累,表现为脉搏微弱、心率加快、心音低钝呈奔马律、紫绀加重、肺部罗音增多等。严重者可有肝脏肿大、静脉充盈、四肢水肿等心衰表现。出现休克和周围循环衰竭时可见面色苍白、皮肤灰暗湿冷,出现花斑、毛细血管充盈时间延长、血压下降、尿量减少,甚至可有 DIC 合并出现。

（五）神经系统症状

精神萎靡、嗜睡或烦躁、重者意识障碍、视神经乳头水肿、昏迷、惊厥,进而可出现脑疝,患儿因中枢性呼吸衰竭而死亡。并发中毒性脑病时可见高热头痛、呕吐、烦躁或嗜睡、惊厥和昏迷。脑脊液压力明显增高而不伴其他变化。

（六）消化系统症状

食欲减退、呕吐、腹泻、腹胀,甚至中毒性肠麻痹。

（七）水、电解质及酸碱平衡紊乱

可有脱水或水钠潴留表现,常有代谢性酸中毒表现,严重者可同时有呼吸性酸中毒。

三、护理

（一）病情观察

患儿有面色青紫、口唇发绀、大汗、烦躁不安等异常表现,考虑痰液阻塞气道,需立即吸痰、吸氧。如患儿心率>180 次/分,呼吸>60 次/分,面色苍白,尿少,颜面及双下肢浮肿，颈静脉怒张，肝脏迅速增大，端坐呼吸等提示出现心力衰竭，应立即通知医生，减慢输液速度，吸氧，让患儿端坐位或高枕卧位，并准备强心利尿等药品。如患儿出现头痛、频繁呕吐、颈抵抗、尿便失禁、瞳孔异常改变，提示合并中毒性脑炎，需降颅内压、营养脑细胞等治疗。患儿在输液过程中出现呼吸困难、皮疹等需考虑药物过敏，要立即改换液体。重症肺炎患儿要做到早发现、早诊断、早治疗，把隐患消灭在萌芽状态。

（二）保持环境卫生

每天定时通风，室温保持在 18℃～20℃，相对湿度保持约 60％，空气干燥易使痰液黏稠不易咯出，但湿度过大容易滋生病菌。定时紫外线消毒，患儿痰液需放相应容器中。

（三）畅通呼吸道

根据不同年龄选择合适的吸氧方式，婴幼儿用面罩吸氧，年长儿用鼻导管吸氧，合并呼吸衰竭使用人工呼吸器，持续吸氧可改善患儿缺氧状态。对患儿定时进行雾化、吸痰、拍背，以利于痰液排除，减少窒息的危险性。吸痰时注意动作要轻柔，根据患儿年龄选择适宜的吸引管吸痰，以免损伤气道黏膜。

（四）合理饮食

患儿不适宜进食油性较大、不易消化食物，需多进食蔬菜、水果，尤其富含 Vit C 的水果，易消化流质半流质食物，保证优质蛋白质的摄入。如患儿为母乳喂养则鼓励继续母乳喂养。患儿还需多饮水，以促进细菌及毒素排泻，利于减轻病情。

（五）正确合理用药

护士在配药时需仔细查对药品，准确执行医嘱，精确配药剂量，尤其对不良反应大的药物剂量一定要准确。另外，患儿输液时需严格控制输液速度和液体量，一般控在 8～10 滴/min。尽量避免因滴速过快，造成心脏负荷过大而致心力衰竭。

（六）心理疏导

患儿对陌生的环境本能地有不适应感，面对陌生人的检查治疗时会哭闹，甚至拒绝输液。因此，护士对患儿一定要细心、温柔。对年长儿可解释说明输液及抽血检查等对疾病治愈的重要性，增加他们对医务人员的信任感。

（贾继清　王丽云　逢晓燕　秦兴伟）

第五节　急性喉炎

急性喉炎是指喉黏膜及声带的急性非特异性炎症，病程通常在 1 个月以内，为呼吸道常见的急性感染性疾病之一，占耳鼻咽喉科疾病的 1％～2％。急性喉炎一般是指发生于成人的急性喉炎。常继发于急性鼻炎及急性咽炎。男性发病率高于女性。多发于冬春季节。小儿急性喉炎有其特殊性，严重影响呼吸，病情较严重和病情变化较快。

一、病因

(一)全身因素

烟酒刺激、受凉、疲劳致机体抵抗力降低时,易诱发本病。本病多与感冒相关,通常先有病毒入侵,继发细菌感染。常见的致病病毒包括:流感病毒、副流感病毒、鼻病毒、腺病毒;常见的致病细菌包括溶血性链球菌、肺炎链球菌、流感嗜血杆菌、卡他球菌等。

(二)职业因素

吸入过多的生产性粉尘、有害气体(如氯、氨、硫酸、硝酸等),可引起喉腔黏膜的急性炎症。发声不当或用嗓过度也可以造成急性喉炎,尤其在使用嗓音较多的职业如教师、演员、售货员等。

(三)外伤

喉异物、颈部及咽喉部外伤及检查器械损伤喉部黏膜,也可以造成喉黏膜水肿或黏膜下血肿从而继发急性喉炎。

(四)过敏

特定的食物、气体或药物可引起特异性体质患者喉腔黏膜水肿,造成急性喉炎。

二、临床表现

(一)声音嘶哑

声音嘶哑是急性喉炎的主要症状,主要是由于声带黏膜充血水肿所致。轻者发声时音质欠圆润和清亮,音调较前变低、变粗;重者声音嘶哑,发声费力,更甚者仅能作耳语,或完全失声。

(二)喉部疼痛

患者感喉部不适、干燥、烧灼感、异物感,喉部及气管前可有轻微疼痛,发声时喉痛加重,通常急性喉炎引起的疼痛不影响吞咽。

(三)咳嗽

因喉黏膜发炎时分泌物增多,常有咳嗽,起初干咳无痰,至晚期喉部则有黏脓性分泌物,因较稠厚,常不易咳出。分泌物若粘附于声带表面可加重声音嘶哑。

(四)呼吸困难

少数重症成人急性喉炎由于喉腔黏膜水肿可引起吸气性呼吸困难,此种情况在声门下型急性喉炎中常见,由于声门下区域空间较为狭窄,如果黏膜高度水肿势必造成气道受阻。

(五)全身症状

成人一般全身中毒症状较轻。较重的细菌感染者可伴有发热、畏寒、倦怠、食欲不振等全身症状。

（六）邻近器官的感染

由于呼吸道黏膜彼此延续,急性喉炎可为急性鼻炎或急性咽炎的下行感染,故常同时伴有鼻部、咽部的炎性症状。急性喉炎也可伴有气管、支气管、肺等下呼吸道感染症状。

三、诊断

（一）病史

仔细询问病史,患者一般在感冒、劳累或抵抗力下降后,或在上述诱因出现后声音嘶哑,或/和喉部肿痛、咳嗽、喉部分泌物增多,或伴有全身症状,间接喉镜、纤维喉镜或电子喉镜检查可见声带充血、水肿,喉黏膜亦充血肿胀,声带运动好,闭合有隙,急性喉炎的诊断基本成立。

（二）辅助检查

间接喉镜、纤维喉镜或电子喉镜检查可见喉黏膜急性充血、肿胀,特点为双侧对称,呈弥漫性,声带运动正常,闭合有隙。黏膜充血肿胀,通常首先出现在声带,逐渐发展导致室带及声门下黏膜充血肿胀,以声带及杓会厌襞最为显著。早期声带黏膜表面呈淡红色,可见充血的血管纹,逐渐变成暗红色,声带边缘圆钝成梭形。喉部黏膜早期分泌少,继而有黏液分泌物附着于声带表面,因加重声带闭合不全而造成声音嘶哑加重;分泌物咳出后,声音嘶哑可有所减轻。

四、治疗

（一）声带休息

急性喉炎最重要的治疗措施是声带休息,不发声或尽量减少发声次数及发声强度,减少由于发音造成的双侧声带运动、互相摩擦引起的声带水肿。应防止以耳语代替平常的发声,因耳语声造成声门下压力增大而并不能达到声带休息的目的。

（二）一般治疗

保持室内空气流通、湿润,避免寒冷及高热气温刺激;保证充足的睡眠和休息,调整身体状态和增强抵抗力;避免口干舌燥,应多喝水,清淡饮食,常食用蔬菜和水果,避免辛辣刺激性饮食,禁烟、禁酒等。避免过敏性食物及刺激性气体。积极治疗上呼吸道感染及邻近病灶如鼻窦炎、咽炎、气管炎等。

（三）抗病毒及抗生素治疗

对于病毒感染引起的急性喉炎在一般治疗的基础上应用抗病毒药物治疗即可,而继发细菌感染的急性喉炎应予以抗生素类药物口服或注射,及时控制炎症。

（四）糖皮质激素治疗

声带明显充血肿胀者可口服或静脉应用糖皮质激素,迅速消除喉部黏膜水肿,减轻声音嘶哑的程度。对于声门下型喉炎者,吸氧和严密观察呼吸情况,及时静脉应用糖皮质激素,以防呼吸困难的加重。

（五）超声雾化吸入治疗

可用含有类固醇激素的抗生素溶液进行经口雾化吸入治疗，可使雾状药物直接作用于喉部，有利于消炎消肿，稀化喉部分泌物，减轻喉部疼痛感。

（六）对症治疗

对于咳嗽严重者应控制咳嗽引起的声带剧烈震动，应用止咳药物。痰液较多者应用黏液促排剂等。咽喉疼痛可适当应用润喉片及局部喷雾治疗。配合中医中药治疗等。

四、护理

（一）一般护理

认真询问病史，全面评估病情，迅速准确判断病情，明确引起呼吸困难的原因；保持一定温度（18℃～20℃）和湿度（相对湿度70%以上），温度、湿度过高或过低易刺激咳嗽而加重呼吸困难；同时向患儿及家属作好说服劝导工作，以免患儿哭闹，肌肉注射时宜采取抱坐哺乳位，注意头、颈、胸的位置不可扭转或过度前俯后仰。

（二）严密观察病情

小儿喉腔狭小，声门下区黏膜下组织松弛、黏膜淋巴管丰富、喉软骨弱、咳嗽功能差，不易排出分泌物，发炎后易导致喉痉挛和喉阻塞，若不及时发现与诊治可危及生命；首先应进行初步了解评估，同时记录生命体征，病情要点及时报告医生。备好氧气、吸痰器、气管插管物品、气管切开包及多参数心电监护仪、雾化吸入器等；由于小儿的气管软而细，易受挤压而加重呼吸困难。观察患儿有无鼻翼扇动，呼吸困难，发绀及吸气性喉鸣。密切观察患儿的面色、唇色、肤色、意识状态、呼吸频率与节律。当患儿出现缺氧加重、鼻翼煽动、口鼻周围发绀或苍白、指趾端发绀、血氧饱和度下降、出汗、心动过速、烦躁不安、甚至抽搐时，应立即报告医生，迅速实施气管切开及其他解除喉梗阻的紧急措施。

（三）雾化吸入

雾化吸入能够加速喉部炎症及水肿的消退，并能稀释呼吸道分泌物利于咳出。取1%麻黄碱10～20 mL，地塞米松2～5 mg，庆大霉素(2～4)×10^4 U，沐舒坦15 mg，生理盐水20～30 mL加入雾化器中。要调节好雾量，守在患儿床旁，协助患儿吸入。每次吸入时间不超过20 min，以免引起肺泡内水肿。向咽喉部直接喷药可解除喉痉挛并起到局部消炎作用，吸入疗法还可稀释上呼吸道痰液，以防下行感染引起其他并发症。

（四）气管切开的护理

需专人护理，定时吸痰、雾化，保持呼吸道通畅，内管1～2 h取出清洗1次，每日消毒3次，更换套管处敷料1次。注意观察伤口的情况，有无红、肿、热、痛、渗液等感染表现。经完全堵管24～48 h以上，患儿呼吸及排痰功能良好可拔管。

（五）生活护理

尽量使患儿安静休息，减少哭闹，以免加重缺氧，要体贴关心患儿，护理时动作轻柔，态度和蔼，以消除其恐惧心理。当出现烦躁不安时要使用镇静药物，但避免选用有抑制呼吸的药物；做好口腔护理，各种监护、治疗仪器要按时消毒，病室每日紫外线消毒 1 次，减少一切感染机会。

（叶丽丽　王玉芝　张　萍　王丽云）

第六节　手足口病

手足口病（HFMD）是由肠道病毒引起的传染病，引发手足口病的肠道病毒有 20 多种（型），其中以柯萨奇病毒 A16 型（Cox A16）和肠道病毒 71 型（EV 71）最为常见。多发生于 5 岁以下儿童，表现口痛、厌食、低热，手、足、口腔等部位出现小疱疹或小溃疡，多数患儿一周左右自愈，少数患儿可引起心肌炎、肺水肿、无菌性脑膜脑炎等并发症。个别重症患儿病情发展快，导致死亡。目前缺乏有效治疗药物主要对症治疗。

一、病因

有多种肠道病毒可引起手足口病。最常见的是柯萨奇病毒 A16 型及肠道病毒 71 型。其感染途径包括消化道、呼吸道及接触传播。

二、临床表现

手足口病主要发生在 5 岁以下的儿童，潜伏期多为 2～10 d，一般 3～5 d。

(一)普通病例表现

急性起病，发热、口痛、厌食、口腔黏膜出现散在疱疹或溃疡，位于舌、颊黏膜及硬腭等处为多，也可波及软腭、牙龈、扁桃体和咽部。手、足、臀部、臂部、腿部出现斑丘疹，后转为疱疹，疱疹周围可有炎性红晕，疱内液体较少。手足部较多，掌背面均有。皮疹数少则几个，多则几十个。消退后不留痕迹，无色素沉着。部分病例仅表现为皮疹或疱疹性咽峡炎。多在一周内痊愈，预后良好。部分病例皮疹表现不典型，如单一部位或仅表现为斑丘疹。

(二)重症病例表现

少数病例(尤其是小于 3 岁者)病情进展迅速，在发病 1～5 d 出现脑膜炎、脑炎(以脑干脑炎最为凶险)、脑脊髓炎、肺水肿、循环障碍等，极少数病例病情危重，可致死亡，存活病例可留有后遗症。

1. 神经系统表现　并发中枢神经系统疾病时表现：精神差、嗜睡、易惊、头痛、呕吐、谵妄甚至昏迷；肢体抖动，肌阵挛、眼球震颤、共济失调、眼球运动障碍；无力或急性弛缓性麻痹；惊厥。查体可见脑膜刺激征，腱反射减弱或消失，巴氏征阳性。合并有中枢神经系统症状以 2 岁以内患儿多见。

2. 呼吸系统表现　并发肺水肿表现：呼吸浅促、呼吸困难或节律改变，口唇发绀，咳嗽,咳白色、粉红色或血性泡沫样痰液;肺部可闻及湿啰音或痰鸣音。

3.循环系统表现　并发心肌炎表现:面色苍灰、皮肤花纹、四肢发凉,指(趾)发绀;出冷汗;毛细血管再充盈时间延长。心率增快或减慢,脉搏浅速或减弱甚至消失;血压升高或下降。

三、诊断

(一)病史

根据临床症状及体征,在大规模流行时,尤其是口腔、手足部位的典型皮疹分布特点,诊断不困难。

(二)辅助检查

常规检查:末梢血白细胞数减低或正常;尿、便一般无异常。可将咽拭子或粪便标本送至实验室检测病毒,但病毒检测需要2～4周才能出结果。

四、治疗

1.首先隔离患儿,接触者应注意消毒隔离,避免交叉感染。

2.对症治疗,做好口腔护理。口腔内疱疹及溃疡严重者,用康复新液含漱或涂患处,也可将思密达调成糊状于饭后用棉签敷在溃疡面上。

3.衣服、被褥要清洁,衣着要舒适、柔软,经常更换。

4.剪短宝宝的指甲,必要时包裹宝宝双手,防止抓破皮疹。

5.手足部皮疹初期可涂炉甘石洗剂,待有疱疹形成或疱疹破溃时可涂0.5%碘伏。

6.臀部有皮疹的宝宝,应随时清理其大小便,保持臀部清洁干燥。

7.可服用抗病毒药物及清热解毒中草药,补充维生素B、C等。

五、护理

(一)口腔的护理

定时让患儿用温水冲漱口腔,多喝水,对口腔有溃疡的患儿给蒙脱石散或西瓜霜喷剂外涂。口腔溃疡严重的患儿可用2%双氧水清洁口腔。

(二)饮食的护理

进食前用生理盐水冲漱口腔,给予清淡的流质或半流质饮食,如牛奶、鸡蛋汤、粥等。少吃零食,禁食冰冷、辛辣等刺激性食物,以免引起疼痛而拒食。对拒食的患儿要鼓励其多喝水,或喝平时爱喝的饮料,同时要补足液体量,防止脱水。

(三)皮肤的护理

患儿手、足、臀部均有不同程度的疱疹,疱疹易受压、破溃而导致细菌感染,这也是传播病毒的一种途径。因此要保持皮肤清洁,穿宽松、柔软的衣服,穿软底鞋,少走动,勤剪指甲,嘱患儿不要抓挠皮肤和水疱。臀部有皮疹的宝宝,应随时清理他的大小便,保持臀部清洁干燥。皮肤有水疱的患儿,可用炉甘石洗剂外涂止痒;疱疹破溃多的患儿,可用

1/1 000的高锰酸钾液浸泡或湿敷,待干后涂炉甘石洗剂。待有疱疹形成或疱疹破溃时可涂0.5%碘伏。注意保持皮肤清洁,防止感染。

(四)监测生命体征

监测生命体征和神志的变化,警惕严重并发症的发生。出现下列情况应及时报告医生并配合抢救:

1.患儿出现呼吸浅快,可能是肺水肿早期征象。

2.心率增快,脉搏浅速,尤其心率与升高的体温不成比例时,患儿可能发生了心力衰竭或并发心肌炎。

3.HFMD危重病例80%有血压升高,这可能与交感神经异常兴奋有关。血压升高预示病情危重。

4.出现精神萎靡或嗜睡等神经系统症状,提示可能并发了中毒性脑病。

(五)高热时的护理

对体温升高者,要给多喝水,洗温水浴,必要时服用退烧药。对有低热的患儿,晚上睡前洗温水浴可刺激皮肤使血管扩张,易于散热,防止夜间体温过高。对持续高热的患儿要补足液体量,给喝一些淡盐凉开水。体温在37.5℃～38.5℃之间的患儿,给予散热、多喝温水、洗温水浴等物理降温。

(张　萍　黄俊蕾　王玉芝　叶丽丽)

第七章　呼吸系统常见疾病

第一节　急性上呼吸道感染

一、病因

急性上呼吸道感染有 70%～80% 由病毒引起。包括鼻病毒、冠状病毒、腺病毒、流感和副流感病毒、呼吸道合胞病毒、柯萨奇病毒等。另有 20%～30% 的上呼吸道感染由细菌引起。细菌感染可直接感染或继发于病毒感染之后,以溶血性链球菌为最常见,其次为流感嗜血杆菌、肺炎球菌、葡萄球菌等,偶为革兰阴性细菌。

各种导致全身或呼吸道局部防御功能降低的原因,如受凉、淋雨、气候突变、过度疲劳等可使原已存在于上呼吸道的或从外界侵入的病毒或细菌迅速繁殖,从而诱发本病。老幼体弱、免疫功能低下或患有慢性呼吸道疾病的患者易感。

二、临床表现

根据病因和病变范围的不同,临床表现可有不同的类型。

(一)普通感冒

俗称"伤风",又称急性鼻炎或上呼吸道感染,多由鼻病毒引起,其次为冠状病毒、副流感病毒、呼吸道合胞病毒、柯萨奇病毒等引起。

起病较急,潜伏期 1～3 d 不等,随病毒而异,肠病毒较短,腺病毒、呼吸道合胞病毒等较长。主要表现为鼻部症状,如打喷嚏、鼻塞、流清水样鼻涕,也可表现为咳嗽、咽干、咽痒或灼热感,甚至鼻后滴漏感。发病同时或数小时后可有喷嚏、鼻塞、流清水样鼻涕等症状。2～3 d 后鼻涕变稠,常伴咽痛、流泪、味觉减退、呼吸不畅、声嘶等。一般无发热及全身症状,或仅有低热、不适、轻度畏寒、头痛。体检可见鼻腔黏膜充血、水肿、有分泌物,咽部轻度充血。

并发咽鼓管炎时可有听力减退等症状。脓性痰或严重的下呼吸道症状提示合并鼻病毒以外的病毒感染或继发细菌性感染。如无并发症,5～7 d 可痊愈。

(二)急性病毒性咽炎或喉炎

1.急性病毒性咽炎。多由鼻病毒、腺病毒、流感病毒、副流感病毒以及肠道病毒、呼吸道合胞病毒等引起。临床特征为咽部发痒或灼热感,咳嗽少见,咽痛不明显。当吞咽疼痛时,常提示有链球菌感染。流感病毒和腺病毒感染时可有发热和乏力。腺病毒咽炎可伴有眼结合膜炎。体检咽部明显充血水肿,颌下淋巴结肿大且触痛。

2.急性病毒性喉炎。多由鼻病毒、甲型流感病毒、副流感病毒及腺病毒等引起。临床特征为声嘶、讲话困难、咳嗽时疼痛,常有发热、咽痛或咳嗽。体检可见喉部水肿、充血,局部淋巴结轻度肿大和触痛,可闻及喉部的喘鸣音。

(三)急性疱疹性咽峡炎

常由柯萨奇病毒 A 引起,表现为明显咽痛、发热,病程约 1 周,多于夏季发作,儿童多见,偶见于成年人。体检可见咽充血,软腭、悬雍垂、咽及扁桃体表面有灰白色疱疹及浅表溃疡,周围有红晕,以后形成疱疹。

(四)咽结膜热

主要由腺病毒、柯萨奇病毒等引起。临床表现有发热、咽痛、畏光、流泪,体检可见咽及结合膜明显充血。病程 4~6 d,常发生于夏季,儿童多见,游泳者易于传播。

(五)细菌性咽—扁桃体炎

多由溶血性链球菌,其次为流感嗜血杆菌、肺炎球菌、葡萄球菌等引起。起病急、明显咽痛、畏寒、发热(体温可达 39℃以上)。体检可见咽部明显充血,扁桃体肿大、充血,表面有黄色脓性分泌物,颌下淋巴结肿大、压痛,肺部无异常体征。

三、诊断

1.血常规。病毒性感染时,白细胞计数多正常或偏低,淋巴细胞比例升高;细菌感染时,白细胞计数常增多,有中性粒细胞增多或核左移现象。

2.病原学检查。因病毒类型繁多且明确类型对治疗无明显帮助,一般无需明确病原学检查。必要时可用免疫荧光法、酶联免疫吸附法、病毒分离鉴定、病毒血清学检查等确定病毒类型。细菌培养可判断细菌类型并做药物敏感试验以指导临床用药。

3.根据病史、流行病学、鼻咽部的症状体征,结合周围血象和胸部影像学检查可作出临床诊断,一般无需病因诊断。特殊情况下可行细菌培养或病毒分离,或病毒血清学检查等确定病原体。

四、治疗

(一)对症治疗

1.休息。病情较重或年老体弱者应卧床休息,忌烟,多饮水,室内保持空气流通。

2.解热镇痛。若有发热、头痛、肌肉酸痛等症状者,可选用解热镇痛药,如复方阿司匹林、对乙酰氨基酚、吲哚美辛(消炎痛)、去痛片、布洛芬等。咽痛可用各种喉片如溶菌酶片、健民咽喉片,或中药六神丸等口服。

3.减充血剂。鼻塞,鼻黏膜充血水肿时,可使用盐酸伪麻黄碱,也可用 1% 麻黄碱滴鼻。

4.抗组胺药。感冒时常有鼻黏膜敏感性增高,频繁打喷嚏、流鼻涕,可选用马来酸氯苯那敏或苯海拉明等抗组胺药。

5.镇咳剂。对于咳嗽症状较明显者,可给予右美沙芬、喷托维林等镇咳药。

（二）病因治疗

1.抗菌药物治疗。单纯病毒感染无需使用抗菌药物,有白细胞计数升高、咽部脓苔、咳黄痰等细菌感染证据时,可酌情使用青霉素、第一代头孢菌素、大环内酯类或喹诺酮类。极少需要根据病原菌选用敏感的抗菌药物。

2.抗病毒药物治疗。目前尚无特效抗病毒药物,而且滥用抗病毒药物可造成流感病毒耐药现象。因此,如无发热,免疫功能正常,发病超过两天的患者一般无需应用。免疫缺陷患者可早期常规使用。广谱抗病毒药物利巴韦林和奥司他韦对流感病毒、副流感病毒和呼吸道合胞病毒等有较强的抑制作用,可缩短病程。

（三）中医中药治疗

具有清热解毒和抗病毒作用的中药亦可选用,有助于改善症状,缩短病程。小柴胡冲剂、板蓝根冲剂应用较为广泛。

五、护理

1.避免诱因。避免受凉、淋雨、过度疲劳;避免与感冒患者接触,避免脏手接触口、眼、鼻。年老体弱易感者更应注意防护,上呼吸道感染流行时应戴口罩,避免在人多的公共场合出入。

2.增强体质。坚持适度有规律的户外运动,提高机体免疫力与耐寒能力是预防本病的主要方法。

3.免疫调节药物和疫苗。对于经常、反复发生本病以及老年免疫力低下的患者,可酌情应用免疫增强剂。目前除流感病毒外,尚没有针对其他病毒的疫苗。

（黄俊蕾　叶丽丽　王玉芝　逄晓燕）

第二节　慢性阻塞性肺气肿

一、病因

肺气肿的病因及发病机理至今尚未完全阐明。一般认为是多种因素形成的,如感染、吸烟、空气污染、职业性粉尘和有害气体等。长期吸入过敏因素皆可引起阻塞性肺气肿。慢性支气管炎使支气管失去正常的支架作用,吸气时支气管舒张,气体尚能进入肺泡,但呼气时支气管过度缩小、陷闭,阻碍气体排出,肺泡内积聚多量气体,使肺泡明显膨胀和压力升高。持续肺泡过度膨胀,内压骤升可发生肺泡破裂。多个肺泡破裂融合成肺大泡使肺泡壁毛细血管受压,血液供应减少,肺组织营养障碍,炎症引起肺泡壁弹性减退,最后形成阻塞性肺气肿。

目前还认为肺气肿的发生与遗传因素有关。正常人血清中 a_1-抗胰蛋白酶的效价可随炎症加剧而相应增加,以保护肺组织不致受过多的蛋白分解酶破坏,缺乏 a_1-抗胰蛋白酶的人,当肺部有炎症时,中性粒细胞和巨噬细胞的蛋白分解酶可损害肺组织而发生肺气肿。

二、临床表现

1. 症状。

(1)咳嗽、咳痰:慢性支气管炎并发肺气肿时,咳嗽频繁,咳痰多,甚至常年不断。若伴发感染时可为黏液脓性痰或脓痰。咳嗽剧烈时痰中可带血。

(2)呼吸困难,病情迁延时,在咳嗽咳痰的基础上出现了逐渐加重的呼吸困难。最初仅在劳动上楼或登山时有气促,随着病变发展,在平地活动时,甚至在静息时也感觉气短。当慢性支气管炎急性发作时,支气管分泌物增多,加重通气功能障碍,使胸闷气短加重,严重时可出现呼吸衰竭。

2. 体征。肺气肿早期体征不明显。随着病情的发展桶状胸,胸廓前后径增大,肋间隙增宽,呼吸后期呼吸活动减弱,触诊语颤减弱或消失;叩诊呈过清音,心浊音界缩小,或不易叩出肺下界,肝浊音界下降;听诊心音遥远,呼吸音普遍减弱,呼气延长。感染时肺部可有湿性罗音,缺氧明显时出现紫绀。

3. 检查。

(1)呼吸功能检查:呼吸功能测定对于诊断肺气肿有决定性的意义。残气量增加,占肺总量的百分比增大,超过 40%;最大通气量低于预计值的 80%;第一秒时间肺活量常低于 60%;肺内气体分布不均匀,肺泡氮浓度常高于 2.5%。

(2)X 线检查:胸部扩张,肋间隙增宽,肋骨平行,活动减弱,膈肌下降且变平;两肺野的透亮度增加,有时可见局限性透亮度增高,表现为局限性肺气肿或肺大泡;肺血管纹理外带纤细、稀疏和垂直,而内带的血管纹理可增粗和紊乱。心脏常呈垂直位,心影狭长。

(3)血液气体分析:如出现缺氧及二氧化碳潴留时,动脉血氧分压(PaO_2)降低,二氧化碳分压($PaCO_2$)升高,严重时可出现呼吸性酸中毒,pH 值降低。

三、诊断

根据慢性支气管炎的病史及肺气肿临床表现和 X 线表现,可作出临床诊断,呼吸功能等的测验可确定诊断。

四、治疗

(1)药物治疗。①抗菌药物的应用:应注意各种药物用法、用量、用药时间、速度、稀释方法,使药物在血液中始终保持足够的浓度。②有严重肺功能不全、精神不安者,镇静药要慎用,因能抑制呼吸,促使肺性脑病的发生,必要时可用少量镇静剂,如水合氯醛,但禁用吗啡、可待因等。

(2)对症治疗。①排痰化痰。鼓励患者咳嗽,并帮助变换体位,轻拍后背以利排痰,痰干结者给糜蛋白酶雾化吸入稀释痰液或给超声雾化和氧压雾化吸入化痰药。也可用药物口服祛痰。②解痉平喘。有喘息症状给予氨茶碱类制剂平喘。

五、护理

1.一般护理。室内保持空气新鲜流通,冬季有保暖设备,避免患者受凉感冒以免加重病情。注意卧床休息,心脏病患者有呼吸衰竭者更应卧床休息。给予营养丰富易消化吸收的普通饮食,病情重者给半流质饮食,有心衰和水肿者给予低盐饮食。避免吸入有害煤烟粉尘和有刺激性气体,有吸烟嗜好者劝其戒烟。明显缺氧患者给予吸氧,有二氧化碳潴留者采用鼻导管低流量持续给氧,浓度 25%～30%,流量 1.5～2 L/min。

2.呼吸运动锻炼。肺气肿时膈肌下降,运动幅度减弱,肺组织弹性减退,使呼吸浅而频速,为了改善肺功能可做腹式呼吸锻炼。方法:取立位(体弱者可取坐位或仰卧位),一手放于腹部,一手放于胸前,吸气时尽力挺腹,胸部不动。呼气时腹部内陷,尽量将气呼出,吸与呼时间之比为 1∶2 或 1∶3。用鼻吸气,用口呼气,要求缓呼深吸,不可用力,每分钟呼吸速度保持在 7～8 次,可减少能量消耗。每日 2 次,每次 10～20 min,亦可用气功疗法,太极拳运动锻炼。

(王丽云　逄晓燕　李　娜　李　蕾)

第三节　慢性肺源性心脏病

一、病因

老年肺心病的病因可分为 4 类。

1.慢性支气管、肺部疾病最常见。慢性阻塞性肺病(COPD)是我国肺心病最主要的病因。其他如支气管哮喘、重症肺结核、支气管扩张、尘肺、间质性肺疾病等,晚期也可继发慢性肺心病。

2.严重的胸廓畸形,如严重的脊椎后、侧凸,脊椎结核,胸廓成形术,严重的胸膜肥厚。

3.肺血管病变,如肺栓塞,特发性肺动脉高压等。

4.其他神经肌肉疾病,如脊髓灰质炎、肌营养不良和肥胖伴肺通气不足,睡眠呼吸障碍等。

二、临床表现

本病为长期慢性经过,逐步出现肺、心功能衰竭以及其他器官损害的征象。按其功能的代偿期与失代偿期进行分述。

1.肺、心功能代偿期(包括缓解期)。本期主要临床表现为慢性阻塞性肺气肿。表现为咳嗽、咳痰、喘息、活动后感心悸、气短、乏力和劳动耐力下降。体检有明显肺气肿体征,由于胸膜腔内压升高,阻碍腔静脉回流,可见颈静脉充盈,桶状胸,呼吸运动减弱,语音震颤减弱,呼吸音减低,呼气延长,肺底听到哮鸣音及湿罗音,心浊音界缩小,心音遥远,肝浊音界下降,肝大伴压痛,肝颈静脉反流阳性,水肿和腹腔积液等,常见下肢水肿,午后明显,次晨消失。肺动脉瓣区可有第二心音亢进,提示肺动脉高压。三尖瓣区出现收缩期杂音或剑突下示心脏搏动,提示有右心室肥大。膈下降,使肝上界及下缘明显地下移,应与右心衰竭的肝淤血征相鉴别。

2.肺、心功能失代偿期(包括急性加重期)。本期临床表现主要以呼吸衰竭为主,或有心力衰竭。

(1)呼吸衰竭。常见诱因为急性呼吸道感染,多为通气障碍型呼吸衰竭(Ⅱ型呼吸衰竭),低氧血症与高碳酸血症同时存在。低氧血症表现为胸闷、心慌、气短、头痛、乏力及腹胀等。当动脉血氧饱和度低于90%时,出现明显发绀。缺氧严重者出现躁动不安、昏迷或抽搐,此时忌用镇静或催眠药,以免加重二氧化碳潴留,发生肺性脑病。高碳酸血症表现为皮肤温湿多汗、浅表静脉扩张、洪脉、球结膜充血水肿、瞳孔缩小,甚至眼球突出、两手扑翼样震颤、头昏、头痛、嗜睡及昏迷。这是因二氧化碳潴留引起血管扩张、毛细血管通透性增加的结果。当严重呼吸衰竭伴有精神神经障碍,排除其他原因引起者称为肺性脑病。

(2)心力衰竭。肺心病在功能代偿期只有肺动脉高压及右室肥厚等征象,而无心力衰竭表现。失代偿期出现右心衰竭、心慌、气短、颈静脉怒张、肝大、下肢水肿,甚至全身水肿及腹腔积液,少数患者还可伴有左心衰竭,也可出现心律失常。

三、诊断

根据病史、临床表现、有关检查,证实有肺动脉高压或右心室肥厚增大,失代偿以呼吸衰竭和右心衰竭为主,可作出临床诊断。

1.动脉血气分析。肺心病肺功能代偿期可出现低氧血症或合并高碳酸血症。当 $PaO_2 < 8$ kPa(60 mmHg)、$PaCO_2 > 6.66$ kPa(50 mmHg),多见于慢性阻塞性肺病所致肺心病。

2.血液检查。缺氧的肺心病患者,红细胞及血红蛋白可升高,血细胞比容高达50%以上。合并感染时,白细胞总数增高,中性粒细胞增加,出现核左移现象。血清学检查可有肾功能或肝功能改变,也可出现高钾、低钠、低氯、低钙、低镁等改变。

3.其他。肺功能检查对早期或缓解期肺心病有意义。痰细菌学检查对急性加重期肺心病可以指导抗菌药物的选用。

4.X线检查。除肺、胸基础疾病及急性肺部感染的特征外,尚可有肺动脉高压征:①右下肺动脉干扩张,其横径≥15 mm;其横径与气管横径之比值≥1.07。②肺动脉段突出或其高度≥3 mm。③中心肺动脉扩张和外周分支纤细,两者形成鲜明对比。④圆锥部显著凸出(右前斜位45°)或"锥高"≥7 mm。⑤右心室肥大征。以上5项标准,具有1项即可诊断肺心病。

5.心电图检查。为右心房、室肥大的改变,如电轴右偏,额面平均电轴≥90°,重度顺钟向转位(V5∶R/S≤1)，$R_{v1}+S_{v5}$≥1.05 mV，aVR 呈 QR 型及肺型 P 波。也可见右束支传导阻滞及低电压图形，可作为诊断肺心病的参考条件。在 V1，V2 甚至延至 V3，出现酷似陈旧性心肌梗死图形的 QS 波。

6.心电向量图检查。表现为右心房、右心室肥大的图形。随右心室肥大的程度加重，QRS 方位由正常的左下前或后逐渐演变为向右、再向下、最后转向右前，但终末部仍在右后。QRS 环自逆钟向运行或"8"字形发展至重度时之顺钟向运行。P 环多狭窄，左侧与前额面 P 环振幅增大，最大向量向前下、左或右。右心房肥大越明显，则 P 环向量越向右。

7.超声心动图检查。测定右心室流出道内径(≥30 mm)，右心室内径(≥20 mm)，右心室前壁的厚度(≥5 mm)，左、右心室内径的比值(<2.0)，右肺动脉内径或肺动脉干及右心房肥大等指标，以诊断肺心病。

四、治疗

除治疗肺胸基础疾病，改善肺心功能外，还须维护各系统器官的功能，采取措施予以救治。控制感染，通畅呼吸道，改善呼吸功能，纠正缺氧和二氧化碳潴留，纠正呼吸和心力衰竭。

1.积极控制肺部感染。肺部感染是肺心病急性加重常见的原因，控制肺部感染才能使病情好转。在应用抗生素之前做痰培养及药物敏感实验，找到感染病原菌作为选用抗生素的依据。在结果出来前，根据感染环境及痰涂片革兰染色选用抗菌药物。院外感染以革兰阳性菌占多数，院内感染则以革兰阴性菌为主。或选用二者兼顾的抗菌药物。选用广谱抗菌药时必须注意可能继发的真菌感染。培养结果出来后，根据病原微生物的种类，选用针对性强的抗生素。以 10~14 d 为一疗程，但主要是根据患者情况而定。

2.通畅呼吸道。为改善通气功能，应清除口咽部分泌物，防止胃内容物反流至气管，经常变换体位，鼓励用力咳嗽以利排痰。久病体弱、无力咳痰者，咳嗽时用手轻拍患者背部协助排痰。如通气严重不足、神志不清、咳嗽反射迟钝且痰多、黏稠、阻塞呼吸道者，应建立人工气道，定期吸痰。湿化气道及痰液，可用黏液溶解剂和祛痰剂。同时应用扩张支气管改善通气的药物。

(1)支气管舒张药:①选择性 β_2-受体兴奋药；②茶碱类药物。

(2)消除气道非特异性炎症:常用泼尼松，吸入药物有倍氯米松(必可酮)。皮质激素类药物的剂量因人而异，不宜过大，以免引起不良后果。

3.纠正缺氧和二氧化碳潴留。

(1)氧疗。缺氧不伴二氧化碳潴留(Ⅰ型呼衰)的氧疗应给予高流量吸氧(35%)，使 PaO_2 提高到 8 kPa(60 mmHg)或 SaO_2 达 90%以上。吸高浓度氧时间不宜过长，以免发生氧中毒。缺氧伴二氧化碳潴留(Ⅱ型呼衰)的氧疗应予以低流量持续吸氧。氧疗可采用双腔鼻管、鼻导管或面罩进行吸氧，以 1~2 L/min 的氧流量吸入。

(2)呼吸兴奋药。呼吸兴奋药包括尼可刹米(可拉明)、洛贝林、多沙普仑、都可喜等。嗜睡的患者可先静脉缓慢推注。密切观察患者的睫毛反应、意识状态、呼吸频率、动脉血气的变化，以便调节剂量。

（3）机械通气。严重呼衰患者，应及早进行机械通气。

4.纠正酸碱失衡和电解质紊乱。肺心病急性加重期容易出现酸碱失衡和电解质紊乱，常见呼吸性酸中毒、呼吸性酸中毒合并代谢性酸中毒或代谢性碱中毒。呼吸性酸中毒的治疗，在于改善通气；呼吸性酸中毒合并代谢性酸中毒时，pH 明显降低，当 pH 等于 7.2 时，治疗上除注意改善通气外，还应根据情况静滴碳酸氢钠溶液，边治疗边观察；呼吸性酸中毒合并代谢性碱中毒时，大多与低血钾、低血氯有关，应注意补充氯化钾。危重患者可能出现三重性酸碱失衡。电解质紊乱应连续监测，针对性治疗。除对钾、钠、氯、钙及镁等电解质监测外，还重视低磷血症问题。

5.降低肺动脉压。氧疗是治疗肺动脉高压的措施之一。肺动脉高压靶向药物治疗应根据肺动脉高压类型而定。

6.控制心力衰竭。肺心病心力衰竭的治疗与其他心脏病心力衰竭的治疗有其不同之处，因为肺心病患者通常在积极控制感染、改善呼吸功能后心力衰竭便能得到改善。但对治疗后无效或较重患者，可适当选用利尿、正性肌力药。

（1）利尿药。消除水肿，减少血容量和减轻右心负荷。应用原则是少量顿服法应用。

（2）正性肌力药。用药前纠正缺氧，防治低钾血症，以免发生洋地黄药物毒性反应。应用指证是：①感染得到控制，低氧血症已纠正，使用利尿药不能得到良好的疗效而反复水肿的心力衰竭者；②无明显感染的以右心衰竭为主要表现者；③出现急性左心衰竭者；④合并室上性快速性心律失常，如室上性心动过速、心房颤动伴快速心室率者。

7.脑水肿。肺心病因严重低氧血症和高碳酸血症常合并肺性脑病，临床上出现神经精神症状和颅内高压、脑水肿等表现。应尽快降低颅内压，减轻脑水肿，并控制其神经精神症状。①脱水药。选用 20% 甘露醇快速静脉滴注，1~2 次/天。用药期密切注意血电解质改变。②皮质激素。必须与有效抗生素及保护胃黏膜药物，如枸橼酸铋钾（得乐）、复方铝酸铋（胃必治）等配合使用，以免发生呼吸道感染恶化和诱发上消化道出血。大多采用地塞米松、氨茶碱及尼可刹米加于 5% 葡萄糖液中静脉滴注，视病情轻重，每天给予 1~3 剂，待肺性脑病症状缓解，脑水肿减轻后，可减量而至停用。

五、护理

严密观察病情变化，宜加强心肺功能的监护。翻身、拍背排除呼吸道分泌物是改善通气功能一项有效措施。

（陈云荣　贾继清　王丽云　赵丽丽）

第四节　支气管扩张

一、病因

1.感染。感染是引起支气管扩张的最常见原因。肺结核、百日咳、腺病毒肺炎可继发支气管扩张。曲霉菌和支原体以及可以引起慢性坏死性支气管肺炎的病原体也可继发支气管扩张。

2.先天性和遗传性疾病。引起支气管扩张最常见的遗传性疾病是囊性纤维化。另外，可能是由于结缔组织发育较弱，马方综合征也可引起支气管扩张。

3.纤毛异常。纤毛结构和功能异常是支气管扩张的重要原因。Kartagener 综合征表现为三联征，即内脏转位、鼻窦炎和支气管扩张。

4.免疫缺陷。一种或多种免疫球蛋白的缺陷可引起支气管扩张，一个或多个 IgG 亚类缺乏通常伴有反复呼吸道感染，可造成支气管扩张。IgA 缺陷不常伴有支气管扩张，但它可与 IgG2 亚类缺陷共存，引起肺部反复化脓感染和支气管扩张。

5.异物吸入。异物在气道内长期存在可导致慢性阻塞和炎症，继发支气管扩张。

二、临床表现

支气管扩张病程多呈慢性经过，可发生于任何年龄。幼年患有麻疹、百日咳或流感后肺炎病史，或有肺结核、支气管内膜结核、肺纤维化等病史。典型症状为慢性咳嗽、咳大量脓痰和反复咯血。咳痰在晨起、傍晚和就寝时最多，每天可达 100～400 mL。咳痰通畅时患者自感轻松；痰液引流不畅，则感胸闷、全身症状亦明显加重。痰液多呈黄绿色脓样，合并厌氧菌感染时可臭味，收集全日痰静置于玻璃瓶中，数小时后可分为 3 层：上层为泡沫，中层为黄绿色混浊脓液，下层为坏死组织沉淀物。90％患者常有咯血，程度不等。有些患者，咯血可能是其首发和唯一的主诉，临床上称为"干性支气管扩张"，常见于结核性支气管扩张，病变多在上叶支气管。若反复继发感染，患者时有发热、盗汗、乏力、食欲减退、消瘦等。当支气管扩张并发代偿性或阻塞性肺气肿时，患者可有呼吸困难、气急或发绀，晚期可出现肺心病及心肺功能衰竭的表现。

三、诊断

1.幼年有诱发支气管扩张的呼吸道感染史，如麻疹、百日咳或流感后肺炎病史，或肺结核病史等。

2.出现长期慢性咳嗽、咳脓痰或反复咯血症状。

3.体检肺部听诊有固定性、持久不变的湿罗音，杵状指（趾）。

4.X 线检查示肺纹理增多、增粗，排列紊乱，其中可见到卷发状阴影，并发感染出现小液平，CT 典型表现为"轨道征"或"戒指征"或"葡萄征"。确诊有赖于胸部 HRCT。怀疑先天因素应作相关检查，如血清 Ig 浓度测定、血清 γ-球蛋白测定、胰腺功能检查、鼻或支气管黏膜活检等。

四、治疗

1.清除过多的分泌物。依病变区域不同进行体位引流，并配合雾化吸入。有条件的医院可通过纤维支气管镜行局部灌洗。

2.抗感染。支气管扩张患者感染的病原菌多为革兰阴性杆菌，常见流感嗜血杆菌、肺炎克雷伯杆菌、铜绿假单胞菌等,可针对这些病原菌选用抗生素,应尽量做痰液细菌培养和药敏实验,以指导治疗。伴有基础疾病(如纤毛不动症)者,可根据病情,长期使用抗生素治疗。

3. 提高免疫力。低丙球蛋白血症、IgG 亚类缺乏者,可用丙种球蛋白治疗。

4. 手术治疗。病变部位肺不张长期不愈;病变部位不超过一叶或一侧者;反复感染药物治疗不易控制者,可考虑手术治疗。

五、护理

1. 一旦发病应卧床休息,大量咯血者应绝对卧床。

2. 居室内保持一定的温、湿度,亲属及他人不在其卧室内吸烟,定时通风,以保持居住环境的空气新鲜。

3. 让患者多进含铁饮食,以利于纠正贫血;服用维生素 A、C、E 等,提高支气管黏膜的抗病能力。

4. 选用适当的抗生素控制感染,及时给予雾化吸入,利于排痰和控制炎症。

5. 严密观察痰液的性状、色泽、气味和量并详细记录,供复诊时医生参考。

6. 正确使用体位引流,使痰液借重力顺体位引流由支气管咳出。体位引流每日 2~3 次,每次 15~20 min。

(陈云荣　贾继清　王丽云　赵丽丽)

第五节　支气管哮喘

一、病因

哮喘发病的危险因素包括宿主因素(遗传因素)和环境因素两个方面。遗传因素在很多患者身上都可以体现出来,比如绝大多数患者的亲人(有血缘关系,近三代人)当中,都可以追溯到有哮喘(反复咳嗽、喘息)或其他过敏性疾病(过敏性鼻炎、特应性皮炎)病史。大多数哮喘患者属于过敏体质,本身可能伴有过敏性鼻炎和/或特应性皮炎,或者对常见的经空气传播的变应原(螨虫、花粉、宠物、霉菌等),某些食物(坚果、牛奶、花生、海鲜类等),药物过敏等。

二、临床表现

哮喘患者的常见症状是发作性的喘息、气急、胸闷或咳嗽等症状,少数患者还可能以胸痛为主要表现。这些症状经常在患者接触烟雾、香水、油漆、灰尘、宠物、花粉等刺激性气体或变应原之后发作,夜间和/或清晨症状也容易发生或加剧。很多患者在哮喘发作时自己可闻及喘鸣音。症状通常是发作性的,多数患者可自行缓解或经治疗缓解。

三、诊断

1. 反复发作喘息、气急、胸闷或咳嗽，多与接触变应原、冷空气、物理、化学性刺激以及病毒性上呼吸道感染、运动等有关。

2. 发作时在双肺可闻及散在或弥漫性、以呼气相为主的哮鸣音，呼气相延长。

3. 上述症状和体征可经治疗缓解或自行缓解。

4. 除外其他疾病所引起的喘息、气急、胸闷和咳嗽。

5. 临床表现不典型者（如无明显喘息或体征），应至少具备以下 1 项肺功能试验阳性：①支气管激发试验或运动激发试验阳性；②支气管舒张试验阳性 FEV1 增加≥12%，且 FEV1 增加绝对值≥200 mL；③呼气流量峰值（PEF）日内（或 2 周）变异率≥20%。

符合 1～4 条或 4、5 条者，可以诊断为哮喘。

四、治疗

治疗哮喘的药物可以分为控制药物和缓解药物。

控制药物：是指需要长期每天使用的药物。这些药物主要通过抗炎作用使哮喘维持临床控制，其中包括吸入糖皮质激素（简称激素）、全身用激素、白三烯调节剂、长效 β_2-受体激动剂（长效 β_2-受体激动剂须与吸入激素联合应用）、缓释茶碱、抗 IgE 抗体及其他有助于减少全身激素剂量的药物等。

缓解药物：是指按需使用的药物。这些药物通过迅速解除支气管痉挛从而缓解哮喘症状，其中包括速效吸入 β_2-受体激动剂、全身用激素、吸入性抗胆碱能药物、短效茶碱及短效口服 β_2-受体激动剂等。

1. 激素。激素是最有效的控制气道炎症的药物。给药途径包括吸入、口服和静脉应用等，吸入为首选途径。

（1）吸入给药。吸入激素的局部抗炎作用强；通过吸气过程给药，药物直接作用于呼吸道，所需剂量较小。通过消化道和呼吸道进入血液的药物大部分被肝脏灭活，因此全身性不良反应较少。

吸入激素在口咽部局部的不良反应包括声音嘶哑、咽部不适和念珠菌感染。吸药后及时用清水含漱口咽部，选用干粉吸入剂或加用储雾器可减少上述不良反应。目前有证据表明成人哮喘患者每天吸入低至中剂量激素，不会出现明显的全身不良反应。长期高剂量吸入激素后可能出现的全身不良反应包括皮肤瘀斑、肾上腺功能抑制和骨密度降低等。

（2）溶液给药。布地奈德溶液经以压缩空气为动力的射流装置雾化吸入，对患者吸气配合的要求不高，起效较快，适用于轻中度哮喘急性发作时的治疗。

（3）口服给药。适用于中度哮喘发作、慢性持续哮喘、吸入大剂量吸入激素联合治疗无效的患者和作为静脉应用激素治疗后的序贯治疗。一般使用半衰期较短的激素（如泼尼松、泼尼松龙或甲泼尼龙等）。对于激素依赖型哮喘，可采用每天或隔天清晨顿服给药的方式，以减少外源性激素对下丘脑—垂体—肾上腺轴的抑制作用。泼尼松的维持剂量最好每天≤10 mg。长期口服激素可以引起骨质疏松症、高血压、糖尿病、下丘脑—垂体—肾上腺轴的抑制、肥胖症、白内障、青光眼、皮肤菲薄导致皮纹和瘀斑、肌无力。对于伴有结核病、寄生虫感染、骨质疏松、青光眼、糖尿病、严重忧郁或消化性溃疡的哮喘患者,全身给予激素治疗时应慎重并应密切随访。长期甚至短期全身使用激素的哮喘患者可感染致命的疱疹病毒应引起重视,尽量避免这些患者暴露于疱疹病毒是必要的。尽管全身使用激素不是一种经常使用的缓解哮喘症状的方法,但是对于严重的急性哮喘是需要的,因为它可以预防哮喘的恶化、减少因哮喘而急诊或住院的机会、预防早期复发、降低病死率。推荐剂量:泼尼松龙 30～50 mg/d,5～10 d。具体使用要根据病情的严重程度,当症状缓解或其肺功能已经达到个人最佳值,可以考虑停药或减量。

(4)静脉给药。严重急性哮喘发作时,应经静脉及时给予琥珀酸氢化可的松(400～1 000 mg/d)或甲泼尼龙(80～160 mg/d)。无激素依赖倾向者,可在短期(3～5 d)内停药;有激素依赖倾向者应延长给药时间,控制哮喘症状后改为口服给药,并逐步减少激素用量。

2.β_2-受体激动剂。可通过舒张气道平滑肌、降低微血管的通透性、增加气道上皮纤毛的摆动等,缓解哮喘症状。

(1)短效 β_2-受体激动剂:常用的药物如沙丁胺醇和特布他林等。

吸入给药:通常在数分钟内起效,疗效可维持数小时,是缓解轻至中度急性哮喘症状的首选药物,也可用于运动性哮喘。沙丁胺醇:哮喘发作时每次吸入 100～200 μg 或特布他林 250～500 μg,必要时每 20 min 重复 1 次。这类药物应按需间歇使用,不宜长期、单一使用,也不宜过量应用,否则可引起骨骼肌震颤、低血钾、心律紊乱等不良反应。使用量过多说明疾病急性发作,或日常控制治疗方案强度不够,需要加强。压力型定量手控气雾剂和干粉吸入装置吸入短效 β_2-受体激动剂不适用于重度哮喘发作,其溶液(如沙丁胺醇、特布他林)经雾化泵吸入适用于轻至重度哮喘发作。口服给药:若没有吸入剂型的短效 β_2-受体激动剂,可短期内使用口服剂型替代,如沙丁胺醇、特布他林、丙卡特罗片等,通常在服药后 15～30 分钟起效,疗效维持 4～6 h。如沙丁胺醇 2～4 mg,特布他林 1.25～2.5 mg,每天 3 次;丙卡特罗 25～50 μg,每天 2 次。使用虽较方便,但心悸、骨骼肌震颤等不良反应比吸入给药时明显。缓释剂型和控释剂型的平喘作用维持时间可达 8～12 h,特布他林的前体药班布特罗的作用可维持 24 h,可减少用药次数,适用于夜间哮喘患者的预防和治疗。

(2)长效 β_2-受体激动剂:不推荐长期单独使用长效 β_2-受体激动剂。这类药物舒张支气管平滑肌的作用可维持 12 h 以上。沙美特罗:经气雾剂或碟剂装置给药,给药后 30 min 起效,平喘作用维持 12 h 以上。推荐剂量 50 μg,每天 2 次吸入。福莫特罗:经吸入装置给药,给药后 3～5 分钟起效,平喘作用维持 8～12 h 以上。平喘作用具有一定的剂量依赖性,推荐剂量 4.5～9 μg,每天 2 次吸入。吸入长效 β_2-受体激动剂适用于哮喘(尤其是夜间哮喘和运动诱发哮喘)的预防和治疗。福莫特罗因起效迅速,可按需用于哮喘急性发作时的治疗。

吸入激素和长效 β_2-受体激动剂治疗哮喘:这两者具有协同的抗炎和平喘作用,可获得相当于(或优于)应用加倍剂量吸入激素时的疗效,并可增加患者的依从性,减少较大剂量吸入激素引起的不良反应,尤其适合于中至重度持续哮喘患者的长期治疗。

3. 白三烯受体拮抗剂。本品可减轻哮喘症状、改善肺功能、减少哮喘的恶化。轻症哮喘患者可单独使用该类药物,但其作用不如吸入激素,中重度哮喘患者可将此类药物作为联合治疗中的一种药物。本品可减少中至重度哮喘患者每天吸入激素的剂量,并可提高吸入激素治疗的临床疗效,联用本品与吸入激素的疗效比联用吸入长效 β_2-受体激动剂与吸入激素的疗效稍差。本品服用方便,尤适用于阿司匹林哮喘、运动性哮喘和伴有过敏性鼻炎哮喘患者的治疗。

4. 茶碱。具有舒张支气管平滑肌作用,并具有强心、利尿、扩张冠状动脉、兴奋呼吸中枢和呼吸肌等作用。低浓度茶碱具有抗炎和免疫调节作用。口服给药:包括氨茶碱和控(缓)释型茶碱。用于轻至中度哮喘发作和维持治疗。一般剂量为每天 6~10 mg/kg。口服控(缓)释型茶碱后昼夜血药浓度平稳,平喘作用可维持 12~24 h,尤适用于夜间哮喘症状的控制。联合应用茶碱、激素和抗胆碱药物具有协同作用。但本品与 β_2-受体激动剂联合应用时,易出现心率增快和心律失常,应慎用并适当减少剂量。药物血清内浓度过高,易引起药物中毒。静脉给药:作为症状缓解药,在治疗重症哮喘时静脉使用茶碱在舒张支气管,与足量使用的快速 β_2-受体激动剂对比,没有任何优势。

5. 抗胆碱药物。吸入抗胆碱药物如溴化异丙托品、溴化氧托品和噻托溴铵等,其舒张支气管的作用比 β_2-受体激动剂弱,起效也较慢,但长期应用不易产生耐药,对老年人的疗效不低于年轻人。本品与 β_2-受体激动剂联合应用具有协同、互补作用。

6. 抗 IgE 治疗。抗 IgE 单克隆抗体可应用于血清 IgE 水平增高的哮喘患者。目前它主要用于经过吸入糖皮质激素和长效 β_2-受体激动剂联合治疗后症状仍未控制的严重哮喘患者。目前在 11~50 岁的哮喘患者的治疗研究中尚没有发现抗 IgE 治疗有明显不良反应,但因该药临床使用的时间尚短,其远期疗效与安全性有待进一步观察。

7. 变应原特异性免疫疗法(SIT)。通过皮下或舌下含服给予常见吸入变应原提取液(如尘螨、猫毛、豚草等),可减轻哮喘症状和降低气道高反应性,适用于变应原明确但难以避免的哮喘患者。有证据显示,该治疗方法可减少常用哮喘药物(包括激素类药物)的剂量,改善哮喘症状,降低气道高反应性。

五、护理

1. 保持室内空气新鲜,无煤气、烟雾、油漆等刺激气味,严禁吸烟。应多开窗通风换气,室温要适宜,注意防寒保暖。

2. 哮喘发作时应卧床,取半卧位。不宜使用内装羽毛或陈旧棉絮的枕头,以免诱发或加重哮喘。若有条件,可适当吸氧。

3. 饮食宜清淡,忌辛辣、生冷、腥发食物,应戒酒,避免过咸、过酸及过饱。

4. 发作有定时者,应于发病前 2 d 服药,如氨茶碱;痰多不易咳出可用平喘的气雾剂喷入咽喉部,但不宜频繁使用,以免成瘾或中毒。若有面色苍白、大汗淋漓、明显紫绀、呼吸困难、四肢厥冷等重症哮喘,应尽快送医院治疗。

5. 平时适当参加体育活动,提高机体抵抗力。避免接触可能的过敏源及其他致病因子。临床发现本病的治疗从夏季着手净利比较明显,即"冬病夏治"。

(张　萍　黄俊蕾　陈云荣　叶丽丽)

第六节　肺结核

一、病因

结核菌属于放线菌目,分枝杆菌科的分枝杆菌属,为有致病力的耐酸菌。主要分为人、牛、鸟、鼠等型。对人有致病性者主要是人型菌,牛型菌少有感染。结核菌对药物的耐药性,可由菌群中先天耐药菌发展而形成,也可由于在人体中单独使用一种抗结核药而较快产生对该药的耐药性,即获得耐药菌。耐药菌可造成治疗上的困难,影响疗效。

二、临床表现

肺结核临床表现可因病型、病期、病变范围和患者反应性不同而异。一般说来常见的症状包括:咳嗽、咳痰、发热(多为午后低热)、咯血(自少量至大咯血)、胸痛、乏力、食欲不振、盗汗,病程长的可有消瘦,病变广泛而严重的可有呼吸困难,女性患者可有月经不调。肺部体征可因病型、病变性质、范围及有无合并症而异。原发综合征多无明显体征;急性粟粒型肺结核早期胸部无异常发现或仅有少量干罗音,后期可听到湿罗音,肝脾肿大;浸润型肺结核病灶范围小时常无异常体征,病变范围较大时局部可有叩浊,呼吸音减低或支气管呼吸音,病灶溶解时可有湿罗音;慢性纤维空洞型肺结核患者体检时患侧胸廓塌陷,肋间隙变窄,气管向患侧移位。病变局部叩诊浊音,呼吸音减低,有支气管肺泡呼吸音或支气管呼吸音,并有干湿罗音。

三、诊断

(一)病史

1. 询问接触史或既往有胸膜炎、颈淋巴结肿大、糖尿病及卡介苗接触史。

2. 有结核中毒症状,如低热、全身不适、乏力、盗汗、食欲下降、面颊潮红等。粟粒性肺结核和干酪性肺结核往往伴高热,有的可伴关节痛,女性可有月经失调。

3. 早期干咳,空洞形成合并感染时痰呈黏液脓性或脓性,咯血,胸痛,严重者有呼吸困难。

(二)体格检查

早期病变范围小或位于肺组织深部,可无异常体征。病变范围较大,患侧呼吸运动减低。叩诊呈浊音。

（三）辅助检查

1.活动性肺结核大多在痰中可查到结核菌。一般涂片检查阴性时，应做浓缩法检查。如果屡次仍阴性，应做培养法。

2.活动性肺结核常有轻度白细胞计数升高。急性粟粒性肺结核时白细胞计数可减少，有时出现类白血病反应的血象。

3.结核菌素试验对婴儿的诊断意义较大，3岁以下阳性提示有活动性肺结核。

4.胸部X线检查。用透视、后前位胸片、前弓位摄片、点片、肺尖部摄片、断层摄片。

5.CT。选择性运用CT对肺结核诊断可弥补胸部X线检查的不足。

此外，还要注意肺结核与肺癌的诊断，肺结核因为结核杆菌引起的慢性肺部感染而引发的，而肺癌是由于肺部细胞受到外界的刺激癌变而引发造成的。

四、治疗

应坚持早期、联用、适量、规律、全程五项原则。一线药物指用于初治患者的药物，有异烟肼、链霉素等；二线药物基本用于复治患者，包括利福平、吡嗪酰胺等。

1.发热：主要用抗结核药物，体温太高时可酌情给小剂量退热剂。有继发感染时可适当选用抗生素。

2.盗汗：临床睡前可服阿托品或汗定片。

3.咳嗽、咯痰：刺激性干咳选用咳必清、可待因等。

4.咯血：小量咯血严密观察，无需特殊处理。中或大量咯血时可采用如下措施。

（1）一般处理：患者应取半卧位或卧向患侧，并指导患者轻轻将血咯出，不让血滞在气道。精神紧张可给镇静药。剧咳者可给咳必清，或在血咯出后，临时给可待因15 mg，1～2次。

（2）止血药的应用。

（3）输血：反复大咯血可少量输鲜血。

（4）手术治疗：反复大咯血未能控制者，如患者情况许可，在了解出血部位时可手术治疗。

（5）咯血窒息：应立即采取措施恢复呼吸道通畅。应速取头低脚高体位，轻轻拍背，以利血块排出，并尽快挖出或吸出口、咽、喉及鼻部血块。必要时做气管插管或气管切开，解除呼吸道阻塞。

（6）呼吸困难：给予低流量氧气吸入。有继发感染时应用抗生素。有支气管痉挛时用支气管解痉剂。并发气胸或渗出性胸膜炎时给予抽气或抽液。

五、护理

1.养成不随地吐痰的良好卫生习惯。对结核病患者的痰要焚烧或药物消毒。

2.要定时进行体格检查，做到早发现、早隔离、早治疗。除此之外，还要按时给婴幼儿接种卡介苗，以使肌体产生免疫力，减少结核病的发生。

3.发现有低热、盗汗、干咳、痰中带血、乏力、饮食减少等症状要及时到医院检查。确诊结核病以后,要立即进行治疗,同时还要注意增加营养,以增强体质。

(黄俊蕾　陈云荣　叶丽丽　史　佳)

第七节　肺栓塞

一、病因

1.年龄因素。年龄多在50～65岁,儿童患病率约为3%,而60岁以上可达20%,90%致死性PE发生在50岁以上,在女性20～39岁者其深静脉血栓的发生率较同龄男性高10倍,故PE之发生率相对增高。

2.活动减少。因下肢骨折,瘫痪,重症心肺疾病,手术等原因,致使长期不适当的卧床,或健康人平时肢体活动减少,降低了静脉血流的驱动力,导致血流淤滞,深静脉血栓形成。

3.静脉曲张和血栓性静脉炎。肺动脉造影和肺灌注扫描显示,有51%～71%的下肢深静脉血栓形成者可能合并PE,因静脉曲张和深静脉血栓性静脉炎患者,由于各种原因,一旦静脉内压急剧升高或静脉血流突然增多,栓子脱落而发生PE。

4.心肺疾病。25%～50%的PE患者有心肺疾病,特别是心房颤动伴心衰的患者最易发生,其中尤以风湿性心脏病、心肌病、慢阻肺合并肺心病者为多。

5.创伤。15%的创伤患者并发PE,其中胫骨、骨盆、脊柱骨折常易发生PE(由于骨髓中的脂肪滴形成栓子);此外软组织损伤和大面积烧伤也可并发PE,可能因为受伤组织释放某些物质损伤了肺血管的内皮细胞或造成高凝状态所致。

6.肿瘤。许多肿瘤如胰腺癌、肺癌、结肠癌、胃癌、骨肉瘤等均可合并PE,肿瘤患者PE发生率增高的原因可能是肿瘤细胞本身可以作为栓子,另外肿瘤患者的凝血机制常异常。

7.妊娠和避孕药。孕妇之血栓栓塞病较同龄未孕妇女高7倍,服用避孕药妇女静脉血栓形成之发生率比不服药者高4～7倍,近报道静脉输注雌激素者亦可诱发PE。

8.其他原因。肥胖,某些血液病(如红细胞增多症、镰状细胞病),糖尿病,肺包囊虫病等。

二、临床表现

肺栓塞的临床表现可从无症状到突然死亡。常见的症状为呼吸困难和胸痛,发生率均达80%以上。胸膜性疼痛为邻近的胸膜纤维素炎症所致,突然发生者常提示肺梗塞。膈胸膜受累可向肩或腹部放射,若有胸骨后疼痛,颇似心肌梗塞。慢性肺梗塞可有咯血。其他症状为焦虑,可能为疼痛或低氧血症所致。晕厥常是肺梗塞的征兆。常见的体征为呼吸增快、紫绀、肺部湿罗音或哮鸣音,肺血管杂音,胸膜摩擦音或胸腔积液体征。循环系统体征有心动过速,P2 亢进及休克或急慢性肺心病相应表现。约 40％的患者有低至中等度发热,少数患者早期有高热。

三、诊断

1.常规实验室检查,如胸片、心电图、血液气体分析、血液生化试验,必要时可进行纤维支气管镜、痰细菌培养等。

2.肺灌注显象。

3.肺动脉造影及核磁共振成像法。

四、治疗

（一）内科治疗

一般治疗:本病发病急,需作急救处理。应保持患者绝对卧床休息,吸氧。

抗凝疗法:①肝素;②维生素 K 拮抗剂。

纤维蛋白溶解剂:即溶栓治疗。纤维蛋白溶解剂可促进静脉血栓及肺栓子的溶解,恢复阻塞的血循环,是一安全的治疗方法。

（二）外科治疗

1.肺栓子切除术。

2.腔静脉阻断术:主要预防栓塞的复发。除吸氧、止痛、纠正休克和心力衰竭以及舒张支气管等对症治疗措施外,特异性方法包括抗凝、溶栓和手术治疗。下腔静脉阻断术适用于抗凝治疗有致命性出血危险及反复栓塞者,可结扎或置以特制的夹子或滤过器等方法。肺血栓切除死亡率很高,仅限于溶栓或血管加压素积极治疗休克仍持续的患者。

（贾继清　王丽云　赵丽丽　王玉芝）

第八节　呼吸衰竭

一、病因

损害呼吸功能的各种因素都会导致呼衰。临床上常见的病因有如下几方面。

1.呼吸道病变。支气管炎症痉挛、上呼吸道肿瘤、异物等阻塞气道,引起通气不足,气体分布不匀导致通气/血流比例失调,发生缺氧和二氧化碳潴留。

2.肺组织病变。肺炎、重度肺结核、肺气肿、弥散性肺纤维化、肺水肿、成人呼吸窘迫综合征（ARDS）、矽肺等,可引起肺容量、通气量、有效弥散面积减少,通气/血流比例失调导致肺动脉样分流,引起缺氧和(或)二氧化碳潴留。

3.肺血管疾病。肺血管栓塞、肺梗死、肺毛细血管瘤,使部分静脉血流入肺静脉,发生缺氧。

4.胸廓病变。如胸廓外伤、畸形、手术创伤、气胸和胸腔积液等,影响胸廓活动和肺脏扩张,导致通气减少、吸入气体不匀影响换气功能。

5.神经中枢及其传导系统呼吸肌疾患。脑血管病变、脑炎、脑外伤、电击、药物中毒等直接或间接抑制呼吸中枢;脊髓灰质炎以及多发性神经炎所致的肌肉神经接头阻滞影响传导功能;重症肌无力等损害呼吸动力引起通气不足。

二、临床表现

1. Ⅰ型呼吸衰竭:缺氧无 CO_2 潴留,或伴 CO_2 降低(Ⅰ型),见于换气功能障碍(通气/血流比例失调、弥散功能损害和肺动—静脉样分流)的病例。氧疗是其指证。

2. Ⅱ型呼吸衰竭:缺 O_2 伴 CO_2 潴留(Ⅱ型),系肺泡通气不足所致的缺 O_2 和 CO_2 潴留,单纯通气不足,缺 O_2 和 CO_2 的潴留的程度是平行的,若伴换气功能损害,则缺 O_2 更为严重。只有增加肺泡通气量,必要时加氧疗来解决。

三、诊断

1.多有支气管、肺、胸膜、肺血管、心脏、神经肌肉或严重器质性疾病史,常见的诱因是感染,特别是呼吸道感染;其次是手术、创伤和使用麻醉药等。

2.除原发病症状外,主要为缺氧和二氧化碳潴留的表现,如呼吸困难、急促、精神经症状、心血管系统症状等,并发肺性脑病时,还可有消化道出血。可有紫绀、意识障碍、球结膜充血、水肿、扑翼样震颤,部分患者视神经乳头水肿、瞳孔缩小、腱反射减弱或消失、锥体束征阳性等。

3.血气分析。静息状态吸空气时动脉血氧分压(PaO_2)<8.0 kPa(60 mmHg)、动脉血二氧化碳分压($PaCO_2$)>6.7 kPa(50 mmHg)为Ⅱ型呼衰,单纯动脉血氧分压降低则为Ⅰ型呼衰。

4.其他检查。根据原发病的不同而有相应的发现。

四、治疗

1.首先积极治疗原发病,合并细菌等感染时应使用敏感抗生素,去除诱发因素。

2.保持呼吸道通畅和有效通气量,可给于解除支气管痉挛和祛痰药物,如沙丁胺醇(舒喘灵)、硫酸特布他林(博利康尼)解痉,乙酰半胱氨酸、盐酸氨溴索(沐舒坦)等药物祛痰。必要时可用肾上腺皮质激素静脉滴注。

3.纠正低氧血症,可用鼻导管或面罩吸氧,严重缺氧和伴有二氧化碳潴留,有严重意识障碍,出现肺性脑病时应使用机械通气以改善低氧血症。

4.纠正酸碱失衡、心律紊乱、心力衰竭等并发症。

五、护理

1.减少能量消耗。解除支气管痉挛,消除支气管黏膜水肿,减少支气管分泌物,降低气道阻力,减少能量消耗。

　　2.改善机体的营养状况。增强营养提高糖、蛋白及各种维生素的摄入量,必要时可静脉滴注复合氨基酸、血浆、白蛋白。

　　3.坚持锻炼。每天作呼吸体操,增强呼吸肌的活动功能。

（张　萍　黄俊蕾　陈云荣　贾继清）

第八章　循环系统常见疾病

第一节　急性心肌梗死

急性心肌梗塞是冠状动脉急性、持续性缺血缺氧所引起的心肌坏死。临床上多有剧烈而持久的胸骨后疼痛,休息及硝酸酯类药物不能完全缓解,伴有血清心肌酶活性增高及进行性心电图变化,可并发心律失常、休克或心力衰竭,常可危及生命。本病在欧美最常见,美国每年约有150万人发生心肌梗塞。中国近年来呈明显上升趋势,每年新发至少50万人,现患至少200万人。

一、病因

患者多发生在冠状动脉粥样硬化狭窄基础上,由于某些诱因致使冠状动脉粥样斑块破裂,血中的血小板在破裂的斑块表面聚集,形成血块(血栓),突然阻塞冠状动脉管腔,导致心肌缺血坏死。另外,心肌耗氧量剧烈增加或冠状动脉痉挛也可诱发急性心肌梗塞,常见的诱因如下。

1. 过劳。过重的体力劳动,尤其是负重登楼,过度体育活动,连续紧张劳累等,都可使心脏负担加重,心肌需氧量突然增加,而冠心病患者的冠状动脉已发生硬化、狭窄,不能充分扩张而造成心肌缺血。剧烈体力负荷也可诱发斑块破裂,导致急性心肌梗塞。

2. 激动。由于激动、紧张、愤怒等激烈的情绪变化诱发。

3. 暴饮暴食。不少心肌梗塞病例发生于暴饮暴食之后。进食大量含高脂肪高热量的食物后,血脂浓度突然升高,导致血黏稠度增加,血小板聚集性增高。在冠状动脉狭窄的基础上形成血栓,引起急性心肌梗塞。

4. 寒冷刺激。突然的寒冷刺激可能诱发急性心肌梗塞。因此,冠心病患者要十分注意防寒保暖,冬春寒冷季节是急性心肌梗塞发病较高的原因之一。

5. 便秘。便秘在老年人当中十分常见。临床上,因便秘时用力屏气而导致心肌梗塞的老年人并不少见,必须引起老年人足够的重视,要保持大便通畅。

6. 吸烟、大量饮酒。吸烟和大量饮酒可通过诱发冠状动脉痉挛及心肌耗氧量增加而诱发急性心肌梗塞。

二、临床表现

约半数以上的急性心肌梗塞患者,在起病前1~2 d或1~2周有前驱症状,最常见的是原有的心绞痛加重,发作时间延长,或对硝酸甘油效果变差;或既往无心绞痛者,突然出现长时间心绞痛。典型的心肌梗塞症状包括以下方面。

1.突然发作剧烈而持久的胸骨后或心前区压榨性疼痛。休息和含服硝酸甘油不能缓解,常伴有烦躁不安、出汗、恐惧或濒死感。

2.少数患者无疼痛。一开始即表现为休克或急性心力衰竭。

3.部分患者疼痛位于上腹部。可能误诊为胃穿孔、急性胰腺炎等急腹症;少数患者表现颈部、下颌、咽部及牙齿疼痛,易误诊。

4.神志障碍。可见于高龄患者。

5.全身症状。难以形容的不适、发热。

6.胃肠道症状。表现恶心、呕吐、腹胀等,下壁心肌梗塞患者更常见。

7.心律失常。见于75%～95%的患者,发生在起病的1～2周内,以24 h内多见,前壁心肌梗塞易发生室性心律失常,下壁心肌梗塞易发生心率减慢、房室传导阻滞。

8.心力衰竭。主要是急性左心衰竭,在起病的最初几小时内易发生,也可在发病数日后发生,表现为呼吸困难、咳嗽、发绀、烦躁等症状。

9.低血压、休克。急性心肌梗塞时由于剧烈疼痛、恶心、呕吐、出汗、血容量不足、心律失常等可引起低血压,大面积心肌梗塞(梗死面积大于40%)时心排血量急剧减少,可引起心源性休克,收缩压<10.67 kPa(80 mmHg),面色苍白,皮肤湿冷,烦躁不安或神志淡漠,心率增快,尿量减少(<20 mL/h)。

三、诊断

1.心电图。特征性改变为新出现 Q 波及 ST 段抬高和 ST-T 动态演变。

2.心肌坏死血清生物标志物升高。肌酸激酶同工酶(CK-MB)及肌钙蛋白(T 或 I)升高是诊断急性心肌梗塞的重要指标。可于发病3～6 h开始增高,CK-MB 于 3～4 d恢复正常,肌钙蛋白于11～14 d恢复正常。GOT 和 LDH 诊断特异性差,目前已很少应用。

3.检测心肌坏死血清生物标志物。采用心肌钙蛋白 I/肌红蛋白/肌酸激酶同工酶(CK-MB)的快速诊断试剂,可作为心肌梗塞突发时的快速的辅助诊断,被越来越多地应用。

4.其他。白细胞数增多,中性粒细胞数增多,嗜酸性粒细胞数减少或消失,血沉加快,血清肌凝蛋白轻链增高。

四、治疗

急性心肌梗塞发病突然,应及早发现,及早治疗,并加强入院前处理。治疗原则为挽救濒死的心肌,缩小梗死面积,保护心脏功能,及时处理各种并发症。

1.监护和一般治疗。无并发症者急性期绝对卧床1～3 d,吸氧、持续心电监护,观察心率、心律变化及血压和呼吸,低血压、休克患者必要时监测肺毛细血管楔入压和静脉压。低盐、低脂、少量多餐、保持大便通畅。无并发症患者 3 d 后逐步过渡到坐在床旁椅子上吃饭、大小便及室内活动。一般可在 2 周内出院。有心力衰竭、严重心律失常、低血压等患者卧床时间及出院时间需酌情延长。

2. 镇静止痛。小量吗啡静脉注射为最有效的镇痛剂，也可用盐酸哌替啶。烦躁不安、精神紧张者可给予地西泮(安定)口服。

3. 调整血容量。入院后尽快建立静脉通道，前 3 d 缓慢补液，注意出入量平衡。

4. 再灌注治疗，缩小梗死面积。再灌注治疗是急性 ST 段抬高心肌梗塞最主要的治疗措施。在发病 12 h 内开通闭塞冠状动脉，恢复血流，可缩小心肌梗塞面积，减少死亡。越早使冠状动脉再通，患者获益越大。"时间就是心肌，时间就是生命"。因此，对所有急性 ST 段抬高型心肌梗塞患者就诊后必须尽快做出诊断，并尽快做出再灌注治疗的策略。

(1)直接冠状动脉介入治疗(PCI)。在有急诊 PCI 条件的医院，在患者到达医院 90 min 内能完成第一次球囊扩张的情况下，对所有发病 12 h 以内的急性 ST 段抬高型心肌梗塞患者均应进行直接 PCI 治疗，球囊扩张使冠状动脉再通，必要时置入支架。急性期只对梗死相关动脉进行处理。对心源性休克患者不论发病时间长短都应行直接 PCI 治疗。因此，急性 ST 段抬高型心肌梗塞患者应尽可能到有 PCI 条件的医院就诊。

(2)溶栓治疗。如无急诊 PCI 治疗条件，或不能在 90 min 内完成第一次球囊扩张时，若患者无溶栓治疗禁忌证，对发病 12 h 内的急性 ST 段抬高型心肌梗塞患者应进行溶栓治疗。常用溶栓剂包括尿激酶、链激酶和重组组织型纤溶酶原激活剂(rt-PA)等，静脉注射给药。溶栓治疗的主要并发症是出血，最严重的是脑出血。溶栓治疗后仍宜转至有 PCI 条件的医院进一步治疗。非 ST 段抬高型心肌梗塞患者不应进行溶栓治疗。

5. 药物治疗。持续胸痛患者若无低血压可静脉滴注硝酸甘油。所有无禁忌证的患者均应口服阿司匹林，置入药物支架患者应服用氯吡格雷一年，未置入支架患者可服用一月。应用 rt-PA 溶栓或未溶栓治疗的患者可用低分子肝素皮下注射或肝素静脉注射 3~5 d。对无禁忌证的患者应给予 β-阻滞剂。对无低血压的患者应给予肾素—血管紧张素转换酶抑制剂(ACEI)，对 ACEI 不能耐受者可应用血管紧张素受体阻滞剂(ARB)。对 β-受体阻滞剂有禁忌证(如支气管痉挛)而患者持续有缺血或心房颤动、心房扑动伴快速心室率，而无心力衰竭、左室功能失调及房室传导阻滞的情况下，可给予维拉帕米或地尔硫卓。所有患者均应给予他汀类药物。

6. 抗心律失常。偶发室性早搏可严密观察，不需用药；频发室性早搏或室性心动过速(室速)时，立即用利多卡因静脉注射继之持续静脉点滴；效果不好时可用胺碘酮静脉注射。室速引起血压降低或发生室颤时，尽快采用直流电除颤。对缓慢心律失常，可用阿托品肌肉注射或静脉注射；Ⅱ°~Ⅲ°房室传导阻滞时，可安置临时起搏器。室上性心律失常：房性早搏不需特殊处理，阵发性室上性心动过速和快心室率心房颤动可给予维拉帕米、地尔硫卓、美托洛尔、洋地黄制剂或胺碘酮静脉注射。对心室率快、药物治疗无效而影响血液动力学者，应直流电同步电转复。

7. 急性心肌梗塞合并心源性休克和泵衰竭的治疗。肺水肿时应吸氧，静脉注射吗啡、速尿，静脉点滴硝普钠。心源性休克可用多巴胺、多巴酚丁胺或阿拉明静脉滴注，如能维持血压，可在严密观察下加用小量硝普钠。药物反应不佳时应在主动脉内气囊反搏术支持下行直接 PCI，若冠状动脉造影病变不适于 PCI，应考虑急诊冠状动脉搭桥手术。

8.出院前评估及出院后生活与工作安排。出院前可进行24 h动态心电监测、超声心动图、放射性核素检查,发现有症状或无症状性心肌缺血和严重心律失常,了解心功能,从而估计预后,决定是否需血管重建治疗,并指导出院后活动量。

出院后2～3个月,可酌情恢复部分工作或轻工作,以后,部分患者可恢复全天工作,但要避免过劳或过度紧张。

9.家庭康复治疗。急性心肌梗塞患者,在医院度过了急性期后,对病情平稳、无并发症的患者,医生会允许其回家进行康复治疗。

(1)按时服药,定期复诊;保持大便通畅;坚持适度体育锻炼。

(2)不要情绪激动和过度劳累;戒烟限酒和避免吃得过饱。

五、护理

心肌梗塞后必须做好二级预防,预防心肌梗塞再发。患者应采用合理膳食(低脂肪、低胆固醇饮食),戒烟、限酒,适度运动,心态平衡。坚持服用抗血小板药物(如阿司匹林)、β阻滞剂,他汀类调脂药及 ACEI 制剂,控制高血压及糖尿病等危险因素,定期复查。

对公众及冠心病患者应普及有关心肌梗塞知识,预防心肌梗塞发生,万一发生能早期诊断,及时治疗。除上述二级预防所述各项内容外,在日常生活中还要注意以下几点。

1.避免过度劳累。尤其避免搬抬过重的物品。在老年冠心病患者可能诱发心肌梗塞。

2.放松精神。愉快生活,对任何事情要能坦然处之。

3.洗澡时要特别注意。不要在饱餐或饥饿的情况下洗澡。水温最好与体温相当,洗澡时间不宜过长,冠心病程度较严重的患者洗澡时,应在他人帮助下进行。

4.气候变化时要当心。在严寒或强冷空气影响下,冠状动脉可发生痉挛而诱发急性心肌梗塞。所以每遇气候恶劣时,冠心病患者要注意保暖或适当防护。

5.要懂得和识别心肌梗塞的先兆症状并给予及时处理。心肌梗塞患者约70%有先兆症状,主要表现如下。

(1)既往无心绞痛的患者突然发生心绞痛,或原有心绞痛的患者发作突然明显加重,或无诱因自发发作。

(2)心绞痛性质较以往发生改变、时间延长,使用硝酸甘油不易缓解。

(3)疼痛伴有恶心、呕吐、大汗或明显心动过缓或过速。

(4)心绞痛发作时伴气短、呼吸困难。

(5)冠心病患者或老年人突然出现不明原因的心律失常、心力衰竭、休克或晕厥等情况时都应想到心肌梗塞的可能性。

（胡　建　黄俊蕾　叶丽丽　逄晓燕）

第二节 窦性心律失常

一、病因

窦性心律失常是心律失常的一种,包括窦性心动过速、窦性心动过缓、窦性心律不齐、窦房结折返性心动过速、窦性停搏、窦房传导阻滞及病态窦房结综合征等类型。可为正常的生理反应,如体力活动、情绪激动、吸烟、饮茶及咖啡等;发热、血容量不足、贫血、甲亢、炎症等疾病状态下可出现;以及应用肾上腺素、异丙肾上腺素等药物后出现。

二、分型

(一)窦性心动过速

在正常情况下,窦性心律的频率为 60～100 次/分,当心率大于 100 次/分时为窦性心动过速。

1.病因。可为正常的生理反应,如体力活动、情绪激动、吸烟、饮茶及咖啡等;发热、血容量不足、贫血、甲亢、炎症等疾病状态下可出现;以及应用肾上腺素、异丙肾上腺素等药物后出现。

2.临床特点。发作时可有不同程度的胸闷、心悸感,一般为心率逐渐加快,终止时心率逐渐减慢。

3.诊断。心电图显示窦性心律,P 波形态正常,心率＞100 次/分,P-R 间期 0.12～0.20 s。

4.治疗。一般不需治疗,消除病因或诱因后,症状可消失。有明确的原发性疾病时应积极治疗。症状明显时可给 β-受体阻滞剂或镇静剂等药对症处理。

(二)窦性心动过缓

窦性心律持续低于 60 次/分时为窦性心动过缓。

1.病因。

(1)生理状态 迷走神经张力增高时可出现心率慢,主要见于运动员、老年人和睡眠时,部分人甚至可低于 40 次/分。

(2)心脏疾病 器质性心脏病如心肌炎、心肌病、冠心病时均可出现窦性心动过缓。急性心肌梗塞尤其是下壁心梗,更易出现窦性心动过缓,但往往是一过性的。窦性心动过缓可以是病态窦房结综合征的一种表现,多由窦房结变性、纤维化等所致。

(3)药物作用 应用洋地黄类、β-受体阻滞剂、钙拮抗剂、普罗帕酮、利血平、胍乙啶、甲基多巴等药物时可出现窦性心动过缓。

(4)其他。如低温、甲状腺功能低下、严重缺氧、颅内压增高、血钾过高等病理生理状态下也可出现窦性心动过缓。

2.临床表现。窦性心动过缓如心率不低于 50 次/分,一般无明显症状。当严重心动过缓引起心排出量下降并造成各脏器和组织供血不足时,患者会出现头晕、乏力、心悸、胸闷等症状,甚至出现黑蒙、晕厥或诱发心绞痛、心功能不全。

3.诊断。心电图显示窦性 P 波,心率低于 60 次/分,PR 间期一般正常(0.12~0.20 s)。

4.治疗。生理性窦性心动过缓患者或无症状,一般无需治疗。病理性心动过缓,如心率低于 40 次/分且出现与心动过缓相关症状者,可用提高心率药物(如阿托品、麻黄素或异丙肾上腺素)。显著窦性心动过缓伴窦性停搏、出现晕厥且药物疗效不佳者可考虑安装人工心脏起搏器。

(三)窦性心律不齐

窦性心律周期长短不一,同一导联最长 P-P 间期减去最短 P-P 间期之差大于 120 ms 即为窦性心律不齐。窦性心律不齐常见于年轻人,尤其是心率较慢或迷走神经张力增高时。窦性心律不齐随年龄增长而减少。窦性心律不齐很少出现症状,但有时两次心搏之间相差较长时,可致心悸感。窦性心律不齐大多没有明显的临床意义,一般不需要特殊治疗,活动后心率增快则消失。如严重的窦性心动过缓合并窦性心律不齐者,可对症相应处理。

(四)窦房结折返性心动过速

位于窦房结内或窦房结与其周围组织之间的折返激动,如连续出现 3 次以上,即为窦房结折返性心动过速。

1.病因。引起窦房结折返性心动过速的机制是折返激动。窦房结内的 P 细胞是慢反应细胞,除极速度慢、幅度低,激动传导缓慢,在细胞群之间存在着明显的除极不同步,使窦房结在功能上形成几条传导径路而有利于折返形成。另外,在窦房结周围尚有一个生理上介于窦房结(慢反应)和心房肌(快反应)之间的区域即窦房结结周区。结周区的结周纤维存在着功能性纵向分离的双径路,呈现传导性和不应期的不均一性,从而构成折返发生的解剖和病理生理基础。

2.临床表现。可见于任何年龄,老年患者更多见。心动过速发作呈阵发性,即突然发生、突然终止,每次发作持续时间不等,发作时心率为 100~200 次/分,多数为 100~130 次/分。常因情绪激动、紧张、运动等诱发,部分病例无明显诱因。其临床症状与心动过速时的心率、持续时间有关,心率较慢时可无症状或症状较轻,而心率较快时(尤其 >120 次/分)可出现心悸、气短、头晕、甚至晕厥前兆等表现。心电图表现及电生理特点如下。

(1)p 波的形态、激动顺序与窦性 P 波相似。

(2)心动过速的频率为 100~200 次/分。

(3)突发突止,短阵发作,持续数秒即终止,间隔数个正常搏动后可再次发作。

(4)适时的房性期前收缩、室性期前收缩可诱发或终止发作。

(5)可合并房室传导阻滞或房室分离或束支传导阻滞,但并不影响心动过速的持续或频率。

(6)迷走神经刺激可终止发作。

3.诊断。

(1)临床上有突发突止的发作特点,但心动过速持续时间较短,持续性者(≥30 s)少见。

(2)p 的形态、心房激动顺序与窦性 P 波者相似。

(3)可做食管电生理检查:可经 S1S2 或 RS2 程序刺激诱发和终止心动过速。

(4)无创性检查诊断和鉴别有困难时,可行心内电生理检查,后者有确定诊断的价值,主要观察和测定心动过速诱发后心房激动的顺序,当顺序符合由上向下、由右向左,并与窦性心律的心房激动顺序完全一致时,则可确诊。

4.治疗。窦房结折返性心动过速在临床虽不少见,但由于发作时频率不快、持续时间较短,因此,多数患者无明显症状不需治疗,少数症状明显者可应用 β-受体阻滞剂、维拉帕米等药物治疗。极少数药物疗效不佳而症状明显者,可考虑射频消融术。

(五)窦性停搏

窦性停搏指窦房结在一定时间内停止发放激动而引起心房除极,使心脏暂时停止活动。

1.病因。各种器质性心脏病,如心肌缺血、急性心肌梗塞累及窦房结;各种原因引起的窦房结细胞变性或纤维化;洋地黄中毒、奎尼丁、钾盐、乙酰胆碱等药物;高钾血症、低钾血症;中毒、脑血管意外、迷走神经张力增高及颈动脉窦过敏等均可引起窦性停搏。心脏外伤或心脏外科手术时损伤窦房结或其供血动脉,可于手术中或手术后出现窦性停搏。冠状动脉造影也可导致窦性停搏。睡眠呼吸暂停综合征患者可出现窦性停搏。

2.临床表现。临床症状与窦性停搏的时间,以及患者在出现窦性停搏时的体位有关。如果下级起搏点能迅速产生逸搏,代偿窦性停搏,使心脏停搏持续时间较短,或是出现窦性停搏时患者处于卧位则不一定有明显的症状。窦性停搏常见的症状可有心悸、头晕、黑蒙和晕厥,严重者甚至可出现阿-斯综合征(Adams-Strokes syndrome)。

心电图表现:在较正常 P-P 间期显著长的间期内无 P 波发生,或 P 波与 QRS 波群均不出现,长的 P-P 间期与基本的窦性 P-P 间期无倍数关系。长间歇后可有交界性或室性逸搏。

3.诊断。

(1)在正常窦性心律中,突然出现显著的长间歇。

(2)长间歇中无 P-QRS-T 波群出现。

(3)长间歇的 P-P 间歇与正常的窦性 P-P 间期不成倍数。

(4)在长的 P-P 间歇后可出现逸搏或逸搏心律,以房室交接区逸搏或逸搏心律较常见,室性或房性逸搏较少见。

(5)凡遇交界性逸搏心律为单一心律时,应考虑持久性窦性停搏(窦性静止)的可能。

4.治疗。若病因为可逆性,少数窦性停搏患者可以转为正常,但因其有致心脏性猝死的可能性,应早期、积极地采取相应治疗措施。偶尔出现或无症状的窦性停搏无需治疗,有症状者应针对病因治疗,如纠正高钾血症、停用引起心动过缓的药物。药物治疗可尝试使用异丙肾上腺素、阿托品等。对反复发作晕厥或阿-斯综合征者应安装人工心脏起搏器。

（六）窦房传导阻滞

窦房结周围组织病变,使窦房结发出的激动传出到达心房的时间延长或不能传出,导致窦房结和心房肌之间发生传导阻滞,称为窦房传导阻滞。临床上按阻滞程度不同分为3度:一度窦房传导阻滞;二度窦房传导阻滞(高度窦房传导阻滞)和三度窦房传导阻滞。一度窦房阻滞表现为窦房传导时间的延长,在体表心电图上难以诊断。三度窦房阻滞表现为窦性P波消失,与窦性停搏、窦室传导鉴别困难。只有二度窦房阻滞因窦房结形成的激动部分被阻滞,未能全部传导至心房,体表心电图上可以被识别。

二度Ⅰ型窦房传导阻滞,即莫氏Ⅰ型(Mobitz Ⅰ型),心电图表现为P-P间期逐渐缩短,直至脱落一个P波,出现长P-P间期,较长的P-P间期短于其前P-P间期的2倍。二度Ⅱ型窦房传导阻滞,即莫氏Ⅱ型(Mobitz Ⅱ型),表现为P波有规律的脱落,长P-P间期是正常P-P间期的整数倍;连续两个或两个以上的P波脱落称为高度窦房传导阻滞。

（贾继清　王丽云　李　飞　向娟妮）

第三节　心绞痛

心绞痛是指由于冠状动脉粥样硬化狭窄导致冠状动脉供血不足,心肌暂时缺血与缺氧所引起的以心前区疼痛为主要临床表现的一组综合征。冠心病目前在我国的发病率呈逐年上升趋势,严重危害着人民群众的健康和生活。所以普及宣传冠心病的知识,积极有效地防止冠心病,对于提高人民群众的健康具有重要意义。

一、病因

冠心病的病因不十分清楚,一般认为是多因素综合引起的结果。心绞痛的主要病理改变是不同程度的冠状动脉粥样硬化。目前认为引起的冠状动脉粥样硬化的危险因素有血脂代谢紊乱、高血压、糖尿病、吸烟、肥胖、高尿酸血症、高纤维蛋白原血症、遗传因素等等。此外男性、老年、不爱运动者多发。其中前五项在我国发病率高、影响严重,是主要控制的对象。

二、临床表现

（一）症状

1.稳定型心绞痛:心绞痛以发作性胸痛为主要临床表现,疼痛的部位主要在心前区,有手掌大小范围,界限不很清楚。常放射至左肩、左臂内侧达无名指和小指,有时也可发生颈、咽或下颌部不适;胸痛常为压迫、发闷或紧缩性,也可有烧灼感,但不尖锐,不像针刺或刀扎样痛,发作时患者往往不自觉地停止原来的活动,直至症状缓解;发作常由体力劳动或情绪激动(如愤怒、焦急、过度兴奋等)所激发,饱食、寒冷、吸烟、心动过速等亦可诱发。典型的心绞痛常在相似的条件下,早晨多发;疼痛一般持续 3～5 min 后会逐渐缓解,舌下含服硝酸甘油也能在几分钟内使之缓解。可数天或数星期发作一次,亦可一日内发作多次。

2.不稳定型心绞痛:和非 ST 段抬高性心肌梗塞的共同表现特点为心前区痛,但是疼痛表现形式多样,发作诱因可有可无,可以劳力性诱发,也可以自发性疼痛。发作时间一般比稳定性心绞痛长,可达到 30 min,疼痛部位和放射部位与稳定性心绞痛类似,应用硝酸甘油后多数能缓解。但是也经常有发作不典型者,表现为胸闷、气短、周身乏力、恶心、呕吐等,尤其是老年女性和糖尿病患者。

(二)体征

1.稳定型心绞痛:体检常无特殊发现,发作时常见心率增快、血压升高,表情焦虑、皮肤凉或出汗,有时出现第四或第三心音奔马律。

2.不稳定型心绞痛:和非 ST 段抬高性心肌梗塞的体征经常不明显,缺乏特异性。一般心脏查体可发现心音减弱,有时可以听到第三或第四心音以及心尖部的收缩期杂音,严重者可发现伴随的周身异常改变。

三、诊断

1.稳定型心绞痛。根据典型的发作特点,稳定型心绞痛通常发作在 1～3 个月内并无改变,即每日和每周疼痛发作次数大致相同,诱发疼痛的劳力和情绪激动程度相同,每次发作疼痛的性质和部位无改变,疼痛时限相仿(3～5 min),用硝酸甘油后,也在相同时间内发生疗效,结合年龄和存在冠心病易患因素,除外其他原因所致的心绞痛,一般即可建立诊断。

2.不稳定型心绞痛。根据患者心前区疼痛症状的特点和心电图心肌缺血的改变,结合年龄和冠心病的危险因素诊断较易。

四、治疗

(一)稳定型心绞痛

稳定型心绞痛的综合治疗措施包括:减少冠状动脉粥样硬化危险因素、药物治疗、冠脉内介入治疗、外科手术和冠状动脉旁路移植术。

1.一般治疗。发作时立刻休息,一般患者在停止活动后症状即可消除。平时应尽量避免各种确知足以诱致发作的因素,如过度的体力活动、情绪激动、饱餐等,冬天注意保暖。调节饮食,特别一次进食不宜过饱,避免油腻饮食,禁绝烟酒。调整日常生活与工作量;减轻精神负担;保持适当的体力活动,以不致发生疼痛症状为度;处理诱发或恶化心绞痛的伴随疾病,治疗高血压、糖尿病、血脂紊乱等,减少冠状动脉粥样硬化危险因素。

2.药物治疗。用于稳定型心绞痛的药物包括调脂药物、抗血小板制剂、β 阻滞剂、血管紧张素转换酶抑制剂、硝酸酯类和钙拮抗剂等。能够控制和改善心绞痛发作的药物主要是硝酸酯类(包括硝酸甘油、消心痛等)、β阻滞剂(比索洛尔、美托洛尔)和钙拮抗剂(合贝爽)。另外高血压的降压治疗、调血脂的他汀类药物治疗以及抗血小板的阿司匹林治疗对于降低稳定型心绞痛患者死亡率和致残率的证据充分,也作为心绞痛的主要药物治疗措施。

3.介入治疗。主要是冠状动脉内的支架植入术,尤其是新型支架的应用,介入治疗不仅可以改善生活质量,而且可明显降低患者的心肌梗塞和死亡率。

冠脉内介入治疗的适应症:①单支冠脉严重狭窄,有心肌缺血的客观依据,病变血管供血面积较大者;②多支冠脉病变,但病变较局限者;③近期内完全闭塞的血管,血管供应区内有存活心肌,远端可见侧支循环者;④左心室功能严重减退(左心室射血分数<30%)者,冠状动脉病变适合的情况;⑤冠脉搭桥术后心绞痛;⑥PTCA术后再狭窄。

4.外科治疗。主要是施行主动脉—冠状动脉旁路移植手术,取患者自身的大隐静脉作为旁路移植材料。一端吻合在主动脉,另一端吻合在有病变的冠状动脉段的远端,或游离内乳动脉远端吻合,引主动脉的血流以改善该冠状动脉所供血心肌的血流供应。

手术适应症:①冠状动脉多支血管病变,尤其是合并糖尿病的患者;②冠状动脉左主干病变;③不适合于行介入治疗的患者;④心肌梗塞合并室壁瘤,需要进行室壁瘤切除的患者;⑤狭窄段的远段管腔要通畅,血管供应区有存活心肌。

(二)不稳定性心绞痛

不稳定性心绞痛是严重的具有潜在危险性的疾病,对其处理的第一步首先应是快速检查评估危险性,并立即开始抗缺血治疗。对中危和高危的患者应立即住院进一步评估、监测、综合治疗,对于低危患者可以在急诊观察一段时间后,行无创性检查评价心肌缺血,结果阴性可以门诊随访观察治疗。

中、高危患者的处理,应该住院按急性心肌梗塞进行处理,这类患者症状发作频繁,一般可有心衰、血压低,心电图改变明显,心脏生化标记物升高。主要措施如下。

1.一般处理:卧床休息、镇静,CCU监护,对高危者应该至少监护24 h。

2.抗心肌缺血治疗。硝酸酯类、β-受体阻滞剂及钙拮抗剂是常用的治疗药物,都可以缓解不稳定型心绞痛的症状。

3.抗血栓治疗。目前主要有抗血小板和抗凝两种治疗方法,抗血小板的常用药物有阿斯匹林、氯吡格雷、血小板糖蛋白IIb/IIIa-受体阻滞剂。抗凝的主要药物有肝素和低分子肝素,戊糖和水蛭素也已用于临床。

4.其他药物治疗。硝酸甘油不能缓解胸痛或出现肺瘀血或躁动时,可静脉应用吗啡类镇静药。ACEI类用于有左心收缩功能障碍、血压仍偏高,以及合并糖尿病的患者。他汀类适用于各种类型冠心病的1级和2级预防及稳定斑块,也越来越更广泛地应用于冠心病的治疗。

5.冠状动脉造影和冠状动脉血运重建治疗。目前总的趋势倾向于采取早期介入治疗方案,特别是对于24 h内有心肌缺血发作的患者,早期行冠状动脉造影,明确冠状动脉病变,进行早期血管重建治疗包括心脏支架植入术和外科手术搭桥术,都是积极有效地措施。

五、护理

心绞痛预防的根本措施是要控制引发冠心病的危险因素,如血压、血脂、血糖、吸烟等等,这就要对患者进行长期的综合教育和管理,使患者明白心脏康复的重要性,达到心脏康复的目的。心脏康复是要求保证使心脏病患者获得最佳的体力、精神及社会状况的总和,从而使患者通过自己的努力在社会上重新恢复尽可能的正常位置,并能自主生活。

心脏康复的目标是患者恢复到最佳生理、心理和职业状态,防止冠心病或有高度易患因素的患者动脉粥样硬化的进展,并且减少冠心病猝死或再梗塞的危险性,缓解心绞痛。心脏康复的最终目的是尽量延长患者的寿命,并恢复患者的活动和工作能力。

心绞痛的预防,主要从以下三方面进行。

1. 从根本上预防。也就是控制血压、血脂、血糖等风险因素,戒烟、戒酒,保护受损的血管内皮。

2. 从发作机制上预防。心绞痛患者要常规服用阿司匹林,它对血小板聚集有抑制作用,阻止血栓形成,同时还要服用他汀类降脂药,防止脂质的继续沉积和稳定斑块。

3. 常规服药预防。也就是冠心病预防的 ABCDE,包括:①应用阿司匹林和抗心绞痛治疗;②控制血压和应用 β-受体阻滞剂;③控制胆固醇和戒烟;④控制饮食和治疗糖尿病;⑤运动锻炼和宣传教育。

(陈云荣　逄晓燕　董光玲　张　军)

第四节　主动脉夹层动脉瘤

胸主动脉夹层动脉瘤是主动脉血流通过内膜破裂处进入主动脉壁,在主动脉壁内形成血肿,血肿扩大时,将主动脉壁中层剥离成为内、外两层,称为主动脉夹层动脉瘤。主动脉夹层动脉瘤的发病率,每年每百万人口为 5~10 例。男女之比为 3:1,发病年龄大多数在 40 岁以上。

一、病因

动脉夹层形成的原因很多,动脉硬化、高血压、动脉中层囊性坏死、马方综合征、主动脉缩窄、大动脉炎、外伤及梅毒等。除外伤之外,其病理基础都是主动脉中层和平滑肌的改变。

二、临床表现

绝大多数患者夹层主动脉瘤出现时突然感觉腹部、胸部或背部刀割样或撕裂样剧烈疼痛。胸痛可放射到颈、臂部,与急性心肌梗死相类似。给予吗啡类药物亦未能减轻疼痛。疼痛为持续性,直到夹层动脉瘤穿破后才自行缓解。患者常呈现皮肤苍白、出汗、周围性发绀等休克征象,但血压仍高于正常。腹部疼痛易与急腹症相混淆,但夹层动脉瘤病例很少呈现恶心、呕吐、腹部压痛和腹肌紧张。主动脉壁剥离病变累及升主动脉者可呈现主动脉瓣关闭不全的舒张期心脏杂音。累及锁骨下动脉、颈总动脉和髂股动脉者可出现局部血管杂音,同侧脉搏和血压减弱或消失。病变累及脑血管者易与高血压引致的脑出血或脑血栓形成相混淆。肋间动脉受累可突然出现截瘫。

三、诊断

(一)心电图检查

一般无异常征象,可排除心肌梗死的诊断。高血压患者可显示左心室肥厚。

(二)胸部 X 线检查

在胸部 X 线平片上显示纵隔阴影向右侧增宽,累及降主动脉者则向左侧增宽。主动脉弓呈局限性隆起,升主动脉与降主动脉外径悬殊,升主动脉与主动脉弓扩大、变形。主动脉壁增厚,致内膜钙化斑与主动脉外缘间距增宽。间隔半小时重复摄片,显示胸主动脉与纵隔形态发生改变。有时主动脉呈现双腔阴影。有的病例可显示胸膜腔积液。

(三)主动脉造影检查

胸部 X 线检查显示上述异常者应立即做主动脉造影检查,要求充分显示主动脉全长(从主动脉瓣到腹主动脉分叉处)。主动脉造影可显示主动脉壁剥离形成的血流异常通道压迫主动脉腔,了解主动脉壁剥离段的长度、内膜破裂的部位、主动脉瓣的解剖及功能情况以及主动脉主要分支如颈总动脉、肾动脉受累情况等。夹层动脉瘤的主动脉造影阳性征象有:造影剂在主动脉内分为两个通道且形态不完整,造影剂未能进入主动脉主要分支以及主动脉瓣关闭不全。

(四)双维超声心动图检查

可显示夹层动脉瘤入口处的主动脉内膜破裂瓣片。

四、治疗

一旦疑及或诊为本病,即应住院监护治疗。治疗的目的是减低心肌收缩力、减慢左室收缩速度和外周动脉压。治疗目标是使收缩压控制在 13.3～16.0 kPa(100～120 mmHg),心率 60～75 次/分。这样能有效地稳定或终止主动脉夹层的继续分离,使症状缓解,疼痛消失。治疗分为紧急治疗与巩固治疗二个阶段。

(一)紧急治疗

1.止痛用吗啡与镇静剂。

2.补充血容量,输血。

3.降压。对合并有高血压的患者,可采用普奈洛尔静脉间歇给药与硝普钠静滴,调节滴速,使血压降低至临床治疗指标。血压下降后疼痛明显减轻或消失是夹层分离停止扩展的临床指征。其他药物如维拉帕米、硝苯地平、卡托普利及哌唑嗪等均可选择。利血平肌注也有效。此外,也可用拉贝洛尔,它具有 α 及 β 双重阻滞作用,且可静脉滴注或口服。需要注意的问题是：合并有主动脉大分支阻塞的高血压患者，因降压能使缺血加重，不可采用降压治疗。对血压不高者，也不应用降压药，但可用普奈洛尔减低心肌收缩力。

（二）巩固治疗

对近端主动脉夹层、已破裂或濒临破裂的主动脉夹层，伴主动脉瓣关闭不全的患者应进行手术治疗。对缓慢发展的及远端主动脉夹层，可以继续内科治疗。保持收缩压于 13.3～16.0 kPa(100～120 mmHg)，如上述药物不满意，可加用卡托普利口服。

（三）手术治疗

Stanford A 型（相当于 Debakey Ⅰ型和Ⅱ型）需要外科手术治疗。Debakey Ⅰ型手术方式为升主动脉＋主动脉弓人工血管置换术＋改良支架象鼻手术。Debakey Ⅱ型手术方式为升主动脉人工血管置换术。

如果合并主动脉瓣关闭不全或冠状动脉受累，同时需做主动脉瓣置换术和 Bentall's 手术。

（四）介入治疗

目前 Stanford B 型（相当于 DeBakey Ⅲ型）首选经皮覆膜支架置入术，必要时外科手术治疗。

五、护理

（一）救治措施

1. 降低血压：主动脉夹层最常见的致病因素是高血压，使动脉内膜溃疡破坏，中层变性，或由于马凡氏综合征，其动脉内膜黏液性变，形成囊性中层坏死，弹力纤维断裂、消失，血液进入主动脉壁，分开其中层形成夹层血肿。因此，降低血压，减少血流对主动脉壁的冲击，可有效阻止血流向夹层扩展。临床常用硝普钠静点，同时予以 β-受体阻滞剂，以迅速降低血压，减少心室收缩力，尽快控制病情进展，使疼痛减轻。

2. 镇静止痛：本病最突出的表现为剧烈的、撕裂样疼痛，患者可出现面色苍白，烦燥不安，大汗淋漓，呼吸急促等症状，应遵医嘱给予镇痛、镇静剂如吗啡等，以迅速解除疼痛和患者的烦燥不安。

3. 氧气吸入：可提高心肌及组织供氧，调节氧流量为 1～2 mL/min。

4. 卧床休息：急性期应绝对卧床休息 2～3 周，防止夹层延伸扩展。

（二）病情观察与护理

1. 疼痛的观察：夹层部位不同，疼痛部位、放射方向不同。多数疼痛在前胸靠近胸骨部位呈剧烈撕裂样疼痛，向肩背、头颈、腹部放散，夹层波及肾动脉时，可引起腰痛。对疼痛性质、程度及部位的观察有助于判断病情及做出正确的诊断。血压下降后，患者疾病减轻或消失，是夹层分离停止的指征；如有迁移性游走性疼痛，表明病情仍在进展，需及时报告医生予以处理，并嘱患者在疼痛时，不要在床上翻滚或按压、拍打疼痛部位，同时应协助患者做好基础护理和生活护理，防止血肿向动脉壁外膜破裂而引起大出血。

2.血压与脉搏的监测：及早控制血压，减少主动脉内压力及左心室收缩力是本病的治疗原则，因为压力越大，中层滋养血管越容易出现痉挛、缺血，甚至坏死而引起大出血。在应用扩血管药物时，需进行血压监测，调整到以维持心脑肾供血的最低水平的指标，可维持在12～17.3/8～12 kPa的范围内。同时应严密观察心率、节律、脉搏、呼吸等变化。如测得双上肢血压不一，脉搏搏动两侧不等，血压偏低侧脉搏减弱，此征象可为早期诊断提供依据，应及时报告医生，准确地为医生诊断提供信息。

3.休克的观察：本病可呈现血压与休克表现不相称的临床特点，即患者发病后出现面色苍白，大汗淋漓、四肢厥冷、心率加快等休克症状，而血压却不降低或稍有增高，应予以重视，并密切观察患者意识状态、末梢循环、尿量、血压等变化，准确记录24 h出入水量，在医生指导下进行降压治疗，根据病情调整用药，血压明显低于正常者，可用升压药阿拉明、多巴胺治疗，同时应注意防止增加心肌应激性。

（叶丽丽　王玉芝　逄晓燕　王丽云）

第五节　原发性高血压

一、病因

原发性高血压是指导致血压升高的病因不明，称之为原发性高血压。2005年美国高血压学会（ASH）提出了高血压新定义，认为高血压是一个由许多病因引起的处于不断进展状态的心血管综合征，可导致心脏和血管功能与结构的改变。把高血压从单纯的血压读数扩大到了包括总的心血管危险因素，建议将全身血管床作为整体进行研究，包括动脉粥样硬化、内皮功能损害、亚临床疾病和心血管事件。新的定义结合了有无危险因素、疾病早期的标记物和靶器官损伤，更准确地说明了由高血压所引起的心血管系统和其他器官的病理异常。因此，原发性高血压治疗的主要目的是最大限度地降低心血管的死亡和病残的总危险。

二、分类

目前我国采用正常血压（收缩压<16 kPa（120 mmHg）和舒张压<10.67 kPa（80 mmHg）），正常高值收缩压16～18.53 kPa（120～139 mmHg）和/或舒张压10.67～11.87 kPa（80～89 mmHg）和高血压（收缩压≥18.67 kPa（140 mmHg 和/或舒张压≥12 kPa（90 mmHg）进行血压水平分类。以上分类适用于男、女性，18岁以上任何年龄的成人。

血压水平分类和定义如表1-1所示。

表 1-1 血压水平分类及定义

分类	收缩压(mmHg)	舒张压(mmHg)
正常血压	＜120 和	＜80
正常高值	120～139 和/或	80～89
高血压	≥140 和/或	≥90

分类	收缩压(mmHg)	舒张压(mmHg)
1 级高血压(轻度)	140～159 和/或	90～99
2 级高血压(中度)	160～179 和/或	100～109
3 级高血压(重度)	≥180 和/或	≥110
单纯收缩期高血压	≥140 和	＜90

注:7.5 mmHg＝1 kPa;本表因临床使用习惯未做换算。

三、治疗

1.高血压药物治疗的目的:对高血压患者实施降压药物治疗是通过降低血压,有效预防或延迟脑卒中、心肌梗塞、心力衰竭、肾功能不全等心脑血管并发症发生;有效控制高血压的疾病进程,预防高血压急症、亚急症等重症高血压发生。

2.降压达标的方式:将血压降低到目标水平 18.67/12 kPa(140/90 mmHg)以下;高风险患者 17.33/10.67 kPa(130/80 mmHg);老年人收缩压≤20 kPa(150 mmHg),可以显著降低心脑血管并发症的风险。

及时将血压降低到目标血压水平,但并非越快越好。大多数高血压患者,应根据病情在数周至数月内(而非数日)将血压逐渐降至目标水平。年轻、病程较短的高血压患者,降压速度可快一点;但老年人、病程较长或已有靶器官损害或并发症的患者,降压速度则应慢一点。

3.降压药物治疗的时机:高危、很高危或 3 级高血压患者,应立即开始降压药物治疗。确诊的 2 级高血压患者,应考虑开始药物治疗;1 级高血压患者,可在生活方式干预数周后,血压仍≥18.67/12 kPa(140/90 mmHg)时,再开始降压药物治疗。

4.降压药物应用的基本原则:降压治疗药物应用应遵循以下 4 项原则,即小剂量开始,优先选择长效制剂,联合应用及个体化。

(1)小剂量:初始治疗时通常应采用较小的有效治疗剂量,并根据需要,逐步增加剂量。

(2)尽量应用长效制剂:尽可能使用一天一次给药而有持续 24 h 降压作用的长效药物,以有效控制夜间血压与晨峰血压,更有效预防心脑血管并发症发生。

(3)联合用药:以增加降压效果又不增加不良反应,在低剂量单药治疗疗效不满意时,可以采用两种或多种降压药物联合治疗。事实上,2 级以上高血压为达到目标血压常需联合治疗。对血压≥21.33/13.33 kPa(160/100 mmHg)或中危及以上患者,起始即可采用小剂量两种药联合治疗,或用小剂量固定复方制剂。

(4)个体化:根据患者具体情况和耐受性及个人意愿或长期承受能力,选择适合患者的降压药物。

5. 常用降压药名称、剂量及用法。常用降压药物包括钙通道阻滞剂、血管紧张素转换酶抑制剂(ACEI)、血管紧张素受体阻滞剂(ARB)、利尿剂和β-受体阻滞剂五类。此外,α-受体阻滞剂或其他种类降压药有时亦可应用于某些高血压人群。钙通道阻滞剂、ACEI、ARB、利尿剂和β-受体阻滞剂及其低剂量固定复方制剂,均可作为降压治疗的初始用药或长期维持用药。

(1)钙通道阻滞剂:主要通过阻断血管平滑肌细胞上的钙离子通道发挥扩张血管降低血压的作用。包括二氢吡啶类钙拮抗剂和非二氢吡啶类钙拮抗剂。前者如硝苯地平、尼群地平、拉西地平、氨氯地平和非洛地平等。我国以往完成的较大样本的降压治疗临床试验多以二氢吡啶类钙拮抗剂为研究用药,并证实以二氢吡啶类钙拮抗剂为基础的降压治疗方案可显著降低高血压患者脑卒中风险。此类药物可与其他4类药联合应用,尤其适用于老年高血压、单纯收缩期高血压、伴稳定性心绞痛、冠状动脉或颈动脉粥样硬化及周围血管病患者。常见副作用包括反射性交感神经激活导致心跳加快、面部潮红、脚踝部水肿、牙龈增生等。二氢吡啶类CCB没有绝对禁忌症,但心动过速与心力衰竭患者应慎用,若必须使用,则应慎重选择特定制剂,如氨氯地平等长效药物。急性冠脉综合征患者一般不推荐使用短效硝苯地平。

临床上常用的非二氢吡啶类钙拮抗剂主要包括维拉帕米和地尔硫卓两种药物,也可用于降压治疗,常见副作用包括抑制心脏收缩功能和传导功能,有时也会出现牙龈增生。2~3度房室传导阻滞、心力衰竭患者禁止使用。因此,在使用非二氢吡啶类CCB前应详细询问病史,应进行心电图检查,并在用药2~6周内复查。

(2)ACEI:作用机理是抑制血管紧张素转化酶阻断肾素血管紧张素系统发挥降压作用。常用药包括卡托普利、依那普利、贝那普利、雷米普利、培哚普利等,在欧美国家人群中进行了大量的大规模临床试验,结果显示此类药物对于高血压患者具有良好的靶器官保护和心血管终点事件预防作用。ACEI单用降压作用明确,对糖脂代谢无不良影响。限盐或加用利尿剂可增加ACEI的降压效应。尤其适用于伴慢性心力衰竭、心肌梗塞后伴心功能不全、糖尿病肾病、非糖尿病肾病、代谢综合征、蛋白尿或微量白蛋白尿患者。最常见不良反应为持续性干咳,多见于用药初期,症状较轻者可坚持服药,不能耐受者可改用ARB。其他不良反应有低血压、皮疹,偶见血管神经性水肿及味觉障碍。长期应用有可能导致血钾升高,应定期监测血钾和血肌酐水平。禁忌症为双侧肾动脉狭窄、高钾血症及妊娠妇女。

(3)ARB:作用机理是阻断血管紧张素Ⅰ型受体发挥降压作用。常用药包括氯沙坦、缬沙坦、厄贝沙坦、替米沙坦等,也在欧美国家进行了大量较大规模的临床试验研究,结果显示,ARB可降低高血压患者心血管事件危险;降低糖尿病或肾病患者的蛋白尿及微量白蛋白尿。尤其适用于伴左室肥厚、心力衰竭、心房颤动预防、糖尿病肾病、代谢综合征、微量白蛋白尿或蛋白尿患者,以及不能耐受ACEI的患者。不良反应少见,偶有腹泻,长期应用可升高血钾,应注意监测血钾及肌酐水平变化。双侧肾动脉狭窄、妊娠妇女、高钾血症者禁用。

(4)利尿剂:通过利钠排水、降低高血容量负荷发挥降压作用。主要包括噻嗪类利尿剂、袢利尿剂、保钾利尿剂与醛固酮受体拮抗剂等几类。用于控制血压的利尿剂主要是噻嗪类利尿剂。在我国,常用的噻嗪类利尿剂主要是氢氯噻嗪和吲达帕胺。PATS研究证实吲达帕胺治疗可明显减少脑卒中再发危险。小剂量噻嗪类利尿剂(如氢氯噻嗪6.25~25 mg)对代谢影响很小,与其他降压药(尤其 ACEI 或 ARB)合用可显著增加后者的降压作用。此类药物尤其适用于老年和高龄老年高血压、单独收缩期高血压或伴心力衰竭患者,也是难治性高血压的基础药物之一。其不良反应与剂量密切相关,故通常应采用小剂量。噻嗪类利尿剂可引起低血钾,长期应用者应定期监测血钾,并适量补钾。痛风者禁用;对高尿酸血症,以及明显肾功能不全者慎用,后者如需使用利尿剂,应使用袢利尿剂,如呋噻米等。

保钾利尿剂如阿米洛利、醛固酮受体拮抗剂如螺内酯等有时也可用于控制血压。在利钠排水的同时不增加钾的排出,在与其他具有保钾作用的降压药如 ACEI 或 ARB 合用时需注意发生高钾血症的危险。螺内酯长期应用有可能导致男性乳房发育等不良反应。

(5)β-受体阻滞剂:主要通过抑制过度激活的交感神经活性、抑制心肌收缩力、减慢心率发挥降压作用。常用药物包括美托洛尔、比索洛尔、卡维地洛和阿替洛尔等。美托洛尔、比索洛尔对 β_1-受体有较高选择性,因阻断 β_2-受体而产生的不良反应较少,既可降低血压,也可保护靶器官、降低心血管事件风险。β-受体阻滞剂尤其适用于伴快速性心律失常、冠心病心绞痛、慢性心力衰竭、交感神经活性增高以及高动力状态的高血压患者。常见的不良反应有疲乏、肢体冷感、激动不安、胃肠不适等,还可能影响糖、脂代谢。高度心脏传导阻滞、哮喘患者为禁忌症。慢性阻塞型肺病、运动员、周围血管病或糖耐量异常者慎用;必要时也可慎重选用高选择性 β-受体阻滞剂。长期应用者突然停药可发生反跳现象,即原有的症状加重或出现新的表现,较常见有血压反跳性升高,伴头痛、焦虑等,称之为撤药综合征。

(6)α-受体阻滞剂:不作为一般高血压治疗的首选药,适用高血压伴前列腺增生患者,也用于难治性高血压患者的治疗,开始用药应在入睡前,以防体位性低血压发生,使用中注意测量坐立位血压,最好使用控释制剂。体位性低血压者禁用。心力衰竭者慎用。

(7)肾素抑制剂:为一类新型降压药,其代表药为阿利吉伦,可显著降低高血压患者的血压水平,但对心脑血管事件的影响尚待大规模临床试验的评估。

四、护理

1.促进身心休息,提高机体活动能力。高血压初期可适当休息,保证足够睡眠,安排合适的运动,如散步、打太极拳、气功等,不宜登高、提取重物、跑步等。血压较高、症状较多或有并发症的患者需卧床休息,协助生活料理。避免脑力过度兴奋,可组织患者听音乐、看画报、下棋、做体操等调节紧张情绪。对于易激动的患者,做好家属工作,减少不良刺激,保证患者有安静舒适的休养环境。

2.头痛头晕护理。及时进行病情解释,松弛因对疾病思考过多造成的压力,使头痛减轻;给以合适的治疗控制血压;用药期间应指导患者起床不宜太快、动作不宜过猛,防止头晕加重;外出活动应有人陪伴以防晕倒引起外伤。

3.减少压力,保持心理平衡。长期的抑郁或情绪激动、急剧而强烈的精神创伤可使交感—肾上腺素活动增加,血压升高。因此患者保持良好的心理状态十分重要,可通过了解患者的性格特征及有关社会心理因素进行心理疏导,说明疾病过程,教会患者训练自我控制能力,消除紧张和压抑的心理。

(贾继清　王丽云　赵丽丽　逄晓燕)

第六节　冠心病

冠状动脉性心脏病简称冠心病。指由于脂质代谢不正常,血液中的脂质沉着在原本光滑的动脉内膜上,在动脉内膜上一些类似粥样的脂类物质堆积而成白色斑块,称为动脉粥样硬化病变。这些斑块渐渐增多造成动脉腔狭窄,使血流受阻,导致心脏缺血,产生心绞痛。

一、病因

冠心病的主要病因是冠状动脉粥样硬化,但动脉粥样硬化的原因尚不完全清楚,可能是多种因素综合作用的结果。认为本病发生的危险因素有:年龄和性别(45岁以上的男性,55岁以上或者绝经后的女性),家族史(父兄在55岁以前,母亲/姐妹在65岁前死于心脏病),血脂异常(低密度脂蛋白胆固醇(LDL-C)过高,高密度脂蛋白胆固醇(HDL-C)过低),高血压,糖尿病,吸烟,超重,肥胖,痛风,不运动等。

如果动脉壁上的斑块形成溃疡或破裂,就会形成血栓,使整个血管血流完全中断,发生急性心肌梗塞,甚至猝死。冠心病的少见发病机制是冠状动脉痉挛(血管可以没有粥样硬化),产生变异性心绞痛,如果痉挛超过30 min,也会导致急性心肌梗塞甚至猝死。

二、临床表现

临床分为隐匿型、心绞痛型、心肌梗塞型、心力衰竭型(缺血性心肌病)、猝死型五个类型。其中最常见的是心绞痛型,最严重的是心肌梗塞和猝死两种类型。

心绞痛是一组由于急性暂时性心肌缺血、缺氧所引起的征候群。

(1)胸部压迫窒息感、闷胀感、剧烈的烧灼样疼痛,一般疼痛持续1~5 min,偶有长达15 min,可自行缓解。

(2)疼痛常放射至左肩、左臂前内侧直至小指与无名指。

(3)疼痛在心脏负担加重(例如体力活动增加、过度的精神刺激和受寒)时出现,在休息或舌下含服硝酸甘油数分钟后即可消失。

(4)疼痛发作时,可伴有(也可不伴有)虚脱、出汗、呼吸短促、忧虑、心悸、恶心或头晕症状。

心肌梗塞是冠心病的危急症候,通常多有心绞痛发作频繁和加重作为基础,也有无心绞痛史而突发心肌梗塞的病例(此种情况最危险,常因没有防备而造成猝死)。心肌梗塞的表现为:①突发性胸骨后或心前区剧痛,向左肩、左臂或他处放射,且疼痛持续半小时以上,经休息和含服硝酸甘油不能缓解;②呼吸短促、头晕、恶心、多汗、脉搏细微;③皮肤湿冷、灰白、重病病容;④大约 1/10 的患者的唯一表现是晕厥或休克。

三、诊断

大部分冠心病患者,没有症状发作时的心电图都是正常的或基本正常。所以,心电图正常不能排除冠心病。那么,冠心病心绞痛的心电图特点——当出现心绞痛症状时,发生暂时的 T 波倒置,或 ST 段压低(下移);当症状消失后(经过休息或含化硝酸甘油片),心电图恢复正常。当然,少数情况下发生较严重的缺血(如时间超过 15 min),心电图异常可以持续较长时间(数日)。

相反,患者没有明显的症状,而心电图长期的异常(多数为 T 波倒置,或伴 ST 段压低),多数不是冠心病,可能为心肌病,高血压性心脏病,也常见于正常人。有些人心电图 T 波倒置 30 多年,也没有发现什么器质性的心脏疾病。

1.把心电图的轻微异常(T 波的低平或倒置)诊断为"心肌缺血",如果这些所谓的异常与胸痛、胸闷症状没有关联,一般没有临床意义。千万不能随意扣帽子"心肌缺血"。

2.平板运动试验(心电图运动试验)。它诊断冠心病的准确性在 70% 左右。当然,运动试验有一定风险,有严格的适应症和禁忌证。如急性心肌梗塞、不稳定性心绞痛、没有控制的高血压、心力衰竭、急性心肺疾病等属于运动试验的绝对禁忌证。

3.心肌核素灌注扫描(核医学)。它诊断冠心病(心绞痛)的准确性也是 70%。但确诊心肌梗塞的准确性接近 100%。

4.冠状动脉 CTA。它诊断冠心病的准确性达 90% 以上,可以检测出其他检查无法发现的早期动脉硬化症。

5.动态心电图(Holter)。

(1)记录各种心律失常。

(2)十二导联 Holter:可发现无痛性心肌缺血;比较胸痛时有无 S-T 段压低,以明确胸痛的性质。

(3)胸痛时伴 S-T 段抬高,有助于确诊冠状动脉痉挛(变异型心绞痛)。

6.超声心动图:是诊断心脏疾病极其有价值的一项检查。

(1)确诊或排除多种器质性心脏病(先心病,风心病,心肌病);

(2)冠心病心绞痛:绝大多数患者超声心动图是正常的;

(3)急性心肌梗塞、陈旧性心肌梗塞:有明确的室壁运动异常,超声心动图可以确诊这两类疾病。

四、治疗

(一)药物治疗

硝酸酯类,如硝酸甘油、消心痛、欣康、长效心痛治。他汀类降血脂药,如立普妥、舒降之、洛伐他丁,可延缓或阻止动脉硬化进展。抗血小板制剂,阿司匹林每日 $100\sim300$ mg,终生服用。过敏时可服用抵克立得或波立维。β-受体阻滞剂,常用的有倍他乐克、阿替乐尔、康可。钙通道阻滞剂,冠状动脉痉挛的患者首选,如合心爽、拜心同。

(二)手术治疗

冠状动脉搭桥术(主动脉—冠状动脉旁路移植手术):是从患者自身其他部位取一段血管,然后将其分别接在狭窄或堵塞了的冠状动脉的两端,使血流可以通过"桥"绕道而行,从而使缺血的心肌得到氧供,而缓解心肌缺血的症状。这一手术属心脏外科手术,创伤较大,但疗效确切。主要用于不适合支架术的严重冠心病患者(左主干病变,慢性闭塞性病变,糖尿病多支血管病变)。

(三)介入治疗

介入治疗不是外科手术而是一种心脏导管技术,具体来讲是通过大腿根部的股动脉或手腕上的桡动脉,经过血管穿刺把支架或其他器械放入冠状动脉里面,达到解除冠状动脉狭窄的目的。介入治疗的创伤小,效果确切,风险小($<1\%$)。普通金属裸支架的再狭窄率为 $15\%\sim30\%$。药物涂层支架的应用进一步改善了支架术的长期疗效,一般人群再狭窄率 3%,糖尿病/复杂病变约为 10%,其效果可与冠状动脉搭桥手术相媲美。

(四)其他治疗

运动锻炼疗法:谨慎安排进度适宜的运动锻炼有助于促进侧支循环的发展,提高体力活动的耐受量而改善症状。

五、护理

预防冠心病首先要从生活方式和饮食做起,主要目的是控制血压、血脂、血糖等,降低心脑血管疾病复发的风险。

(1)起居有常。早睡早起,避免熬夜工作,临睡前不看紧张、恐怖的小说和电视。

(2)身心愉快。忌暴怒、惊恐、过度思虑以及过喜。

(3)控制饮食。饮食宜清淡,易消化,少食油腻、脂肪、糖类。要用足够的蔬菜和水果,少食多餐,晚餐量少,不喝浓茶、咖啡为宜。

(4)戒烟少酒。吸烟是造成心肌硬塞、中风的重要因素,应绝对戒烟。少量饮啤酒、黄酒、葡萄酒等低度酒可促进血脉流通,气血调和,但不能喝烈性酒。

(5)劳逸结合。避免过重体力劳动或突然用力,饱餐后不宜运动。

(6)体育锻炼。运动应根据各人自身的身体条件、兴趣爱好选择,如打太极拳、乒乓球、健身操等。要量力而行,使全身气血流通,减轻心脏负担。

(张　萍　黄俊蕾　陈云荣　叶丽丽)

第九章 内分泌系统常见疾病

第一节 甲状腺功能亢进

甲状腺毒症(thyrotoxicosis)是指由于甲状腺本身或甲状腺以外的多种原因引起的甲状腺激素增多,进入循环血液中,作用于全身的组织和器官,造成机体的神经、循环、消化等各系统的兴奋性增高和代谢亢进为主要表现的疾病的总称。甲状腺功能亢进症(hyperthyroidism,简称甲亢),是指甲状腺本身的病变引发的甲状腺毒症。其病因主要是弥漫性毒性甲状腺肿(Graves 病)、多结节性毒性甲状腺肿和甲状腺自主高功能腺瘤(Plummer 病)。

一、病因

Graves 病的病因尚不十分清楚,但患者有家族性,约 15％的患者亲属有同样疾病,其家属中约有 50％的人抗甲状腺抗体呈阳性反应。许多研究认为 Graves 病是一种自身免疫性疾病(AITD)。由于免疫功能障碍可以引起体内产生多淋巴因子和甲状腺自身抗体,抗体与甲状腺细胞膜上的 TSH 受体结合,刺激甲状腺细胞增生和功能增强。此种抗体称为甲状腺刺激免疫球蛋白(thyroid-stimulating Immunoglobulin, TSI)。血循环中 TSI 的存在与甲亢的活动性及其复发均明显相关,但引起这种自身免疫反应的因素还不清楚。Olpe 认为患者体内有免疫调节缺陷,抑制 T 淋巴细胞的功能丧失,使辅助 T 淋巴细胞不受抑制而自由地刺激淋巴细胞生成免疫球蛋白,直接作用于甲状腺。球蛋白中的 TSI 刺激甲状腺使甲状腺功能增强。Kriss 认为,Graves 病的浸润性突眼是由于眼眶肌肉内沉积甲状腺球蛋白抗甲状腺球蛋白免疫复合物,引起的免疫复合物炎症反应。另一种假说认为,眼肌作为抗原与辅助 T 淋巴细胞之间的相互作用引起自体的免疫反应。甲状腺患者发生皮肤病变的机制尚不清楚,可能也是自身免疫性病变在颈前等部位皮肤的体现。

二、临床表现

甲亢的临床表现可轻可重,可明显也可不明显,由于患者的年龄、病程以及产生病变不同,引起各器官的异常情况的不同,临床表现也不完全一样。甲亢可能是暂时的,也可能是持续存在的。其中最常见的是弥漫性毒性甲状腺肿。世界上讲英语国家称之为

Graves病，欧洲大陆其他国家称之为Basedow病。这是甲亢最常见的原因，也是临床上最常见的甲状腺疾病。Graves病在20～40岁最常见，10岁以前罕见，极少时为"淡漠型"。临床主要表现包括弥漫性甲状腺肿、甲状腺毒症、浸润性眼病，偶尔有浸润性皮肤病。

1.代谢增加及交感神经高度兴奋表现。患者身体各系统的功能均可能亢进。常见有怕热、多汗、皮肤潮湿，也可有低热；易饿，多食而消瘦；心慌，心率增快，严重者出现心房纤维性颤动、心脏扩大以及心力衰竭；收缩压升高，舒张压正常或者偏低，脉压增大；肠蠕动增快，常有大便次数增多，腹泻；容易激动、兴奋、多语、好动、失眠、舌及手伸出可有细微颤动；很多患者感觉疲乏、无力、容易疲劳，多有肌肉萎缩，常表现在肢体的近躯干端肌肉受累，神经肌肉的表现常常发展迅速，在病患早期严重，治疗后数月内能迅速缓解。

2.甲状腺肿大。呈弥漫性，质地软，有弹性，引起甲状腺肿大原因是多方面的，其中和甲状腺生长抗体关系密切，此种抗体对甲状腺功能影响不大，故病时甲状腺肿大程度与病情不一定平行。在肿大的甲状腺上可以听到血管杂音或者扪及震颤。

3.眼病。大部分患者有眼部异常或突眼，而眼突重者，甲亢症状常较轻。

4.较少见的临床表现。小儿和老年患者病后临床表现多不明显。不少年龄较大的患者，只表现有少数1～2组症状，或只突出有某个系统的症状。有些年龄较大的患者，以心律不齐为主诉；也有的因为体重下降明显去医院检查。还有的诉说食欲不佳，进食减少；或以肢体颤抖作为主诉。极少数老年患者，表现身体衰弱、乏力、倦怠、精神淡漠、抑郁等，称之为"淡漠型甲亢"。有的儿童在患甲亢以后体重并不减轻。有些患者的甲状腺不肿大，或非对称肿大。还有的患者指甲变薄、变脆或脱离。少数患者可分别伴有阵发性肢体麻痹、颈前局限性黏液水肿，白癜风、甲状腺杵状指或有男性乳房增生等。Graves病可伴有先天性角化不良及耳聋，但很少见。有些患者出现甲状腺毒症表现，轻重程度可能不同，但持续存在。另外一些患者的临床表现时好时坏，可表现不同程度的缓解和加重。这种时轻时重的过程是不同的，常是不固定的，这对安排治疗来说是重要的。

三、诊断

（一）辅助检查

1.血清游离甲状腺素（FT4）与游离三碘甲状腺原氨酸（FT3）。FT3、FT4是循环血中甲状腺激素的活性部分，它不受血中TBG变化的影响，直接反应甲状腺功能状态。近年来已广泛应用于临床，其敏感性和特异性均明显超过总T3（TT3）、总T4（(TT4)，正常值FT4 9～25 pmol/L；FT3 3～9 pmol/L（RIA）。各实验室标准有一定差异。

2.血清甲状腺素（TT4）。是判定甲状腺功能最基本筛选指标，血清中99.95%以上的T4与蛋白结合，其中80%～90%与球蛋白结合称为甲状腺素结合球蛋白（简称TBG），TT4是指T4与蛋白结合的总量，受TBG等结合蛋白量和结合力变化的影响；TBG又受妊娠、雌激素、病毒性肝炎等因素影响而升高，受雄激素、低蛋白血症（严重肝病、肾病综合征）、泼尼松等影响而下降。分析时必须注意。

3.血清总三碘甲状腺原氨酸（TT3）。血清中T3与蛋白结合达99.5%以上，也受TBG的影响，TT3浓度的变化常与TT4的改变平行，但甲亢复发的早期，TT3上升往往很快,约是正常的 4 倍,TT4 上升较缓,仅为正常的 2.5 倍,故测 TT3 为诊断本病较为敏感的指标;对本病初起,治程中疗效观察与治后复发先兆,更视为敏感,特别是诊断 T3 甲亢的特异指标,分析诊断时应注意老年淡漠型甲亢或久病者 TT3 也可能不高。

4.血清反 T3(revrseT3,rT3)。rT3 无生物活性,是 T4 在外周组织的降解产物,其在血中浓度的变化与 T4、T3 维持一定比例,尤其与 T4 变化一致,也可作为了解甲状腺功能的指标,部分本病初期或复发早期仅有 rT3 升高而作为较敏感的指标。在重症营养不良或某些全身疾病状态时 rT3 明显升高,而 TT3 则明显降低,为诊断低 T3 综合征的重要指标。

5.TSH 免疫放射测定分析(sTSH IRMA)。正常血循环中 sTSH 水平为 0.4～3.0 或 0.6～4.0 μIU/mL。用 IRMA 技术检测,能测出正常水平的低限,本法的最小检出值一般为 0.03 μIU/mL,有很高的灵敏度,故又称 sTSH("sensitive"TSH)。广泛用于甲亢和甲减的诊断及治疗监测。

6.甲状腺激素释放激素(TRH)兴奋试验。甲亢血清 T4,T3 增高,反馈抑制 TSH,故 TSH 不受 TRH 兴奋,如静脉注射 TRH 200 μg 后 TSH 升高者,可排除本病;如 TSH 不增高(无反应)则支持甲亢的诊断。应注意 TSH 不增高还可见于甲状腺功能正常的 Graves 眼病、垂体病变伴 TSH 分泌不足等,本试验副作用少,对冠心病或甲亢性心脏病者较 T3 抑制试验更为安全。

7.甲状腺摄[131]I率。本法诊断甲亢的符合率达 90%,缺碘性甲状腺肿也可升高,但一般无高峰的前移,可作 T3 抑制试验鉴别,本法不能反应病情严重度与治疗中的病情变化,但可用于鉴别不同病因的甲亢,如摄[131]I率低者可能为甲状腺炎伴甲亢,碘甲亢或外源激素引起的甲亢症。应注意本法受多种食物及含碘药物的影响,如抗甲状腺及避孕药使之升高,故测定前应停此类药物 1～2 个月以上,孕妇和哺乳期禁用。正常值:用盖革计数管测定法,3 h 及 24 h 值分别为 5%～25%和 20%～45%,高峰在 24 h 出现。甲亢者:3 h>25%,24 h>45%,且高峰前移。

8.三碘甲状腺原氨酸抑制试验:简称 T3 抑制试验。用于鉴别甲状腺肿伴摄[131]I率增高系由甲亢或单纯性甲状腺肿所致。方法:先测基础摄[131]I率后,口服 T3,20 μg,每日 3 次,连续 6 d(或口服干甲状腺片 60 mg,每日 3 次,连服 8 d,然后再摄[131]I率)。对比两次结果,正常人及单纯甲状腺肿患者摄[131]I率下降 50%以上,甲亢患者不能被抑制故摄[131]I率下降小于 50%。本法对伴有冠心病或甲亢心脏病者禁用,以免诱发心律不齐或心绞痛。

9.甲状腺刺激性抗体(TSAb)测定。GD 患者血中 TSAb 阳性检出率可达 80%～95%,对本病不但有早期诊断意义,对判断病情活动,是否复发也有价值,还可作为治疗停药的重要指标。

(二)症状

典型病例经详细询问病史,依靠临床表现即可拟诊,早期轻症、小儿或老年表现不典型甲亢,常须辅以必要的甲状腺功能检查方可确认。血清 FT3、FT4、TT3、TT4 增高者符合甲亢;仅 FT3 或者 TT3 增高而 FT4、TT4 正常者可虑为 T3 型甲亢;仅有 FT4 或

TT4 增高而 FT3、TT3 正常者为 T4 型甲亢;结果可疑者可进一步作 sTSH 测定和(或)TRH 兴奋试验。在确诊甲亢基础上,应排出其他原因所致的甲亢,结合患者眼征、弥漫性甲状腺肿等特征,必要时检测血清 TSAb 等,可诊断为 GD;有结节须与自主性高功能甲状腺结节或多结节性甲状腺肿伴甲亢相鉴别。后者临床上一般无突眼,甲亢症状较轻,甲状腺扫描为热结节,结节外甲状腺组织功能受抑制,亚急性甲状腺炎伴甲亢症状者甲状腺摄[131]I 率减低,桥本甲状腺炎伴甲亢症状者血中微粒体抗体水平增高,碘甲亢有碘摄入史,甲状腺摄[131]I 率降低,有时具有 T4、rT3 升高,T3 不高的表现,其他如少见的异位甲亢,TSH 甲亢及肿瘤伴甲亢等均应想到,逐个排除。

四、治疗

1.一般治疗。诊断后在甲亢病情尚未得到控制时,尽可能取得患者的充分理解和密切合作,合理安排饮食,需要高热量、高蛋白质、高维生素和低碘的饮食;精神要放松;适当休息,避免重体力活动,是必需的、不可忽视的。

2.药物治疗。硫脲嘧啶类药物,这是我国和世界不少国家目前治疗甲亢主要采取的治疗方法。本治疗方法的特点:为口服用药,容易被患者接受;治疗后不会引起不可逆的损伤;但用药疗程长,需要定期随查;复发率较高。即便是合理规则用药,治后仍有 20%以上的复发率。硫脲嘧啶类药物的品种:临床选用顺序常为甲硫咪唑(他巴唑,MMI)、丙基硫氧嘧啶(PTU)、卡比吗唑(甲亢平)和甲基硫氧嘧啶。PTU 和甲基硫氧嘧啶药效较其他小 10 倍,使用时应剂量大 10 倍。药物选择:不同地区不同医生之间依据其习惯和经验有其不同的选择。在美国常选用 PTU,而在欧洲首选 MMI 的更多。在我国,选用PTU 和 MMI 都不少,选用前者考虑其可减少循环中的 T4 转换为 T3,孕妇使用更为安全,而选用后者则认为该药副作用更小,对甲状腺激素的合成具有较长时间的抑制作用,有经验显示该药每日给药 1 次即可,患者的依从性较好。辅助药物:普萘洛尔(心得安)、碘剂以及甲状腺制剂的使用。

3.手术治疗。药物治疗后的甲状腺次全切除,效果良好,治愈率达到 90%以上,但有一定并发症的发生几率。

4.放射性碘治疗。此法安全,方便,治愈率达到 85%～90%,复发率低,在近年来越来越多的国家开始采用此种方法治疗甲亢。治疗后症状消失较慢,约 10%的患者发生永久的甲状腺功能减退。这是安全的治疗,全世界采用此种治疗方法的几十年中,对选用的患者尚未发现甲状腺癌和白血病。

5.甲状腺介入栓塞治疗。这是 20 世纪 90 年代以来治疗 Graves 病的一种新方法,自从 1994 年首例报道后,我国部分地区已开展此种治疗。方法是在数字减影 X 线的电视之下,经股动脉将导管送入甲状腺上动脉,缓漫注入与造影剂相混合的栓塞剂量—聚乙烯醇、明胶海绵或白芨粉,至血流基本停止。一般甲状腺栓塞的面积可过 80%～90%,这与次全手术切除的甲状腺的量相似。此种治疗方法适应证是甲状腺较大,对抗甲状腺药疗效欠佳或过敏者;不宜采用手术或放射性碘者;也可用于甲状腺非常肿大时的手术前治疗。而初发的甲亢,甲状腺肿大不明显,有出血倾向及有明显的大血管硬化者应为禁忌之列。

6.传统中医治疗。传统的中医中药及针灸疗法对一些甲亢也有较好的效果。由于医家对病情认识的辨证不同,各家采用的治法也有差别,疗效也不相同。对用硫脲嘧啶类药治疗有明显血象改变的甲亢患者,也可选用传统中医中药治疗。

五、护理

(一)病情观察

1.患者有无自觉乏力、多食、消瘦、怕热、多汗及排便次数增多等异常改变。

2.心理社会情况。患者有无情绪改变,如敏感、急躁、易怒、焦虑,家庭人际关系紧张等改变,产生自卑心理,部分老年患者可有抑郁、淡漠,重者可有自杀倾向。

(二)症状护理

1.重症浸润性突眼的护理。注意保护角膜和球结膜,可用眼罩防止光、风、灰尘刺激。结膜水肿,眼睑不能闭合者,涂以抗生素眼膏或用生理盐水纱布湿敷,抬高床头,限制水及盐的摄入,防止眼压增高,并训练眼外肌活动。

2.甲亢危象的护理。要严密观察体温、脉搏、呼吸、血压、是否精神异常,是否电解质紊乱,每班详细记录病情及出入量,并做好床边交接班。

(三)一般护理

1.每日有充分的休息,避免过度疲劳,生病或有心功能不全或心律失常者应卧床休息。环境要安静,室温稍低。

2.给予高热量、高蛋白、富含维生素和钾、钙的饮食。限制高纤维素饮食,如粗粮、蔬菜等。避免吃含碘丰富的食物,如海带、紫菜等。

3.甲亢患者代谢高,产热多,经常出汗烦躁,需予以理解和关心,室内宜通风,室温保持在20℃左右,以减少出汗。多进饮料以补充丢失的水分,但避免给浓茶、咖啡。让患者勤洗澡常换内衣,对个人卫生舒适的要求,尽量给予满足。

4.护士接触患者应关心体贴,态度和蔼,避免刺激性语言,仔细耐心做好解释疏导工作,解除患者的焦虑紧张情绪,使患者建立信赖感,配合治疗。

(叶丽丽　贾继清　王丽云　赵丽丽)

第二节　糖尿病

糖尿病是一组以高血糖为特征的代谢性疾病。高血糖则是由于胰岛素分泌缺陷或其生物作用受损,或两者兼有引起。糖尿病时长期存在的高血糖,导致各种组织,特别是眼、肾、心脏、血管、神经的慢性损害、功能障碍。

一、病因

1.遗传因素。1型或2型糖尿病均存在明显的遗传异质性。糖尿病存在家族发病倾向,1/4～1/2的患者有糖尿病家族史。临床上至少有60种以上的遗传综合征可伴有糖尿病。1型糖尿病有多个DNA位点参与发病,其中以HLA抗原基因中DQ位点多态性关系最为密切。在2型糖尿病已发现多种明确的基因突变,如胰岛素基因、胰岛素受体基因、葡萄糖激酶基因、线粒体基因等。

2.环境因素。进食过多,体力活动减少导致的肥胖是2型糖尿病最主要的环境因素,使具有2型糖尿病遗传易感性的个体容易发病。1型糖尿病患者存在免疫系统异常,在某些病毒如柯萨奇病毒、风疹病毒、腮腺病毒等感染后导致自身免疫反应,破坏胰岛β细胞。

二、临床表现

糖尿病的症状可分为两大类:一是与代谢紊乱有关的表现,尤其是与高血糖有关的"三多一少",多见于1型糖尿病,2型糖尿病常不十分明显或仅有部分表现;二是各种急性、慢性并发症的表现。

1.多尿。是由于血糖过高,超过肾糖阈(8.89～10.0 mmol/L),经肾小球滤出的葡萄糖不能完全被肾小管重吸收,形成渗透性利尿,血糖越高,尿糖排泄越多,尿量越多,24 h尿量可达2 000～3 000 mL,但老年人和有肾脏疾病者,肾糖阈增高,尿糖排泄障碍,在血糖轻中度增高时,多尿可不明显。

2.多饮。主要由于高血糖使血浆渗透压明显增高,加之多尿,水分丢失过多,发生细胞内脱水,加重高血糖,使血浆渗透压进一步明显升高,刺激口渴中枢,导致口渴而多饮,多饮进一步加重多尿。

3.多食。多食的机制不十分清楚,多数学者倾向是葡萄糖利用率(进出组织细胞前后动静脉血中葡萄糖浓度差)降低所致,正常人空腹时动静脉血中葡萄糖浓度差缩小,刺激摄食中枢,产生饥饿感;摄食后血糖升高,动静脉血中浓度差加大(>0.829 mmol/L),摄食中枢受抑制,饱腹中枢兴奋,摄食要求消失,然而糖尿患者由于胰岛素的绝对或相对缺乏或组织对胰岛素不敏感,组织摄取利用葡萄糖能力下降,虽然血糖处于高水平,但动静脉血中葡萄糖的浓度差很小,组织细胞实际上处于"饥饿状态",从而刺激摄食中枢,引起饥饿,多食。另外,机体不能充分利用葡萄糖,大量葡萄糖从尿中排泄,因此机体实际上处于半饥饿状态,能量缺乏亦引起食欲亢进。

4.体重下降。糖尿病患者尽管食欲和食量正常,甚至增加,但体重下降,主要是由于胰岛素绝对或相对缺乏或胰岛素抵抗,机体不能充分利用葡萄糖产生能量,致脂肪和蛋白质分解加强,消耗过多,呈负氮平衡,体重逐渐下降,乃至出现消瘦,一旦糖尿病经合理的治疗,获得良好控制后,体重下降可控制,甚至有所回升,如糖尿病患者在治疗过程中体重持续下降或明显消瘦,提示可能代谢控制不佳或合并其他慢性消耗性疾病。

5.乏力。在糖尿病患者中亦是常见的,由于葡萄糖不能被完全氧化,即人体不能充分利用葡萄糖和有效地释放出能量,同时组织失水,电解质失衡及负氮平衡等,因而感到全身乏力,精神萎靡。

6.视力下降。不少糖尿病患者在早期就诊时,主诉视力下降或模糊,这主要可能与高血糖导致晶体渗透压改变,引起晶体屈光度变化所致,早期一般多属功能性改变,一旦血糖获得良好控制,视力可较快恢复正常。

三、诊断

(一)辅助检查

1.血糖:是诊断糖尿病的唯一标准。有明显"三多一少"症状者,只要一次异常血糖值即可诊断。无症状者诊断糖尿病需要两次异常血糖值。可疑者需做75 g葡萄糖耐量试验。

2.尿糖:常为阳性。血糖浓度超过肾糖阈(8.89～10.0 mmol/L)时尿糖阳性。肾糖阈增高时即使血糖达到糖尿病诊断可呈阴性。因此,尿糖测定不作为诊断标准。

3.尿酮体:酮症或酮症酸中毒时尿酮体阳性。

4.糖化血红蛋白(HbA1c):是葡萄糖与血红蛋白非酶促反应结合的产物,反应不可逆,HbA1c水平稳定,可反映取血前2个月的平均血糖水平。是判断血糖控制状态最有价值的指标。

5.糖化血清蛋白:是血糖与血清白蛋白非酶促反应结合的产物,反映取血前1～3周的平均血糖水平。

6.血清胰岛素和C肽水平:反映胰岛β细胞的储备功能。2型糖尿病早期或肥胖型血清胰岛素正常或增高,随着病情的发展,胰岛功能逐渐减退,胰岛素分泌能力下降。

7.血脂:糖尿病患者常见血脂异常,在血糖控制不良时尤为明显。表现为甘油三酯、总胆固醇、低密度脂蛋白胆固醇水平升高。高密度脂蛋白胆固醇水平降低。

8.免疫指标:胰岛细胞抗体(ICA)、胰岛素自身抗体(IAA)和谷氨酸脱羧酶(GAD)抗体是1型糖尿病体液免疫异常的三项重要指标,其中以GAD抗体阳性率高,持续时间长,对1型糖尿病的诊断价值大。在1型糖尿病的一级亲属中也有一定的阳性率,有预测1型糖尿病的意义。

9.尿白蛋白排泄量,放免或酶联方法。可灵敏地检出尿白蛋白排出量,早期糖尿病肾病尿白蛋白轻度升高。

(二)临床表现

糖尿病的诊断一般不难,空腹血糖大于或等于7.0 mmol/L,和/或餐后2 h血糖大于或等于11.1 mmol/L即可确诊。诊断糖尿病后要进行分型。

1.Ⅰ型糖尿病。发病年龄轻,大多<30岁,起病突然,多饮多尿多食消瘦症状明显,血糖水平高,不少患者以酮症酸中毒为首发症状,血清胰岛素和C肽水平低下,ICA、IAA或GAD抗体可呈阳性。单用口服药无效,需用胰岛素治疗。

2.2型糖尿病。常见于中老年人,肥胖者发病率高,常可伴有高血压,血脂异常、动脉硬化等疾病。起病隐袭,早期无任何症状,或仅有轻度乏力、口渴,血糖增高不明显者需做糖耐量试验才能确诊。血清胰岛素水平早期正常或增高,晚期低下。

四、治疗

目前尚无根治糖尿病的方法,但通过多种治疗手段可以控制好糖尿病。主要包括 5 个方面:糖尿病患者的教育,自我监测血糖,饮食治疗,运动治疗和药物治疗。

（一）一般治疗

1. 教育。要教育糖尿病患者懂得糖尿病的基本知识,树立战胜疾病的信心,如何控制糖尿病,控制好糖尿病对健康的益处。根据每个糖尿病患者的病情特点制定恰当的治疗方案。

2. 自我监测血糖。随着小型快捷血糖测定仪的逐步普及,患者可以根据血糖水平随时调整降血糖药物的剂量。1 型糖尿病进行强化治疗时每天至少监测 4 次血糖(餐前),血糖不稳定时要监测 8 次(三餐前、后、晚睡前和凌晨 3:00)。强化治疗时空腹血糖应控制在 7.2 mmol/L 以下,餐后两小时血糖小于 10 mmol/L,HbA1c 小于 7%。2 型糖尿病患者自我监测血糖的频度可适当减少。

（二）药物治疗。

1. 口服药物治疗。

(1)磺脲类药物。2 型 DM 患者经饮食控制、运动、降低体重等治疗后,疗效尚不满意者均可用磺脲类药物。因降糖机制主要是刺激胰岛素分泌,所以对有一定胰岛功能者疗效较好。对一些发病年龄较轻、体形不胖的糖尿病患者在早期也有一定疗效。但对肥胖者使用磺脲类药物时,要特别注意饮食控制,使体重逐渐下降,与双胍类或 α-葡萄糖苷酶抑制剂降糖药联用较好。下列情况属禁忌证:一是严重肝、肾功能不全;二是合并严重感染,创伤及大手术期间,临时改用胰岛素治疗;三是糖尿病酮症、酮症酸中毒期间,临时改用胰岛素治疗;四是糖尿病孕妇,妊娠高血糖对胎儿有致畸形作用,早产、死产发生率高,故应严格控制血糖,应把空腹血糖控制在 5.8 mmol/L(105 mg/dL)以下,餐后 2 h 血糖控制在 6.7 mmol/L 以下,但控制血糖不宜用口服降糖药;五是对磺脲类药物过敏或出现明显不良反应。

(2)双胍类降糖药。降血糖的主要机制是增加外周组织对葡萄糖的利用,增加葡萄糖的无氧酵解,减少胃肠道对葡萄糖的吸收,降低体重。①适应证。肥胖型 2 型糖尿病,单用饮食治疗效果不满意者;2 型糖尿病单用磺脲类药物效果不好,可加双胍类药物;1 型糖尿病用胰岛素治疗病情不稳定,用双胍类药物可减少胰岛素剂量;2 型糖尿病继发性失效改用胰岛素治疗时,可加用双胍类药物,能减少胰岛素用量。②禁忌证。严重肝、肾、心、肺疾病,消耗性疾病,营养不良,缺氧性疾病;糖尿病酮症,酸中毒;伴有严重感染、手术、创伤等应激状况时暂停双胍类药物,改用胰岛素治疗;妊娠期。③不良反应。一是胃肠道反应。最常见,表现为恶心、呕吐、食欲下降、腹痛、腹泻,发生率可达 20%。为避免这些不良反应,应在餐中或餐后服药。二是头痛、头晕、口腔金属味。三是乳酸中毒,多见于长期、大量应用降糖灵,伴有肝、肾功能减退,缺氧性疾病,急性感染、胃肠道疾病时,降糖片引起酸中毒的机会较少。

(3)α-葡萄糖苷酶抑制剂。1 型和 2 型糖尿病均可使用,可以与磺脲类、双胍类或胰岛素联用。①倍欣(伏格列波糖):餐前即刻口服。②拜唐苹及卡博平(阿卡波糖):餐前即刻口服。主要不良反应有腹痛、肠胀气、腹泻、肛门排气增多。

(4)胰岛素增敏剂。有增强胰岛素作用,改善糖代谢。可以单用,也可与磺脲类、双胍类或胰岛素联用。有肝脏病或心功能不全者不宜应用。

(5)格列奈类胰岛素促分泌剂。①瑞格列奈(诺和龙)为快速促胰岛素分泌剂,餐前即刻口服,每次主餐时服,不进餐不服。②那格列奈(唐力)作用类似于瑞格列奈。

2.胰岛素治疗。胰岛素制剂有动物胰岛素、人胰岛素和胰岛素类似物。根据作用时间分为短效、中效和长效胰岛素,并已制成混合制剂,如诺和灵 30 R,优泌林 70/30。

(1)1 型糖尿病。需要用胰岛素治疗。非强化治疗者每天注射 2~3 次,强化治疗者每日注射 3~4 次,或用胰岛素泵治疗。需经常调整剂量。

(2)2 型糖尿病。口服降糖药失效者先采用联合治疗方式,方法为原用口服降糖药剂量不变,睡前晚 10:00 注射中效胰岛素或长效胰岛素类似物,一般每隔 3 天调整 1 次,目的为空腹血糖降到 4.9~8.0 mmol/L,无效者停用口服降糖药,改为每天注射 2 次胰岛素。

胰岛素治疗的最大不良反应为低血糖。

(三)运动治疗

增加体力活动可改善机体对胰岛素的敏感性,降低体重,减少身体脂肪量,增强体力,提高工作能力和生活质量。运动的强度和时间长短应根据患者的总体健康状况来定,找到适合患者的运动量和患者感兴趣的项目。运动形式可多样,如散步、快步走、健美操、跳舞、打太极拳、跑步、游泳等。

(四)饮食治疗

饮食治疗是各种类型糖尿病治疗的基础,一部分轻型糖尿病患者单用饮食治疗就可控制病情。

1.总热量。总热量的需要量要根据患者的年龄、性别、身高、体重、体力活动量、病情等综合因素来确定。首先要算出每个人的标准体重,可参照下述公式:标准体重(kg)=身高(cm)-105,或标准体重(kg)=(身高(cm)-100),女性的标准体重应再减去 2 kg。也可根据年龄、性别、身高查表获得。算出标准体重后再依据每个人日常体力活动情况来估算出每千克标准体重热量需要量。根据标准体重计算出每日所需要热卡量后,还要根据患者的其他情况作相应调整。儿童、青春期、哺乳期、营养不良、消瘦以及有慢性消耗性疾病应酌情增加总热量。肥胖者要严格限制总热量和脂肪含量,给予低热量饮食,每天总热量不超过 6 279 kJ,一般以每月降低 0.5~1.0 kg 为宜,待接近标准体重时,再按前述方法计算每天总热量。另外,年龄大者较年龄小者需要热量少,成年女子比成年男子所需热量要少一些。

2.碳水化合物。碳水化合物每克产热 16.74 kJ,是热量的主要来源,现认为碳水化合物应占饮食总热量的 55%～65%,可用下面公式计算:根据我国人民生活习惯,可进主食(米或面)250～400 g,可作如下初步估计,休息者每天主食 200～250 g,轻度体力劳动者 250～300 g,中度体力劳动者 300～400 g,重体力劳动者 400 g 以上。

3.蛋白质。蛋白质每克产热量 16.74 kJ。占总热量的 12%～15%。蛋白质的需要量在成人每千克体重约 1 g。在儿童、孕妇、哺乳期妇女、营养不良、消瘦、有消耗性疾病者宜增加至每千克体重 1.5～2.0 g。糖尿病肾病者应减少蛋白质摄入量,每千克体重 0.8 g,若已有肾功能不全,应摄入高质量蛋白质,摄入量应进一步减至每千克体重 0.6 g。

4.脂肪。脂肪的能量较高,每克产热量 37.67 kJ。约占总热量 25%,一般不超过 30%,每日每千克体重 0.8～1 g。动物脂肪主要含饱和脂肪酸。植物油中含不饱和脂肪酸多,糖尿病患者易患动脉粥样硬化,应采用植物油为主。

五、护理

(一)病情观察

严密观察病情的轻重以及有无并发症。

1.有无泌尿道、皮肤、肺部等感染,女性有无外阴部皮肤瘙痒。

2.有无食欲减退,恶心、呕吐、嗜睡、呼吸加快、加深,呼气呈烂苹果气味及脱水等酮症酸中毒表现。

3.有无低血糖。

4.有无四肢麻木等周围神经炎表现。

5.辅助检查尿糖定性、空腹血糖检查及口服葡萄糖耐量试验(GOTT)测定均要准确符合操作规范。

(二)对症护理

1.饮食护理

(1)让患者明确饮食控制的重要性,从而自觉遵守饮食规定。

(2)应严格定时进食,对使用胰岛素治疗的患者尤应注意。

(3)检查每次进餐情况,若有剩余,必须计算实际进食量,供医师作治疗中参考。

(4)控制总热量,当患者出现饥饿感时可增加蔬菜及豆制品等副食。

(5)有计划地更换食品,以免患者感到进食单调乏味。

2.应用胰岛素的护理

(1)胰岛素的保存:中效及长效胰岛素比普通胰岛素稳定。同样在 5℃情况下,前两者为 3 年而后者为 3 个月,使用期间宜保存在室温 20℃以下。

(2)应用时注意胰岛素的换算。

(3)剂量必须准确,抽吸时避免振荡。

(4)两种胰岛素合用时,先抽吸正规胰岛素后抽吸鱼精蛋白胰岛素。

(5)胰岛素注射部位选择与安排,胰岛素常用于皮下注射,宜选皮肤疏松部位,有计划按顺序轮换注射。每次要改变部位,以防注射部位组织硬化,脂肪萎缩影响胰岛素的吸收,注射部位消毒应严密,以防感染。

(6)低血糖反应:表现为疲乏,强烈饥饿感,甚至死亡,一旦发生低血糖反应,立即抽血检查血糖外,可口服糖水或静注50%葡萄糖40 mL,待患者清醒后再让其进食,以防止再昏迷。

(三)一般护理

1.生活有规律,身体情况许可,可进行适当的运动,以促进碳水化合物的利用,减少胰岛素的需要量。

2.注意个人卫生,预防感染,糖尿病常因脱水和抵抗力下降,皮肤容易干燥发痒,也易合并皮肤感染,应定时给予擦身或沐浴,以保持皮肤清洁。此外,应避免袜紧、鞋硬,防止血管闭塞而发生坏疽或皮肤破损而致感染。

3.按时测量体重以作计算饮食和观察疗效的参考。

4.必要时记录出入水量。

5.每日分3～4段留尿糖定性,必要时测24 h尿糖定量。

六、健康指导

1.帮助患者(或家属)掌握有关糖尿病治疗的知识,树立战胜疾病的信心。

2.帮助患者学会尿糖定性试验,包括试剂法和试纸法有关事项。

3.掌握饮食治疗的具体措施,按规定热量进食,定时进食,避免偏食、过食与绝食,采用清淡食品,使菜谱多样化,多食蔬菜。

4.应用降糖药物时,指导患者观察药物疗效、副作用及掌握其处理方法。

5.帮助患者及其家属学会胰岛素注射技术,掌握用药方案,观察常见反应。

6.预防和识别低血糖反应和酮症酸中毒的方法及低血糖反应的处理。

7.注意皮肤清洁,尤其要对足部、口腔、阴部的清洁,预防感染,有炎症、痈和创伤时要及时治疗。

8.避免精神创伤及过度劳累。

9.定期门诊复查,平时外出时注意随带糖尿病治疗情况卡。

(张　萍　黄俊蕾　陈云荣　叶丽丽)

第十章　神经系统常见疾病

第一节　脑梗死

脑梗死又称缺血性卒中,中医称之为卒中或中风。本病系由各种原因所致的局部脑组织血液供应障碍,导致脑组织缺血缺氧性病变坏死,进而产生临床上对应的神经功能缺失表现。脑梗死依据发病机制的不同分为脑血栓形成、脑栓塞和腔隙性脑梗死等主要类型。其中脑血栓形成是脑梗死最常见的类型,约占全部脑梗死的60%。

一、病因

1. 血管壁本身的病变。最常见的是动脉粥样硬化,且常常伴有高血压、糖尿病、高脂血症等危险因素。其可导致各处脑动脉狭窄或闭塞性病变,但以大中型管径($\geqslant 500~\mu m$)的动脉受累为主,国人的颅内动脉病变较颅外动脉病变更多见。其次为脑动脉壁炎症,如结核、梅毒、结缔组织病等。此外,先天性血管畸形、血管壁发育不良等也可引起脑梗死。由于动脉粥样硬化好发于大血管的分叉处和弯曲处,故脑血栓形成的好发部位为颈动脉的起始部和虹吸部、大脑中动脉起始部、椎动脉及基底动脉中下段等。当这些部位的血管内膜上的斑块破裂后,血小板和纤维素等血液中有形成分随后粘附、聚集、沉积形成血栓,而血栓脱落形成栓子可阻塞远端动脉导致脑梗死。脑动脉斑块也可造成管腔本身的明显狭窄或闭塞,引起灌注区域内的血液压力下降、血流速度减慢和血液黏度增加,进而产生脑局部区域供血减少或促进局部血栓形成出现脑梗死症状。

2. 血液成分改变。真性红细胞增多症、高黏血症、高纤维蛋白原血症、血小板增多症、口服避孕药等均可致血栓形成。少数病例可有高水平的抗磷脂抗体、蛋白C、蛋白S或抗血栓Ⅲ缺乏伴发的高凝状态等。这些因素也可以造成脑动脉内的栓塞事件发生或原位脑动脉血栓形成。

3. 其他。药源性、外伤所致脑动脉夹层及极少数不明原因者。

二、临床表现

本病好发50~60岁以上的中、老年人,男性稍多于女性。其常合并有动脉硬化、高血压、高脂血症或糖尿病等危险因素或对应的全身性非特异性症状。脑梗死的前驱症状无特殊性,部分患者可能有头昏、一时性肢体麻木、无力等短暂性脑缺血发作的表现。而这些症状往往由于持续时间较短和程度轻微而被患者及家属忽略。脑梗死起病急,多在休息或睡眠中发病,其临床症状在发病后数小时或 1～2 天达到高峰。

（一）颈内动脉闭塞综合征

病灶侧单眼黑蒙或病灶侧 Horner 征（因颈上交感神经节后纤维受损所致的同侧眼裂变小、瞳孔变小、眼球内陷及面部少汗）；对侧偏瘫、偏身感觉障碍和偏盲等（大脑中动脉或大脑中、前动脉缺血表现）；优势半球受累还可有失语,非优势半球受累可出现体像障碍等。尽管颈内动脉供血区的脑梗死出现意识障碍较少,但急性颈内动脉主干闭塞可产生明显的意识障碍。

（二）大脑中动脉闭塞综合征

1. 主干闭塞。出现对侧中枢性面舌瘫和偏瘫、偏身感觉障碍和同向性偏盲；可伴有不同程度的意识障碍；若优势半球受累还可出现失语,非优势半球受累可出现体像障碍。

2. 皮质支闭塞。上分支闭塞可出现对侧偏瘫和感觉缺失,Broca 失语（优势半球）或体像障碍（非优势半球）；下分支闭塞可出现 Wernicke 失语、命名性失语和行为障碍等,而无偏瘫。

3. 深穿支闭塞。对侧中枢性上下肢均等性偏瘫,可伴有面舌瘫；对侧偏身感觉障碍,有时可伴有对侧同向性偏瘫；优势半球病变可出现皮质下失语。

（三）大脑前动脉闭塞综合征

1. 主干闭塞。前交通动脉以后闭塞时额叶内侧缺血,出现对侧下肢运动及感觉障碍,因旁中央小叶受累小便不易控制,对侧出现强握、摸索及吸吮反射等额叶释放症状。若前交通动脉以前大脑前动脉闭塞时,由于有对侧动脉的侧支循环代偿,不一定出现症状。如果双侧动脉起源于同一主干,易出现双侧大脑前动脉闭塞,出现淡漠、欣快等精神症状,双侧脑性瘫痪、二便失禁、额叶性认知功能障碍。

2. 皮质支闭塞。对侧下肢远端为主的中枢性瘫痪,可伴有感觉障碍；对侧肢体短暂性共济失调、强握反射及精神症状。

3. 深穿支闭塞。对侧中枢性面舌瘫及上肢近端轻瘫。

（四）大脑后动脉闭塞综合征

1. 主干闭塞。对侧同向性偏盲、偏瘫及偏身感觉障碍,丘脑综合征,主侧半球病变可有失读症。

2. 皮质支闭塞。因侧支循环丰富而很少出现症状,仔细检查可发现对侧同向性偏盲或象限盲,伴黄斑回避,双侧病变可有皮质盲；顶枕动脉闭塞可见对侧偏盲,可有不定型幻觉痫性发作,主侧半球受累还可出现命名性失语；距状动脉闭塞出现对侧偏盲或象限盲。

3. 深穿支闭塞。丘脑穿通动脉闭塞产生红核丘脑综合征,如病灶侧小脑性共济失调、肢体意向性震颤、短暂的舞蹈样不自主运动、对侧面部感觉障碍；丘脑膝状体动脉闭塞可出现丘脑综合征,如对侧感觉障碍（深感觉为主）,以及自发性疼痛、感觉过度、轻偏瘫和不自主运动,可伴有舞蹈、手足徐动和震颤等锥体外系症状；中脑支闭塞则出现大脑脚综合征（Weber 综合征），如同侧动眼神经瘫痪，对侧中枢性面舌瘫和上下肢瘫；或 Benedikt 综合征，同侧动眼神经瘫痪，对侧不自主运动，对侧偏身深感觉和精细触觉障碍。

（五）椎基底动脉闭塞综合征

1. 主干闭塞。常引起广泛梗死，出现脑神经、锥体束损伤及小脑症状，如眩晕、共济失调、瞳孔缩小、四肢瘫痪、消化道出血、昏迷、高热等，患者常因病情危重而死亡。

2. 中脑梗死。常见综合征如下。

（1）Weber 综合征。同侧动眼神经麻痹和对侧面舌瘫和上下肢瘫。

（2）Benedikt 综合征。同侧动眼神经麻痹，对侧肢体不自主运动，对侧偏身深感觉和精细触觉障碍。

（3）Claude 综合征。同侧动眼神经麻痹，对侧小脑性共济失调。

（4）Parinaud 综合征。垂直注视麻痹。

3. 脑桥梗死，常见综合征如下。

（1）Foville 综合征。同侧周围性面瘫，双眼向病灶对侧凝视，对侧肢体瘫痪。

（2）Millard-Gubler 综合征。同侧面神经、展神经麻痹，对侧偏瘫。

（3）Raymond-Cesten 综合征。对侧小脑性共济失调，对侧肢体及躯干深浅感觉障碍，同侧三叉神经感觉和运动障碍，双眼向病灶对侧凝视。

（4）闭锁综合征，又称为睁眼昏迷。系双侧脑桥中下部的副侧基底部梗死。患者意识清楚，因四肢瘫痪、双侧面瘫及球麻痹，故不能言语、不能进食、不能做各种运动，只能以眼球上下运动来表达自己的意愿。

三、诊断

（一）辅助检查

1. 一般检查。血小板聚集率、凝血功能、血糖、血脂水平、肝肾功能等；心电图，胸片。这些检查有助于明确患者的基本病情，部分检查结果还有助于病因的判断。

2. 特殊检查。主要包括脑结构影像评估、脑血管影像评估、脑灌注及功能检查等。

（1）脑结构影像检查。①头颅 CT。头颅 CT 是最方便和常用的脑结构影像检查。在超早期阶段（发病 6 h 内），CT 可以发现一些细微的早期缺血改变：如大脑中动脉高密度征、皮层边缘（尤其是岛叶）以及豆状核区灰白质分界不清楚和脑沟消失等。但是 CT 对超早期缺血性病变和皮质或皮质下小的梗死灶不敏感，尤其后颅窝的脑干和小脑梗死更难检出。大多数病例在发病 24 h 后 CT 可显示均匀片状的低密度梗死灶，但在发病 2～3 周内由于病灶水肿消失导致病灶与周围正常组织密度相当的"模糊效应"，CT 难以分辨梗死病灶。②头颅 MRI。标准的 MRI 序列（T1、T2 和 Flair 相）可清晰显示缺血性梗死、脑干和小脑梗死、静脉窦血栓形成等，但对发病几小时内的脑梗死不敏感。弥散加权成像（DWI）可以早期（发病 2 h 内）显示缺血组织的大小、部位，甚至可显示皮质下、脑干和小脑的小梗死灶。结合表观弥散系数（ADC），DWI 对早期梗死的诊断敏感性达到

88%～100%,特异性达到 95%～100%。

（2）脑血管影像学。①颈部血管超声和经颅多普勒（TCD）。目前脑血管超声检查是最常用的检测颅内外血管狭窄或闭塞、动脉粥样硬化斑块的无创手段,亦可用于手术中微栓子的检测。颈动脉超声对颅外颈动脉狭窄的敏感度可达 80% 以上,特异度可超过90%,而 TCD 对颅内动脉狭窄的敏感度也可达 70% 以上,特异度可超过 90%。但由于血管超声技术受操作者主观性影响较大,且其准确性在总体上仍不及 MRA/CTA 及DSA 等有创检查方法,因而目前的推荐意见认为脑血管超声检查（颈部血管超声和TCD）可作为首选的脑血管病变筛查手段,但不宜将其结果作为血管干预治疗前的脑血管病变程度的唯一判定方法。②磁共振血管成像（MRA）和计算机成像血管造影（CTA）。MRA 和 CTA 是对人体创伤较小的血管成像技术,其对人体有创的主要原因系均需要使用对比剂,CTA 尚有一定剂量的放射线。二者对脑血管病变的敏感度及特异度均较脑血管超声更高,因而可作为脑血管评估的可靠检查手段。③数字减影血管造影（DSA）。脑动脉的 DSA 是评价颅内外动脉血管病变最准确的诊断手段,也是脑血管病变程度的金标准,因而其往往也是血管内干预前反映脑血管病变最可靠的依据。DSA 属于有创性检查,通常其致残及致死率不超过 1%。

（二）诊断要点

本病的诊断要点如下。

1.中老年患者,多有脑血管病的相关危险因素病史。

2.发病前可有 TIA。

3.安静休息时发病较多,常在睡醒后出现症状。

4.迅速出现局灶性神经功能缺失症状并持续 24 h 以上,症状可在数小时或数日内逐渐加重。

5.多数患者意识清楚,但偏瘫、失语等神经系统局灶体征明显。

6.头颅 CT 早期正常,24～48 h 后出现低密度灶。

四、治疗

（一）戒烟限酒、调整不良生活饮食方式

对所有有此危险因素的脑梗死患者及家属均应向其普及健康生活饮食方式对改善疾病预后和预防再发的重要性。

（二）规范化二级预防药物治疗

主要包括控制血压、血糖和血脂水平的药物治疗。

1.控制血压。在参考高龄、基础血压、平时用药、可耐受性的情况下,降压目标一般应该达到≤18.67/12 kPa（140/90 mmHg）,理想应达到≤17.33/10.67 kPa（130/80 mmHg）。糖尿病合并高血压患者严格控制血压在 17.33/10.67 kPa（130/80 mmHg）以下,降血压药物以血管紧张素转换酶抑制剂、血管紧张素Ⅱ受体拮抗剂类在降低心脑血管事件方面获益明显。在急性期血压控制方面应当注意以下几点。

(1)准备溶栓者,应使收缩压<24 kPa(180 mmHg)、舒张压<13.33 kPa(100 mmHg)。

(2)缺血性脑卒中后24 h内血压升高的患者应谨慎处理。应先处理紧张焦虑、疼痛、恶心呕吐及颅内压增高等情况。血压持续升高,收缩压≥26.67 kPa(200 mmHg)或舒张压≥14.67 kPa(110 mmHg),或伴有严重心功能不全、主动脉夹层、高血压脑病,可予谨慎降压治疗,并严密观察血压变化,必要时可静脉使用短效药物(如拉贝洛尔、尼卡地平等),最好应用微量输液泵,避免血压降得过低。

(3)有高血压病史且正在服用降压药者,如病情平稳,可于脑卒中24 h后开始恢复使用降压药物。

(4)脑卒中后低血压的患者应积极寻找和处理原因,必要时可采用扩容升压的措施。

2.控制血糖。空腹血糖应<7 mmol/L(126 mg/dL),糖尿病血糖控制的靶目标为HbAlc<6.5%,必要时可通过控制饮食、口服降糖药物或使用胰岛素控制高血糖。

在急性期血糖控制方面应当注意以下两点。

(1)血糖超过11.1 mmol/L时可给予胰岛素治疗。

(2)血糖低于2.8 mmol/L时可给予10%～20%葡萄糖口服或注射治疗。

3.调脂治疗。对脑梗死患者的血脂调节药物治疗的几个推荐意见如下。

(1)胆固醇水平升高的缺血性脑卒中和TIA患者,应该进行生活方式的干预及药物治疗。建议使用他汀类药物,目标是使LDL-C水平降至2.59 mmol/L以下或使LDL-C下降幅度达到30%～40%。

(2)伴有多种危险因素(冠心病、糖尿病、未戒断的吸烟、代谢综合征、脑动脉粥样硬化病变但无确切的易损斑块或动脉源性栓塞证据或外周动脉疾病之一者)的缺血性脑卒中和TIA患者,如果LDL-C>2.07 mmol/L,应将LDL-C降至2.07 mmol/L以下。

(3)对于有颅内外大动脉粥样硬化性易损斑块或动脉源性栓塞证据的缺血性脑卒中和TIA患者,推荐尽早启动强化他汀类药物治疗,建议目标LDL-C<2.07 mmol/L或使LDL-C下降幅度>40%。

(4)长期使用他汀类药物总体上是安全的。他汀类药物治疗前及治疗中,应定期监测肌痛等临床症状及肝酶(谷氨酸和天冬氨酸氨基转移酶)、肌酶(肌酸激酶)变化,如出现监测指标持续异常并排除其他影响因素,应减量或停药观察(供参考:肝酶>3倍正常上限;肌酶>5倍正常上限时停药观察);老年患者如合并重要脏器功能不全或多种药物联合使用时,应注意合理配伍并监测不良反应。

(5)对于有脑出血病史或脑出血高风险人群应权衡风险和获益,建议谨慎使用他汀类药物。

(三)特殊治疗

主要包括溶栓治疗、抗血小板聚集及抗凝药物治疗、神经保护剂、血管内介入治疗和手术治疗等。

1.溶栓治疗。静脉溶栓和动脉溶栓的适应症及禁忌证基本一致。本书以静脉溶栓为例详细介绍其相关注意问题。

(1)对缺血性脑卒中发病3 h内和3～4.5 h的患者,应根据适应症严格筛选患者,尽快静脉给予 rt-PA 溶栓治疗。使用方法：rt-PA 0.9 mg/kg（最大剂量为 90 mg）静脉滴注，其中 10% 在最初 1 min 内静脉推注，其余持续滴注，用药期间及用药 24 h 内应如前述严密监护患者。

（2）发病 6 h 内的缺血性脑卒中患者，如不能使用 rt-PA 可考虑静脉给予尿激酶，应根据适应症严格选择患者。使用方法：尿激酶 100 万～150 万 U，溶于生理盐水 100～200 mL，持续静脉滴注 30 min，用药期间应如前述严密监护患者。

（3）发病 6 h 内由大脑中动脉闭塞导致的严重脑卒中且不适合静脉溶栓的患者，经过严格选择后可在有条件的医院进行动脉溶栓。

（4）发病 24 h 内由后循环动脉闭塞导致的严重脑卒中且不适合静脉溶栓的患者，经过严格选择后可在有条件的单位进行动脉溶栓。

（5）溶栓患者的抗血小板或特殊情况下溶栓后还需抗血小板聚集或抗凝药物治疗者，应推迟到溶栓 24 h 后开始。

（6）临床医生应该在实施溶栓治疗前与患者及家属充分沟通，向其告知溶栓治疗可能的临床获益和承担的相应风险。

①溶栓适应症：A. 年龄 18～80 岁；B. 发病 4.5 h 以内（rt-PA）或 6 h 内（尿激酶）；C. 脑功能损害的体征持续存在超过 1 h，且比较严重；D. 脑 CT 已排除颅内出血，且无早期大面积脑梗死影像学改变；E. 患者或家属签署知情同意书。②溶栓禁忌证：A. 既往有颅内出血，包括可疑蛛网膜下腔出血；近 3 个月有头颅外伤史；近 3 周内有胃肠或泌尿系统出血；近 2 周内进行过大的外科手术；近 1 周内有在不易压迫止血部位的动脉穿刺。B. 近 3 个月内有脑梗死或心肌梗死史，但不包括陈旧小腔隙梗死而未遗留神经功能体征。C. 严重心、肝、肾功能不全或严重糖尿病患者。D. 体检发现有活动性出血或外伤（如骨折）的证据。E. 已口服抗凝药，且 INR>1.5；48 h 内接受过肝素治疗（APTT 超出正常范围）。F. 血小板计数低于 100×10^9/L，血糖<2.7 mmol/L。G. 血压：收缩压>24 kPa（180 mmHg），或舒张压>13.33 kPa（100 mmHg）。H. 妊娠。I. 患者或家属不合作。J. 其他不适合溶栓治疗的条件。

2. 抗血小板聚集治疗。急性期（一般指脑梗死发病 6 h 后至 2 周内，进展性卒中稍长）的抗血小板聚集推荐意见如下。

（1）对于不符合溶栓适应症且无禁忌证的缺血性脑卒中患者应在发病后尽早给予口服阿司匹林 150～300 mg/d。急性期后可改为预防剂量 50～150 mg/d；

（2）溶栓治疗者，阿司匹林等抗血小板药物应在溶栓 24 h 后开始使用；

（3）对不能耐受阿司匹林者，可考虑选用氯吡格雷等抗血小板治疗。

3. 抗凝治疗。主要包括肝素、低分子肝素和华法林。其应用指证及注意事项如下。

（1）对大多数急性缺血性脑卒中患者，不推荐无选择地早期进行抗凝治疗。

（2）关于少数特殊患者（如主动脉弓粥样硬化斑块、基底动脉梭形动脉瘤、卵圆孔未闭伴深静脉血栓形成或房间隔瘤等）的抗凝治疗，可在谨慎评估风险、效益比后慎重选择。

（3）特殊情况下溶栓后还需抗凝治疗的患者，应在 24 h 后使用抗凝剂。

（4）无抗凝禁忌证的动脉夹层患者发生缺血性脑卒中或者 TIA 后，首先选择静脉肝素，维持活化部分凝血活酶时间 50～70 s 或低分子肝素治疗；随后改为口服华法林抗凝治疗（INR 2.0～3.0），通常使用 3～6 个月；随访 6 个月如果仍然存在动脉夹层，需要更换为抗血小板药物长期治疗。

4.神经保护剂。如自由基清除剂、电压门控性钙通道阻断剂、兴奋性氨基酸受体阻断剂等，对急性期脑梗死患者可试用此类药物治疗。

5.其他特殊治疗。如血管内干预治疗和外科手术治疗，有条件的医院可对合适的脑梗死患者进行急性期血管内干预和外科手术治疗；如对发病 6 h 内的脑梗死病例可采用动脉溶栓及急性期支架或机械取栓治疗；对大面积脑梗死病例必要时可采用去骨板减压术治疗。

（四）并发症的防治

脑梗死急性期和恢复期容易出现各种并发症，其中吸入性肺炎、褥疮、尿路感染、下肢深静脉血栓形成及肺栓塞、吞咽困难所致营养不良等可明显增加不良预后的风险。因而对这些并发症的有效防治和密切护理也是脑梗死规范化治疗过程中一个关键的环节。

（五）康复治疗和心理调节治疗

应尽早启动脑梗死患者个体化的长期康复训练计划，因地制宜采用合理的康复措施。有研究结果提示脑梗死发病后 6 月内是神经功能恢复的"黄金时期"，对语言功能的有效康复甚至可长达数年。同时，对脑梗死患者心理和社会上的辅助治疗也有助于降低残疾率，提高生活质量，促进其早日重返社会。

五、护理

1.饮食护理。给予患者高热量、易消化普通食物，可以是牛奶、米汤、菜汤、鸡蛋、淀粉、菜汁、肉汤和果汁水等，为方便进食，可剁馅或缩浆。如进食正常，食物可不用机械高密度处理。但不要高盐、肥腻，还要结合患者有没有其他病选用食物，如糖尿病患者不能食糖。每日 3～4 餐即可。有医生建议多吃黑木耳和芹菜等，前为软化血管，后为降血压。

2.保持呼吸道通畅，防止感冒。特别是结合患者情况，日夜安排人看护好患者。

3.预防褥疮。帮助和维持患者定时翻身和适度活动，如果患者不能很好活动，可以帮助其翻身，一般每 2～3 h 翻身一次。及时更换潮湿的床单、被褥和衣服。

4.预防烫伤、碰伤、摔倒等二次伤害。

5.防止便秘。可给患者吃一些香蕉及蜂蜜和含纤维素多的食物，每日早晚给患者按摩腹部。3 天未大便者，要药物帮助排便。

6.防止泌尿系感染。患者能自行排尿，要及时更换尿湿衣裤。患者用导尿管排尿，每次清理患者尿袋要无菌操作。

7.防止坠床。躁动不安的患者应安装床挡，必要时使用保护带，防止患者坠床、摔伤。

8.防治结膜、角膜炎和老年人疾病。对眼睛不能闭合者,可给患者涂用抗生素眼膏并加盖湿纱布,以防结、角膜炎的发生。一般说来 70 多岁的老年人还同时患有其他疾病,要结合病情,有主有次,有先有后地进行适度治疗。

9.一般护理。每天早晚及饭后给患者用盐水清洗口腔、甚至刷牙,每周擦澡 1～2次,每日清洗外阴一次,隔日洗脚一次等,当天气炎热,洗澡要相对勤快些。洗漱时还可适当进行热敷患侧身体,促进血液循环。平时保证适度的按摩推拿。保证患者住房环境良好。

(叶丽丽　逄晓燕　许庆超　刘晓梅)

第二节　脑出血

脑出血,俗称脑溢血,属于"脑中风"的一种,是中老年高血压患者一种常见的严重脑部并发症。脑出血是指非外伤性脑实质内血管破裂引起的出血,最常见的病因是高血压、脑动脉硬化、颅内血管畸形等,常因用力、情绪激动等因素诱发,故大多在活动中突然发病,临床上脑出血发病十分迅速,主要表现为意识障碍、肢体偏瘫、失语等神经系统的损害。它起病急骤、病情凶险、死亡率非常高,是目前中老年人致死性疾病之一。

一、病因

1.外界因素。气候变化。临床上发现,脑血管病的发生在季节变化时尤为多见,如春夏、秋冬交界的季节,现代医学认为,季节的变化以及外界温度的变化可以影响人体神经内分泌的正常代谢,改变血液黏稠度,血浆纤维蛋白质、肾上腺素均升高,毛细血管痉挛性收缩和脆性增加。短时间内颅内血管不能适应如此较为明显的变化,即出现血压的波动,最终导致脑出血的发生。

2.情绪改变。情绪改变是脑出血的又一重要诱因,包括极度的悲伤、兴奋、恐惧等,临床工作中我们发现,多数脑出血患者发病之前都有情绪激动病史,甚至曾有人做过研究,证实临床上近 30％的患者是因生气、情绪激动导致脑出血。究其原因主要是由于短时间情绪变化时出现交感神经兴奋,心跳加快、血压突然升高,原本脆弱的血管破裂所致。

3.不良生活习惯。吸烟对人体有较为严重的健康影响是得到世界卫生组织公认的,长期吸烟可以使得体内血管脆性增加,对血压波动的承受能力下降容易发生脑血管破裂。而长期饮酒可引起血管收缩舒张调节障碍,并出现血管内皮的损伤,血管内脂质的沉积,使得血管条件变差,易发生脑出血。此外,经常过度劳累,缺少体育锻炼,也会使血黏度增加,破坏血管条件,导致脑出血的发生。

二、临床表现

脑出血的症状与出血的部位、出血量、出血速度、血肿大小以及患者的一般情况等有关,通常一般表现为不同程度的突发头痛、恶心呕吐、言语不清、小便失禁、肢体活动障碍和意识障碍。位于非功能区的小量出血可以仅表现为头痛及轻度的神经功能障碍,而大量出血以及大脑深部出血、丘脑出血或者脑干出血等可以出现迅速昏迷,甚至在数小时及数日内出现死亡。典型的基底节出血可出现突发肢体无力及麻木,语言不清或失语,意识障碍,双眼向出血一侧凝视,可有剧烈疼痛,同时伴有恶心呕吐、小便失禁症状;丘脑出血常破入脑室,患者有偏侧颜面和肢体感觉障碍,意识淡漠,反应迟钝;而脑桥出血小量时可有出血一侧的面瘫和对侧肢体瘫,而大量时可迅速出现意识障碍、四肢瘫痪、眼球固定,危急生命;小脑出血多表现为头痛、眩晕、呕吐、构音障碍等小脑体征,一般不出现典型的肢体瘫痪症状,血肿大量时可侵犯脑干,出现迅速昏迷、死亡。

三、诊断

脑出血属于神经科急诊,需要在短时间内立刻明确诊断,目前辅助检查主要分为实验室检查和影像学检查两种,随着目前医疗水平的逐渐提高,影像学检查因为其具有时间短、无创、结果准确等优点,已逐渐成为首选的检查方法。

1. 头颅 CT 检查:临床疑诊脑出血时首选 CT 检查,可显示圆形或卵圆形均匀高密度血肿,发病后即可显示边界清楚的新鲜血肿,并可确定血肿部位、大小、形态以及是否破入脑室,血肿周围水肿带和占位效应等;如脑室大量积血可见高密度铸型,脑室扩张,1 周后血肿周围可见环形增强,血肿吸收后变为低密度或囊性变,CT 动态观察可发现脑出血的病理演变过程,并在疾病治疗过程中的病情变化,第一时间指导临床治疗。目前头颅 CT 已成为较为广泛的检查方法。

2. MRI 检查:可发现 CT 不能确定的脑干或小脑小量出血,能分辨病程 4～5 周后 CT 不能辨认的脑出血,区别陈旧性脑出血与脑梗死,显示血管畸形流空现象,还可以大致判断出血时间,是否多次反复出血等,但 MR 检查需要患者较长时间(10 min 以上)静止不动躺在扫描机内,对已有意识障碍的患者较难做到,一般不及 CT 检查应用广泛。

3. DSA 全脑血管造影检查:脑血管造影曾经是脑出血的重要诊断手段,因其不能显示血肿本身,仅能根据血肿周围相关血管的移位来推测血肿的部位及大小,且 DSA 检查为一项有创检查,目前一线应用已明显减少。值得一提的是,DSA 在脑出血原因的鉴别上仍意义重大,因其可直观地看到脑血管的走行及形态,当怀疑有脑血管畸形或动脉瘤破裂的患者应该需要做 DSA 检查明确诊断。

4. 脑脊液检查:脑出血诊断明确者一般不做脑脊液检查,以防脑疝发生,但在无条件做脑 CT 扫描或脑 MRI 检查时,腰穿仍有一定诊断价值。脑出血后由于脑组织水肿,颅内压力一般较高,80% 患者在发病 6 h 后,由于血液可自脑实质破入到脑室或蛛网膜下隙而呈血性脑脊液,所以脑脊液多数呈血性或黄色,少数脑脊液清亮。因此,腰穿脑脊液清亮时,不能完全排除脑出血的可能,术前应给脱水剂降低颅内压,有颅内压增高或有脑疝的可能时,应禁忌做腰穿。

四、治疗

(一)内科治疗

出血量不多,神经功能损害较轻,或者一般情况较差不能手术治疗的患者可选择内科保守治疗。内科治疗的原则在于:脱水降颅内压、减轻脑水肿,调整血压;防止再出血;减轻血肿造成的继发性损害,促进神经功能恢复;防止并发症。

1.一般治疗:安静休息,一般卧床休息 2～4 周。保持呼吸道通畅,防止舌根后坠,必要时行气管切开,有意识障碍、血氧饱和度下降的患者应予以吸氧。危重患者应予以心电监测,进行体温、血压、呼吸等生命体征的监测。

2.控制血压:脑出血患者血压会反射性升高,而过高的血压则会更加引起出血增加,而过低的血压又会影响到健康脑组织的血供,所以对于脑出血患者,应该选用较为有效的降压药物将血压控制在发病之前的基础血压水平。

3.控制脑水肿,降低颅内压:颅内压的升高可引起患者较为明显的症状,如恶心、呕吐等,严重的还会引起脑疝导致生命危险。所以降低颅内压控制脑水肿是脑出血治疗的重要措施,发病早期可用甘露醇并辅助以呋塞米进行脱水,同时注意监测患者肾功能,注意复查血电解质情况防止水电解质紊乱。

4.预防并发症:可预防性使用抗生素以及降低胃酸分泌的药物防止肺部感染及上消化道应激性溃疡的发生。早期可行胃肠减压,一来可观察是否存在应激性溃疡,二来可减轻患者胃肠道麻痹引起的腹胀,避免胃内容物因呕吐而发生吸入性肺炎。

(二)外科治疗

1.手术适应症:目前认为,患者无意识障碍时多无需手术;有明显意识障碍、脑疝尚不明时,外科治疗明显优于内科;深昏迷患者、双瞳扩大、生命体征趋于衰竭者,内外科治疗方法均不理想。目前手术适应症主要参考以下几点考虑:大脑出血量大于 30 mL,小脑出血量大于 10 mL;患者出血后意识障碍情况,Ⅰ级一般不需手术,Ⅴ级病情处于晚期也无法手术,Ⅱ～Ⅳ级需要手术治疗,Ⅱ级患者若一般情况可,也可首选内科保守治疗,根据病情变化再决定,Ⅳ级患者若出血时间短出血量大,进展快,脑疝形成时间长,则无法手术。另外,位置较为表浅的出血一般多可手术,而较为深在出血如脑干局部出血,若无意识障碍,可保守治疗。对于出血量较少但患者病情明显加重的需要警惕是否存在持续出血,术前应充分考虑。此外,患者的一般情况需要考虑,是否存在心肺功能下降,高龄患者手术后一般恢复较差,效果一般,选择手术需要慎重。

2.手术前的准备:脑出血手术应尽早进行,长时间的血肿压迫可导致脑细胞功能受损,并出现较为严重的并发症,手术的早期进行有利于提高脑出血的治愈率以及患者的生活质量。脑出血虽然是一种急诊,但术前准备仍然要充分,术前正确处理患者的症状对手术的成功与否也有着重要的影响。术前应保证患者的呼吸道通畅,防止误吸,应用脱水降颅内压的药物,并有效控制血压防止在手术中出现再出血,术前常规需要进行头颅 CT 检查明确诊断,尽快排除手术禁忌证后进行手术治疗。

3.手术方式的选择：手术方式的选择需要综合患者的一般情况、出血的部位、出血量等，常用的手术方式有开颅清除血肿、穿刺抽吸血肿、脑室穿刺引流血肿等。

（1）开颅清除血肿：是较为常用的脑出血治疗手段，出血量较大的患者常需行开颅手术，如基底节出血常需进行开颅清除血肿，传统的手段主要是行大骨瓣打开颅骨，剪开硬脑膜后暴露脑组织，以距离血肿最近处切开脑皮质，在直视下清除血肿，严密止血后关颅，根据手术中情况决定是否需要去除骨瓣。这种手术方式是急诊手术最常用的，也是较为紧急、快捷的手术方式，但其缺点在于手术创伤较大，术后恢复慢。目前开颅清血肿手术方式已基本改进，在急诊手术时首先行一较小手术切口，在去除小骨窗后进行显微镜下血肿清除，根据术中情况再决定是否扩大骨窗的面积以及是否进行去骨瓣等。目前小骨窗治疗脑出血已得到神经外科医师的广泛认可，并在临床上熟练运用。由于改进后手术创伤小，术后患者恢复快，手术效果好，值得推广，其缺陷在于部分基层医院并不具备一定的医疗条件，全面推广还需要一定的时间。

（2）穿刺抽吸血肿：这种治疗方式适用于各部位脑出血，深部脑出血尤为适用，主要方法是应用CT引导或者立体定向引导，选择距离血肿最近的穿刺点并离开功能区，进行颅骨钻孔，在定位和定向的基础上向血肿内穿刺，再辅助以负压吸引，可一次去除较大部分的血肿。这种手术方式创伤很小，但其局限于仅为细针穿刺，血肿并非为均一圆形状态，一次手术仅能解除一部分血肿的压迫，剩余的血肿依然存在，其分解产物依旧会对脑细胞产生毒害作用，而且这种手术方式对手术者技术要求较高，若一次性抽吸过多血肿，可能造成远隔部位的再出血，所以临床上目前还没有广泛推广。

（3）脑室穿刺引流血肿：顾名思义，主要是进行脑室内穿刺，适应症主要是针对脑室内积血，手术常规行脑室角穿刺，放置引流管，术后应用尿激酶等融化血块药物，使得血肿能由引流管逐渐引出，当颅内压明显升高的时候，脑室外引流手术还可以有效减低颅内压，防止脑疝的形成。外科治疗脑出血是较为明确的方法，术后需要有较为妥善的患者管理，注意患者血压情况，控制性降压防止再次出血，应用脱水药物防止颅内压过高，防治并发症，监测患者的各重要脏器功能，加强术后护理，维持水电解质平衡。术后应早期行功能锻炼。

五、护理

1.安静、舒适的环境，特别是发病2周内，应尽量减少探望，保持平和、稳定的情绪，避免各种不良情绪影响。

2.绝对卧床休息2周，头部可轻轻向左右转动，应避免过度搬动或抬高头部，四肢可在床上进行小幅度翻动，每2h一次，不必过分紧张。大小便须在床上进行，不可自行下床解便，以防再次出血的意外发生。

3.有些患者会出现烦躁不安、躁动的症状，对这样的患者采取约束带、床档等保护措施，这样可防止患者自行拔除输液管或胃管、坠床等不必要的意外。可能有些家属于心不忍，理解家属的心情。一旦病情稳定，不再烦躁后，立即撤离对躯体的约束，但床档还需时时加护，特别是有气垫床的患者，严防坠床。

4.病程中还会出现不同程度的头痛,例如头部胀痛、针刺样痛、剧烈疼痛等,这是最常见的症状。我们会予以合理的治疗。随着病情的好转,头痛会逐渐消失,因此不必过度紧张,要学会分散注意力。如在治疗过程中,仍觉得痛得很厉害,不能耐受,请及时通知我们,以便医生能采取更有效的治疗方法。

5.老年患者心脑血管老化、脆性程度高,季节变化易诱发疾病。长期卧床易肺部感染,痰多不易咳出,药物祛痰,加强翻身、拍背,使痰液松动咳出,减轻肺部感染。无力咳痰者,采取吸痰措施,望能配合。

6.长期卧床,皮肤受压超过 2 h,易发生褥疮,应加强翻身。按摩受压处,保持皮肤清洁干燥。肢体放置功能位,防畸形。

7.饮食:要营养丰富、低脂、清淡软食,如鸡蛋、豆制品等。进食困难者,可头偏向一侧,喂食速度慢,避免交谈,防呛咳、窒息。

8.保持大便通畅,可食用香蕉、蜂蜜,多进水,加强适度翻身,按摩腹部,减少便秘发生。患者数天未解便或排便不畅,可使用缓泻剂,诱导排便。禁忌用力屏气排便,以防再次脑出血。

9.恢复期据医嘱摇高床头 10°~15°,后按耐受及适应程度逐渐摇高床头至半卧位,每天 30 min,1~2 h 不等。

10.高血压是本病常见诱因。服用降压药物要按时定量,不随意增减药量,防止血压骤升骤降,加重病情。

11.出院后定期门诊随访,监测血压、血脂等,适当体育活动,如散步、太极拳等。

(张　萍　宋玉莲　薛泰霖　张　钰)

第三节　帕金森综合征

帕金森综合征(Parkinson's disease,PD)是一种常见的神经系统变性疾病,老年人多见,平均发病年龄为 60 岁左右,40 岁以下起病的青年帕金森病较少见。我国 65 岁以上人群 PD 的患病率大约是 1.7%。大部分帕金森病患者为散发病例,仅有不到 10%的患者有家族史。帕金森病最主要的病理改变是中脑黑质多巴胺(dopamine,DA)能神经元的变性死亡,由此而引起纹状体 DA 含量显著性减少而致病。

一、病因

帕金森病的确切病因至今未明。遗传因素、环境因素、年龄老化、氧化应激等均可能参与 PD 多巴胺能神经元的变性死亡过程。

1.年龄老化。PD 的发病率和患病率均随年龄的增高而增加。PD 多在 60 岁以上发病,这提示衰老与发病有关。资料表明随年龄增长,正常成年人脑内黑质多巴胺能神经元会渐进性减少。但 65 岁以上老年人中 PD 的患病率并不高,因此,年龄老化只是 PD

发病的危险因素之一。

2.遗传因素。遗传因素在 PD 发病机制中的作用越来越受到学者们的重视。自 20 世纪 90 年代后期第一个帕金森病致病基因 α-突触核蛋白(α-synuclein,PARK1)的发现以来,目前至少有 6 个致病基因与家族性帕金森病相关。但帕金森病中仅 5%~10%有家族史,大部分还是散发病例。遗传因素也只是 PD 发病的因素之一。

3.环境因素。20 世纪 80 年代美国学者 Langston 等发现一些吸毒者会快速出现典型的帕金森病样症状,且对左旋多巴制剂有效。研究发现,吸毒者吸食的合成海洛因中含有一种 1-甲基-4 苯基-1,2,3,6-四氢吡啶(MPTP)的嗜神经毒性物质。该物质在脑内转化为高毒性的 1-甲基-4 苯基-吡啶离子 MPP+,并选择性地进入黑质多巴胺能神经元内,抑制线粒体呼吸链复合物 I 活性,促发氧化应激反应,从而导致多巴胺能神经元的变性死亡。由此学者们提出,线粒体功能障碍可能是 PD 的致病因素之一。在后续的研究中人们也证实了原发性 PD 患者线粒体呼吸链复合物 I 活性在黑质内有选择性下降。一些除草剂、杀虫剂的化学结构与 MPTP 相似。随着 MPTP 的发现,人们意识到环境中一些类似 MPTP 的化学物质有可能是 PD 的致病因素之一。但是在众多暴露于 MPTP 的吸毒者中仅少数发病,提示 PD 可能是多种因素共同作用下的结果。

4.其他。除了年龄老化、遗传因素外,脑外伤、吸烟、饮咖啡等因素也可能增加或降低罹患 PD 的危险性。吸烟与 PD 的发生呈负相关,这在多项研究中均得到了一致的结论。咖啡因也具有类似的保护作用。严重的脑外伤则可能增加患 PD 的风险。

二、临床表现

帕金森病起病隐袭,进展缓慢。首发症状通常是一侧肢体的震颤或活动笨拙,进而累及对侧肢体。临床上主要表现为静止性震颤、运动迟缓、肌强直和姿势步态障碍。近年来人们越来越多注意到抑郁、便秘和睡眠障碍等非运动症状也是帕金森病患者常见的主诉,它们对患者生活质量的影响甚至超过运动症状。

1.静止性震颤(static tremor)。约 70%的患者以震颤为首发症状,多始于一侧上肢远端,静止时出现或明显,随意运动时减轻或停止,精神紧张时加剧,入睡后消失。手部静止性震颤在行走时加重。典型的表现是频率为 4~6 Hz 的"搓丸样"震颤。部分患者可合并姿势性震颤。患者典型的主诉为:"我的一只手经常抖动,越是放着不动越抖得厉害,干活拿东西的时候反倒不抖了。遇到生人或激动的时候也抖得厉害,睡着了就不抖了。"

2.肌强直(rigidity)。检查者活动患者的肢体、颈部或躯干时可觉察到有明显的阻力,这种阻力的增加呈现各方向均匀一致的特点,类似弯曲软铅管的感觉,故称为"铅管样强直"(lead-pipe rigidity)。患者合并有肢体震颤时,可在均匀阻力中出现断续停顿,如转动齿轮,故称"齿轮样强直"(cogwheel rigidity)。患者典型的主诉为:"我的肢体发僵发硬。"在疾病的早期,有时肌强直不易察觉到,此时可让患者主动活动一侧肢体,被动活动的患侧肢体肌张力会增加。

3.运动迟缓(bradykinesia)。运动迟缓指动作变慢,始动困难,主动运动丧失。患者的运动幅度会减少,尤其是重复运动时。根据受累部位的不同运动迟缓可表现在多个方面。面部表情动作减少,瞬目减少称为面具脸(masked face)。说话声音单调低沉、吐字欠清。写字可变慢变小,称为"小写征"(micrographia)。洗漱、穿衣和其他精细动作可变得笨拙、不灵活。行走的速度变慢,手臂摆动幅度会逐渐减少甚至消失。步距变小。因不能主动吞咽至唾液不能咽下而出现流涎。夜间可出现翻身困难。在疾病的早期,患者常常将运动迟缓误认为是无力,且常因一侧肢体的酸胀无力而误诊为脑血管疾病或颈椎病。因此,当患者缓慢出现一侧肢体的无力,且伴有肌张力的增高时应警惕帕金森病的可能。早期患者的典型主诉为:"我最近发现自己的右手(或左手)不得劲,不如以前利落,写字不像以前那么漂亮了,打鸡蛋的时候觉得右手不听使唤,不如另一只手灵活。走路的时候觉得右腿(或左腿)发沉,似乎有点拖拉。"

4.姿势步态障碍。姿势反射消失往往在疾病的中晚期出现,患者不易维持身体的平衡,稍不平整的路面即有可能跌倒。患者典型的主诉为:"我很怕自己一个人走路,别人稍一碰我或路上有个小石子都能把我绊倒,最近我摔了好几次了,以至于我现在走路很小心。"姿势反射可通过后拉试验来检测。检查者站在患者的背后,嘱患者做好准备后牵拉其双肩。正常人能在后退一步之内恢复正常直立,而姿势反射消失的患者往往要后退三步以上或是需人搀扶才能直立。PD患者行走时常常会越走越快,不易止步,称为慌张步态(festinating gait)。患者典型的主诉为:"我经常越走越快,止不住步。"晚期帕金森病患者可出现冻结现象,表现为行走时突然出现短暂的不能迈步,双足似乎粘在地上,须停顿数秒钟后才能再继续前行或无法再次启动。冻结现象常见于开始行走时(始动困难),转身,接近目标时,或担心不能越过已知的障碍物时,如穿过旋转门。患者典型的主诉为:"起身刚要走路时常要停顿几秒才能走动起来,有时候走着走着突然就迈不开步了,尤其是在转弯或是看见前面有东西挡着路的时候。"

5.非运动症状。帕金森病患者除了震颤和行动迟缓等运动症状外,还可出现情绪低落、焦虑、睡眠障碍、认知障碍等非运动症状。疲劳感也是帕金森病常见的非运动症状。患者典型的主诉为:"我感觉身体很疲乏,无力;睡眠差,经常睡不着;大便费劲,好几天一次;情绪不好,总是高兴不起来;记性差,脑子反应慢。"

三、诊断

帕金森病的诊断主要依靠病史、临床症状及体征。根据隐袭起病、逐渐进展的特点,单侧受累进而发展至对侧,表现为静止性震颤和行动迟缓,排除非典型帕金森病样症状即可作出临床诊断。对左旋多巴制剂治疗有效则更加支持诊断。常规血、脑脊液检查多无异常。头CT、MRI也无特征性改变。嗅觉检查多可发现PD患者存在嗅觉减退。以18F-多巴作为示踪剂行多巴摄取功能PET显像可显示多巴胺递质合成减少。以^{125}I-β-CIT,^{99}mTc-TRODAT-1作为示踪剂行多巴胺转运体(DAT)功能显像可显示DAT数量减少,在疾病早期甚至亚临床期即可显示降低,可支持诊断。但此项检查费用较贵,尚未常规开展。

四、治疗

（一）治疗原则

1.综合治疗。药物治疗是帕金森病最主要的治疗手段。左旋多巴制剂仍是最有效的药物。手术治疗是药物治疗的一种有效补充。康复治疗、心理治疗及良好的护理也能在一定程度上改善症状。目前应用的治疗手段主要是改善症状，但尚不能阻止病情的进展。

2.用药原则。用药宜从小剂量开始逐渐加量。以较小剂量达到较满意疗效，不求全效。用药在遵循一般原则的同时也应强调个体化。根据患者的病情、年龄、职业及经济条件等因素采用最佳的治疗方案。药物治疗时不仅要控制症状，也应尽量避免药物副作用的发生，并从长远的角度出发尽量使患者的临床症状能得到较长期的控制。

（二）药物治疗

1.保护性治疗。原则上，帕金森病一旦确诊就应及早予以保护性治疗。目前临床上作为保护性治疗的药物主要是单胺氧化酶 B 型（MAO-B）抑制剂。近年来研究表明，MAO-B 抑制剂有可能延缓疾病的进展，但目前尚无定论。

2.症状性治疗。

（1）早期治疗（Hoehn-Yahr Ⅰ～Ⅱ级）。

①何时开始用药：疾病早期病情较轻，对日常生活或工作尚无明显影响时可暂缓用药。若疾病影响患者的日常生活或工作能力，或患者要求尽早控制症状时即应开始症状性治疗。

②首选药物原则：<65 岁的患者且不伴智能减退可选择：a.非麦角类多巴胺受体（DR）激动剂；b.MAO-B 抑制剂；c.金刚烷胺，若震颤明显而其他抗 PD 药物效果不佳则可选用抗胆碱能药；d.复方左旋多巴＋儿茶酚－氧位－甲基转移酶（COMT）抑制剂；e.复方左旋多巴；d 和 e 一般在 a、b、c 方案治疗效果不佳时加用。但若因工作需要力求显著改善运动症状，或出现认知功能减退则可首选 d 或 e 方案，或可小剂量应用 a、b 或 c 方案，同时小剂量合用 e 方案。≥65 岁的患者或伴智能减退：首选复方左旋多巴，必要时可加用 DR 激动剂、MAO-B 或 COMT 抑制剂。苯海索因有较多副作用尽可能不用，尤其是老年男性患者，除非有严重震颤且对其他药物疗效不佳时。

（2）中期治疗（Hoehn-Yahr Ⅲ级）。早期首选 DR 激动剂、MAO-B 抑制剂或金刚烷胺/抗胆碱能药物治疗的患者，发展至中期阶段，原有的药物不能很好地控制症状时应添加复方左旋多巴治疗；早期即选用低剂量复方左旋多巴治疗的患者，至中期阶段症状控制不理想时应适当加大剂量或添加 DR 激动剂、MAO-B 抑制剂、金刚烷胺或 COMT 抑制剂。

（3）晚期治疗（Hoehn-Yahr Ⅳ～Ⅴ级）。晚期患者由于疾病本身的进展及运动并发症的出现治疗相对复杂，处理也较困难。因此，在治疗之初即应结合患者的实际情况制定合理的治疗方案，以期尽量延缓运动并发症的出现，延长患者有效治疗的时间窗。

（三）常用治疗药物

1.抗胆碱能药物。主要是通过抑制脑内乙酰胆碱的活性，相应提高多巴胺效应。临床常用的是盐酸苯海索。此外有开马君、苯甲托品、东莨菪碱等。主要适用于震颤明显且年龄较轻的患者。老年患者慎用，狭角型青光眼及前列腺肥大患者禁用。

2.金刚烷胺。可促进多巴胺在神经末梢的合成和释放，阻止其重吸收。对少动、僵直、震颤均有轻度改善作用，对异动症可能有效。肾功能不全、癫痫、严重胃溃疡、肝病患者慎用。

3.单胺氧化酶 B(MAO-B)抑制剂：通过不可逆地抑制脑内 MAO-B，阻断多巴胺的降解，相对增加多巴胺含量而达到治疗的目的。MAO-B 抑制剂可单药治疗新发、年轻的帕金森病患者，也可辅助复方左旋多巴治疗中晚期患者。它可能具有神经保护作用，因此原则上推荐早期使用。MAO-B 抑制剂包括司来吉兰和雷沙吉兰。晚上使用易引起失眠，故建议早、中服用。胃溃疡者慎用，禁与 5-羟色胺再摄取抑制剂(SSRI)合用。

4.DR 激动剂：可直接刺激多巴胺受体而发挥作用。目前临床常用的是非麦角类 DR 激动剂。适用于早期帕金森病患者，也可与复方左旋多巴联用治疗中晚期患者。年轻患者病程初期首选 MAO-B 抑制剂或 DR 激动剂。激动剂均应从小剂量开始，逐渐加量。使用激动剂症状波动和异动症的发生率低，但体位性低血压和精神症状发生率较高。常见的副作用包括胃肠道症状、嗜睡、幻觉等。非麦角类 DR 激动剂有普拉克索、罗匹尼罗、吡贝地尔、罗替戈汀和阿朴吗啡。

5.复方左旋多巴（包括左旋多巴/苄丝肼和左旋多巴/卡比多巴）：左旋多巴是多巴胺的前体。外周补充的左旋多巴可通过血脑屏障，在脑内经多巴脱羧酶的脱羧转变为多巴胺，从而发挥替代治疗的作用。苄丝肼和卡比多巴是外周脱羧酶抑制剂，可减少左旋多巴在外周的脱羧，增加左旋多巴进入脑内的含量以及减少其外周的副作用。

应从小剂量开始，逐渐缓慢增加剂量直至获较满意疗效，不求全效。剂量增加不宜过快，用量不宜过大。餐前 1 h 或餐后 1.5 h 服药。老年患者可尽早使用，年龄小于 65 岁，尤其是青年帕金森病患者应首选单胺氧化酶 B 抑制剂或多巴胺受体激动剂，当上述药物不能很好控制症状时再考虑加用复方左旋多巴。活动性消化道溃疡者慎用，狭角型青光眼、精神病患者禁用。

（四）并发症的防治

1.运动并发症的诊断与治疗。中晚期帕金森病患者可出现运动并发症，包括症状波动和异动症。症状波动(motor fluctuation)包括疗效减退(wearing-off)和"开-关"现象(on-off phenomenon)。疗效减退指每次用药的有效作用时间缩短。患者此时的典型主诉为："药物不像以前那样管事了，以前服一次药能维持 4 h，现在 2 h 药就过劲了。"此时可通过增加每日服药次数或增加每次服药剂量，或改用缓释剂，或加用其他辅助药物。"开-关"现象表现为突然不能活动和突然行动自如，两者在几分钟至几十分钟内交替出现。多见于病情严重者，机制不明。患者此时的典型主诉为"以前每次服药后大致什么时候药效消失自己能估计出来，现在不行了，药效说没就没了，很突然。即使自认为药效应该还在的时候也会突然失效"。一旦出现"开-关"现象,处理较困难。可采用微泵持续输注左旋多巴甲酯、乙酯或 DR 激动剂。异动症又称运动障碍(dyskinesia),表现为头面部、四肢或躯干的不自主舞蹈样或肌张力障碍样动作。在左旋多巴血药浓度达高峰时出现者称为剂峰异动症(peak-dose dyskinesia),此时患者的典型主诉为:"每次药劲一上来,身体就不那样硬了,动作也快了,抖也轻了,但身体会不自主地晃动,控制不住。"在剂峰和剂末均出现者称为双相异动症(biphasic dyskinesia)。此时患者的典型主诉为:"每次在药起效和快要失效时都会出现身体的不自主晃动。"足或小腿痛性肌痉挛称为肌张力障碍(dystonia),多发生在清晨服药之前,也是异动症的一种表现形式。此时患者的典型主诉为:"经常早上一起来就感觉脚抠着地,放松不下来,有时还感觉疼。"剂峰异动症可通过减少每次左旋多巴剂量,或加用 DR 激动剂或金刚烷胺治疗。双相异动症控制较困难,可加用长半衰期 DR 激动剂或 COMT 抑制剂,或微泵持续输注左旋多巴甲酯、乙酯或 DR 激动剂。肌张力障碍可根据其发生在剂末或剂峰而对相应的左旋多巴制剂剂量进行相应的增减。

2. 运动并发症的预防。运动并发症的发生不仅与长期应用左旋多巴制剂有关,还与用药的总量、发病年龄、病程密切相关。用药总量越大、用药时间越长、发病年龄越轻、病程越长越易出现运动并发症。发病年龄和病程均是不可控的因素,因此通过优化左旋多巴的治疗方案可尽量延缓运动并发症的出现。新发的患者首选 MAO-B 抑制剂或 DR 激动剂以推迟左旋多巴的应用;左旋多巴宜从小剂量开始,逐渐缓慢加量;症状的控制能满足日常生活需要即可,不求全效;这些均能在一定程度上延缓运动并发症的出现。但需要强调的是,治疗一定要个体化,不能单纯为了延缓运动并发症的出现而刻意减少或不用左旋多巴制剂。

(五)非运动症状的治疗

1. 精神障碍的治疗。帕金森病患者在疾病晚期可出现精神症状,如幻觉、欣快、错觉等。而抗 PD 的药物也可引起精神症状,最常见的是盐酸苯海索和金刚烷胺。因此,当患者出现精神症状时首先考虑依次逐渐减少或停用抗胆碱能药、金刚烷胺、司来吉兰、DR 激动剂、复方左旋多巴。对经药物调整无效或因症状重无法减停抗 PD 药物者,可加用抗精神病药物,如氯氮平、喹硫平等。出现认知障碍的 PD 患者可加用胆碱酯酶抑制剂,如石杉碱甲、多奈哌齐、卡巴拉汀。

2. 自主神经功能障碍的治疗。便秘的患者可增加饮水量、多进食富含纤维的食物。同时也可减少抗胆碱能药物的剂量或服用通便药物。泌尿障碍的患者可减少晚餐后的摄水量,也可试用奥昔布宁、莨菪碱等外周抗胆碱能药。体位性低血压患者应增加盐和水的摄入量,可穿弹力袜,也可加用 α-肾上腺素能激动剂米多君。

3. 睡眠障碍。帕金森病患者可出现入睡困难、多梦、易醒、早醒等睡眠障碍。若 PD 的睡眠障碍是由于夜间病情加重所致,可在晚上睡前加服左旋多巴控释剂。若患者夜间存在不安腿综合征影响睡眠可在睡前加用 DR 激动剂。若经调整抗 PD 药物后仍无法改善睡眠时可选用镇静安眠药。

(六)手术治疗

手术方法主要有两种,神经核毁损术和脑深部电刺激术(DBS)。神经核毁损术常用的靶点是丘脑腹中间核(Vim)和苍白球腹后部(PVP)。以震颤为主的患者多选取丘脑腹中间核,以僵直为主的多选取苍白球腹后部作为靶点。神经核毁损术费用低且也有一定疗效,因此在一些地方仍有应用。脑深部电刺激术因其微创、安全、有效,已作为手术治疗的首选。帕金森病患者出现明显疗效减退或异动症,经药物调整不能很好地改善症状者可考虑手术治疗。手术对肢体震颤和肌强直的效果较好,而对中轴症状如姿势步态异常、吞咽困难等功能无明显改善。手术与药物治疗一样,仅能改善症状,而不能根治疾病,也不能阻止疾病的进展。术后仍需服用药物,但可减少剂量。继发性帕金森综合征和帕金森叠加综合征患者手术治疗无效。早期帕金森病患者、药物治疗效果好的患者不适宜过早手术。

五、护理

(一)运动安全护理

1.环境设置。科内特设 PD 病房,其内仅摆放 2 张病床,光线明亮,墙壁色彩明快,热水瓶置专设柜中,地面平整、干燥,防止摔伤、烫伤及其他损伤;床铺加用防护栏,防止坠床。

2.做好运动前准备工作。运动前帮助其按摩下肢肌肉 5 min,同时鼓励自行按摩;为患者配置拐杖,鼓励训练使用拐杖;移去活动范围内的障碍物,保证平整、宽敞;患者的衣裤不宜过于长大,穿合适的布鞋,预防跌跤及碰伤。

3.步行步态的训练。步行训练 2 次/天,每次 5 min。方法:步行时患者双眼直视,两上肢与下肢保持协同合拍动作,同时使足尖尽量抬高,以脚跟先着地,尽量迈开步伐行走,并作左右转向和前后进退的训练;当患者走路遇到步僵时,先让患者停下来,站直身体,鼓励患者抬高一条腿,然后向前迈一大步,再换另一条腿,再抬高,向前迈大步,反复练习 3~5 次。以上训练方法可以减轻腿部重力,减轻疲劳,松动肩、手关节,纠正小步和慌张步态。

4.陪护要求。行走时旁边皆有人守护、搀扶或拄拐杖;患者外出或做检查时,有人陪同,防止外伤、迷路等意外。

(二)情志改变护理

1.加强心理护理。护理人员同情和理解患者,对患者的症状不流露嫌弃、厌烦的表情,不催促患者,给患者尽可能多的关心和爱护;帮助患者理智地对待疾病,控制情绪,并争取家庭配合,给予具体的护理支持;教一些心理调适的技巧,如重视自己的优点和成就,寻找业余爱好,向医生、护士、亲人倾诉内心想法,宣泄郁闷,获得同情,舒缓情绪。

2.严格制度管理。制定针对性的护理制度:量体温时,禁量口温,并做到手不离表;发药到口,确认咽下;避免让患者单独活动;将患者情绪、精神症状列入每班交班内容。严格执行护理巡视制度及陪客制度:强调陪客职责,宣教注意事项;对伴有抑郁、幻觉的患者重点巡视,密切观察自杀的先兆征象,特别是在午睡、夜间、饭前、交接班前后要加强防范,以防走失、坠楼、自杀等意外。

（三）用药护理

督促坚持按时、按量服药,发药到口,药片先溶解于水中,再用小勺把药送到舌根处,让患者自己吞咽。密切观察患者的血压、表情、步态等,及时发现药物副作用,注意有无开关现象、便秘、尿潴留、失眠、谵妄等精神症状,发现有异常时,着重交班,及时请示医生停药或减量,特别是对有幻觉、谵妄的患者,要专人守护和定时巡视观察,确保患者安全。

（四）特殊症状护理

病情较重者或晚期患者可因吞咽肌强直,导致吞咽困难或发生呛咳、误吸、肺部感染等现象,应予相应的特殊护理。

1.进食要求:进餐时不说笑,细嚼慢咽;少量多餐,食物不要过冷过热,不吃带有刺激性的调味品,避免胃及食管痉挛;餐后用淡盐水漱口,定时进行口腔护理,防止口腔内积存食物残渣、唾液等而引起口腔及肺部感染。

2.留置鼻饲管:严重吞咽障碍患者应选择通过胃管给予流质饮食和药物,及早留置鼻饲管能有效预防上述并发症,而插鼻饲管较一般患者更应注意技巧才能顺利插入。

3.卧位要求:睡眠时以侧卧位为好,以免口水反流而引起呛咳。

（叶丽丽　张　萍　黄俊蕾　陈云荣）

第十一章　血液系统常见疾病

第一节　急性白血病

急性白血病是一类造血干细胞异常的克隆性恶性疾病。其克隆中的白血病细胞失去进一步分化成熟的能力而停滞在细胞发育的不同阶段。在骨髓和其他造血组织中白血病细胞大量增生积聚并浸润其他器官和组织,同时使正常造血受抑制,临床表现为贫血、出血、感染及各器官浸润症状。

一、病因

随着分子生物学技术的发展,白血病的病因学已从群体医学、细胞生物学进入分子生物学的研究。尽管许多因素被认为和白血病发生有关,但人类白血病的确切病因至今未明。目前在白血病的发病原因方面,仍然认为与感染、放射因素、化学因素、遗传因素有关。

二、临床表现

因为白血病进展比较缓慢,所以很多患者没有症状,尤其是在早期患者,随着疾病的进展,白血病破坏骨髓正常造血功能,浸润器官,引起了明显但非特异的白血病的临床症状。白血病的临床表现如下。

1.贫血。表现为乏力、头晕、面色苍白或活动后气促等。

2.反复感染且不易治好。主要由于缺少正常的白细胞,尤其是中性粒细胞。

3.出血倾向。容易出血、出血不止、牙龈出血、大便出血及月经不规则出血等,由于血小板减少引起。

4.脾大、不明原因的消瘦及盗汗等。

三、诊断

(一)症状和体征

1.发热。发热大多数是由感染所致。

2.出血。早期可有皮肤黏膜出血,继而内脏出血或并发弥散性血管内凝血。

3.贫血。进行性加重。

4.白血病细胞的浸润表现。淋巴结、肝、脾肿大,胸骨压痛。亦可表现其他部位浸润,如出现胸腔积液、腹腔积液或心包积液以及中枢神经系统浸润等。

（二）辅助检查

1.血细胞计数及分类:大部分患者均有贫血,多为中、重度。

2.白细胞计数可高可低,血涂片可见不同数量的白血病细胞,血小板计数大多数小于正常。

3.骨髓检查:形态学,活检(必要时)。

4.免疫分型。

5.细胞遗传学:核型分析、FISH(必要时)。

6.有条件时行分子生物学检测。

四、治疗

（一）支持治疗

急性白血病的诊断一旦确立,接下来的 24～48 h 通常为患者接受诱导化疗做准备,患者的一般情况越好对诱导化疗的耐受性越强,下述情况在几乎所有的要接受诱导化疗的患者均会遇到。

1.利尿和保持电解质平衡:维持适当的尿量是预防由于细胞崩解而导致肾功衰竭的重要手段。

2.预防尿酸性肾病。

3.血制品的正确使用:许多急性白血病的患者均伴有骨髓功能障碍,因此必须纠正症状性贫血及血小板减少。

4.发热及感染的防治。

（二）化学治疗

1.治疗的目的。化学治疗的目的是清除白血病细胞克隆并重建骨髓正常造血功能。两个重要的原则更需明确:①长期缓解的病例几乎只见于有完全缓解(CR)的病例;②除了骨髓移植可做为挽救性治疗的手段外,根据开始治疗的反应可以预测白血病患者的预后。尽管白血病治疗的毒性较大且感染是化疗期间引起死亡的主要原因,但未经治疗或治疗无效的白血病患者的中位生存期只有 2～3 个月,绝大部分未经治疗的病例均死于骨髓功能障碍。化疗的剂量并不应因细胞减少而降低,因为较低剂量仍会产生明显的骨髓抑制而改善骨髓功能方面帮助不大,但对于最大限度地清除白血病细胞克隆极为不利。

2.化学治疗的种类。

（1）诱导化疗:是开始阶段的高强度化疗,其目的是清除白血病细胞克隆而取得完全缓解(CR)。

（2）巩固治疗:重复使用与诱导治疗时相同或相似的剂量的化疗方案,并在缓解后不久即给予。

（3）强化治疗：增加药物的剂量（如 HD-Arc-C）或选用非交叉性耐药的方案，一般在取得缓解后马上给予。

（4）缓解后化疗：是针对经诱导化疗已取得完全缓解后的患者，为进一步消灭那些残留的白血病细胞。目前诱导缓解的成功率较高，而治疗的关键在于改进缓解后的巩固治疗。

（三）骨髓移植（BMT）

骨髓移植在急性髓细胞白血病（AML）治疗中作用的临床试验缺乏质量控制研究。BMT 在 AML 中的治疗效果受多种因素的影响，移植相关死亡率、年龄和其他预后因素等均应加以考虑。诊断时有预后良好因素（如伴有 t(8;21)，t(15;17)，inv(16)）的患者，可不必考虑年龄因素使用标准的诱导缓解后治疗。无预后良好因素者，尤其是骨髓细胞核型差的病例，应在第 1 次缓解后选择自体或异基因 BMT。第 1 次缓解后便采用无关供者的 BMT 的治疗，这种骨髓移植是否值得进行应慎重考虑，即便是对于治疗相关性 AML 或是继发于骨髓异常增生的 AML 均属临床研究性质。

1. 异基因骨髓移植。近年来有关异基因骨髓移植的报道很多，但据估计最多有 10% 左右的 AML 患者真正适合进行配型相合的异基因骨髓移植。异基因骨髓移植一般在 40 或 45 岁以下的患者进行，但许多中心年龄放宽到 60 岁。第 2 次缓解的 AML 往往选择异基因 BMT，因为该类患者的长期生存率只有 20%～30%。最近的随机对照研究表明，第一次缓解后即行 BMT 与先行缓解后治疗当复发后第 2 次缓解后再行 BMT 两组之间生存率上无差异。因此 BMT 应当用于 2 次缓解后的挽救治疗、诱导失败、早期复发或某些高危患者。但适合的病例仍应进入前瞻性临床研究以确定异基因 BMT 的效果。

2. 自体骨髓移植。采用骨髓或末梢血中的造血干细胞，其优点是无 GVHD、不需要供者以及年长者耐受性好。但其明显的缺点是白血病细胞的再输入。随着多种体外净化方法的改进，自体 BMT 可能会成为早期强化治疗的最佳方案。

（四）靶向治疗

1. 针对发病机制的分子靶向治疗。最成功的是全反式维甲酸（ATRA）亚砷酸（ATO）治疗急性早幼粒细胞白血病（APL），目前研究最多的是酪氨酸激酶抑制剂。甲磺酸伊马替尼（Imatinib，STI571，格列卫）作为酪氨酸激酶抑制剂，针对 bcr/abl 融合基因的产物 P210 融合蛋白在慢性粒细胞白血病治疗中已取得成功，对 Ph11 的急性淋巴细胞白血病患者也有效果。它还有另一重要靶点就是 Ⅲ 型受体酪氨酸激酶（RTK）家族成员 C-kit（CD117）。

2. 针对表面分子的靶向治疗。AML、正常粒系和单核系均高表达 CD33，25% AML 细胞表面也有表达，正常造血干细胞和非造血组织不表达。单抗 HUM 195 是重组人源化未结合抗 CD33 IgG，经静脉注射进入体内后可以迅速与靶细胞结合，通过抗体依赖的细胞毒作用杀死靶细胞；药物结合型单抗 Mylotarg 为 CD33 单抗与抗癌抗生素—卡奇霉素免疫连接物，2000 年 5 月获 FDA 批准用于治疗 60 岁以上的复发和难治性 AML；抗 CD33 抗体还可以与放射性同位素偶联用于治疗复发和难治性 AML 及联合白消安和环磷酰胺作为 AML 骨髓移植前预处理方案,获得较好成果。阿仑单抗(Alemtuzumab)是人源化抗 CD52 单抗(产品有 Campath),用于治疗 CD20 阳性的复发或难治性急性白血病也取得一定效果。

五、护理

(一)饮食护理

食物的摄取是患者热量供应、蛋白质、微量元素、电解质摄入的来源,对患者的生命活动及耐受化疗有重要意义。但由于化疗引起的胃肠道反应、口腔溃疡疼痛,导致患者不能进食,因此我们应根据患者的具体情况进行护理。遵医嘱应用止吐药,减轻肠胃反应;应用促进溃疡愈合的药物及止痛药;给患者提供高蛋白、高维生素、高热量易消化的饮食;鼓励患者多饮水,减轻药物对消化道黏膜的刺激,同时有利于毒素排泄。

(二)临床护理

化疗药物大都通过静脉注射治疗急性白血病,但许多化疗药物对通路静脉有损伤作用,常致静脉痉挛、疼痛甚至静脉阻塞,因此应注意保护静脉。有些化疗药物的毒性表现在黏膜上,尤其是大量应用时常引起严重的口腔炎症、口腔溃疡。另外化疗可致白细胞下降,易引起全身感染乃至败血症。因此为减轻患者痛苦,加速黏膜上皮细胞再生,防止感染,口腔护理是化疗护理中不可缺少的一环。具体包括:保持口腔清洁,用 4% 碳酸氢钠漱口;让患者多饮水,减轻药物对黏膜的损伤;化疗期间不要使用牙刷,用棉签轻轻擦洗口腔牙齿;发生口腔炎时要做好口腔护理,根据病情选用有效药物;给予无刺激性流食。

(三)心理护理

通过对患者的心理分析,年龄、性别、职业、文化程度、病情及化疗反应的不同,心理反应也不同,开朗型占 3%,多数患者表现为忧郁、焦虑、烦躁、悲观、消极、恐惧的心理。40% 的患者对治疗持怀疑态度,医务人员应关心患者,耐心向患者介绍化疗的目的、意义,可能引起的不良反应,并说明这些反应是暂时的,待停药后可恢复正常,鼓励患者树立战胜疾病的信心。

(贾继清　李　燕　赵丽丽　逄晓燕)

第二节　慢性白血病

慢性白血病,分为慢性髓细胞性白血病和慢性淋巴细胞白血病。慢性髓细胞性白血病,简称慢粒(chronic myelognous leukemia,CML),是临床上一种起病及发展相对缓慢的白血病。它是一种起源于骨髓多能造血干细胞的恶性增殖性疾病,表现为髓系祖细胞池扩展,髓细胞系及其祖细胞过度生长。90% 以上的病例均具有 CML 的标记染色体-ph1 染色体的分子生物学基础则是 ber/abl 基因重排。

一、病因

1.病毒。RNA 肿瘤病毒在鼠、猫、鸡和牛等动物引发白血病已经确定,这种病毒所带来的的白血病多归于 T 细胞型。近年从成人 T 细胞白血病和淋巴瘤患者分离出人类 T 细胞白血病病毒(HTLV),它属于一种 C 型逆转录病毒。在 T 细胞白血病患者的血清中也发现抗 HTLV 布局蛋白的抗体,但当前不能确定此类病毒和小儿白血病的联系。

2.电离辐射条件。有确切的依据能够确认各种电离辐射能够引起白血病的发生,这也是诱发白血病的病因。白血病的发作取决于人体吸收辐射的剂量,整个身体或有些躯体遭到中等剂量或大剂量辐射后都可引起白血病。不过,小剂量的辐射能否导致白血病不能确定。日本广岛、长崎爆破原子弹后,受到辐射区域的人们得白血病的几率是没有受到辐射区域的 17~30 倍。爆破后 3 年白血病的发病率越来越高,5~7 年到达顶峰。到 2012 年后其患病率才好转到接近于整个日本的水平。放射线工作者、放射线物质常常触摸者白血病发病率突出增加。承受放射线诊断和医治可导致白血病发病率的增长。

3.化学物质。一些化学物质如触摸苯及其衍生物的人群白血病发作率高于平常人群。亚硝胺类物质、保泰松及其衍生物等都会诱发白血病的出现,但还缺少统计资料。某些抗肿瘤的细胞毒药物都是公认能致白血病的因素。

二、临床表现

(一)症状

早期可有倦怠乏力,逐渐出现头晕、心悸气短、消瘦、低热、盗汗、皮肤紫癜、皮肤瘙痒、骨骼痛、常易感染,约 10% 的患者可并发自身免疫性溶血性贫血。

(二)体征

临床主要表现是以淋巴结肿大为主,常伴有肝脾肿大,贫血及出血等症状,少数患者还伴有皮肤损害。本病中老年人居多,偶见青年,男性多于女性。

1.淋巴结肿大:以颈部淋巴结肿大最常见,其次是腋窝、腹股沟淋巴结肿大,一般呈中等硬度,表面光滑,无压痛,表皮无红肿,无粘连。如纵隔淋巴结肿大,压迫支气管引起咳嗽、声音嘶哑或呼吸困难。CT 扫描可发现腹膜后、肠系膜淋巴结肿大。

2.肝脾肿大:肝脏轻度肿大,脾肿大约占 72%,一般在肋下 3~4 cm,个别患者可平脐,肿大程度不及慢性粒细胞白血病明显。

3.皮肤损害:可出现皮肤增厚、结节,以至于全身性红皮病等。

三、诊断

(一)临床表现

1.可有疲乏、体力下降、消瘦、低热、贫血或出血表现。

2.可有淋巴结(包括头颈部、腋窝、腹股沟)、肝、脾肿大。

（二）实验室检查

1.外周血：WBC$>10\times10^9$/L，淋巴细胞比例$\geqslant50\%$，绝对值$\geqslant5\times10^9$/L，形态以成熟淋巴细胞为主，可见幼稚淋巴细胞或不典型淋巴细胞。

2.骨髓象：骨髓增生活跃或明显活跃，淋巴细胞$\geqslant40\%$，以成熟淋巴细胞为主。

（三）免疫分型

1.B-CLL。小鼠玫瑰花结试验阳性：Sig 弱阳性，呈 K 或 λ 单克隆轻链型；CD5、CD19、CD20 阳性；CD10、CD22 阴性。

2.T-CLL。绵羊玫瑰花结试验阳性：CD2、CD3、CD8（或 CD4）阳性，CD5 阴性。

（四）形态学分型

B-CLL 分为 3 种亚型。

1.典型 CLL：90%以上为类似成熟的小淋巴细胞。

2.CLL 伴有幼淋巴细胞增多（CLL/PL）：幼稚淋巴细胞 10%。

3.混合细胞型：有不同比例的不典型淋巴细胞，细胞体积大，核/浆比例减低，胞浆呈不同程度嗜碱性染色，有或无嗜天青颗粒。

（五）临床分期标准：

1.Ⅰ期：淋巴细胞增多，可伴有淋巴结肿大。

2.Ⅱ期：Ⅰ期加肝或脾大，血小板减少，$<100\times10^9$/L。

3.Ⅲ期：Ⅰ期或Ⅱ期加贫血（Hb<100 g/L）。

除外淋巴瘤合并白血病和幼淋巴细胞白血病，外周血淋巴细胞持续增高$\geqslant3$个月，并可排除病毒感染、结核、伤寒等引起淋巴细胞增多的疾病，应高度怀疑本病。在较长期连续观察下，淋巴细胞仍无下降，结合临床、血象、骨髓象和免疫表型，可诊断为本病。

四、治疗

（一）化学治疗

有效的药物有 BUS（马利兰）、HU（羟基脲）、CTX、CLB、6-MP（6-巯基嘌呤）、MMC（丝裂霉素）。其中以 BUS 为首选药物，其次为 HU。BUS 是目前最有效的药物，缓解率在 95%以上，服用方便为此药之优点。用法为 2 mg 每日 3 次，一直用至白细胞降至14×10^9/L 以下停用或间歇给药。一般规律是用药 $1\sim2$ 周自觉症状好转，$4\sim6$ 周明显好转。当白细胞减至 10×10^9/L 时，减量至 $1\sim2$ mg/d，一直维持 $2\sim3$ 个月。停药后，如白细胞波动在$(10\sim50)\times10^9$/L 间，可考虑小剂量维持 1 年以上。白细胞减少到$(5\sim10)\times10^9$/L，血小板在 100×10^9/L 以下，或者有慢粒急变倾向才应停药。马利兰的毒副作用主要是骨髓抑制，特别是血小板减少。个别患者虽用药量不大也会出现全血细胞减少，恢复较慢。长期服用此药可引起肺纤维化，皮肤色素沉着。类似慢性肾上腺皮质功能减退的症状，精液缺乏或停经。HU 开始剂量为每日 3 g，口服。用后白细胞数下降很快，当降至20×10^9/L 左右时，将剂量减至一半；降至 10×10^9/L 时，将剂量再减少。维持剂量约每日 0.5~1 g。一般不完全停药,因停药后白细胞计数很快上升。此药优点是作用快,如果白细胞下降过多,停药后能很快上升;副作用少。缺点是需经常验血以指导治疗。另外,亦可联合 α-IFN(α-干扰素)治疗慢粒。方法:口服 HU2~6 g/d,同时皮下注射。α-2FN 300 万 U,静脉注射,每周 3 次,应用 8~32 周。当白细胞降至 $10×10^9$/L,HU 减少继续用 1~2 周,根据情况停用或用小剂量。HU 维持量为 0.5~1 g/d,有条件者可继续用。α-IFN 300 万 U,静脉注射,每周一次。用药期间每周查血常规 2 次,骨髓象每 4 周检查一次。

（二）放射治疗

深部 X 线:用深部 X 线对全身和局部的肝脾区以及浸润部位照射。脾区照射开始剂量为 50 cGy,以后每日或隔日 100~200 cGy。白细胞降至 $20×10^9$/L 时停止。对化疗效果不佳或复发的可以用放疗,据报道,其疗效不低于 BUS。核素 32 P 治疗,仅用于对 BUS 及脾区放疗效果不佳者。32P 剂量是根据白细胞增多程度而定,若白细胞总数 $50×10^9$/L,32 P 的开始剂量为 1~2.5 mCi,静注。2 周后再用 1~1.5 mCi,以后每隔 2 周给同样剂量 1 次,待白细胞降至 $20×10^9$/L 时停用。在缓解期间,每 1~3 个月观察 1 次,当白细胞达 $25×10^9$/L 时,可再给 1~1.5 mCi。

（三）脾切除术

脾脏可能是慢粒急变的首发部位,切除脾脏可能延缓急变和延长患者存活期。切除脾脏的手术指证:

1. 确诊为慢粒者;

2. 对化疗反应良好;

3. 65 岁以下且无大手术禁忌证者。慢粒急变是手术的禁忌证。

（四）骨髓移植

年龄 45~50 岁在慢性期的患者,以亲兄弟姐妹 HLA 相同的异基因骨髓作移植。移植成功者,一般能获得长期的生存或治愈。

（五）其他治疗

化疗前如果白细胞数在 $500×10^9$/L 以上,可先用血细胞分离机作白细胞除去术以迅速降低白细胞数,避免白细胞过多可能阻塞微血管而引起的脑血管意外的危险。化疗开始时,特别是用 HU 治疗时,宜同时加用别嘌呤醇 0.1 g 每日 3 次,以防止细胞破坏过多过速而引起尿酸肾症。

（六）慢粒急变的治疗

慢粒急变的治疗比急性白血病的治疗困难,完全缓解仅 10.7％。目前慢粒急变的治疗方案如下:Ara-c(环阿糖胞苷)100 mg/(m² • d),第 1~14 d;ADM(阿霉素)30 mg/(m² • d),第 1~3 d;VCR 2 mg,第 1 d。上述药物相继静脉输注。PDN 40 mg/(m² • d),分次口服,第 1~7 d。

五、护理

(一)病情观察

1.活动后的心率和呼吸情况。

2.有无局部或全身感染的症状和体征。

(二)症状护理

1.感染的护理。

2.出血的护理。

3.巨脾的护理:饭后取左侧卧位,减少巨脾对消化道的压迫症状。

(三)一般护理

1.合理安排休息和活动,适当锻炼身体,避免劳累。

2.给予心理支持,执行保护性医疗制度。

3.观察药物疗效及有无恶心、呕吐、口腔溃疡等不良反应。

4.多与患者交流,倾听他们的烦恼及顾虑,尽力解决患者的问题,护士应经常巡视病房,及时观察患者的情绪反应,给予相应的护理。

(张　萍　黄俊蕾　陈云荣　盖丁凯)

第三节　贫　血

　　贫血(anemia)是各种原因导致的外周血红细胞容量低于正常的临床综合征。在一定容积的循环血液内红细胞计数、血红蛋白量以及红细胞压积均低于正常标准者。其中以血红蛋白最为重要。中国血液病学家认为,在中国海平面地区,成年男性 Hb<120 g/L(12.0 g/dL),成年女性 Hb<110 g/L(11.0 g/dL),孕妇 Hb<120 g/L,就有贫血。贫血是临床最常见的表现之一,然而它不是一种独立疾病,可能是一种基础的或有时是较复杂疾病的重要临床表现,一旦发现贫血必须查明其发生原因。

一、病因

按发病原因,贫血可分为造血不良性、失血性和溶血性三大类。

(一)造血不良贫血性贫血

1.红细胞生成减少或血红蛋白合成障碍。

(1)缺铁性贫血:铁摄入不足,铁需要量相对增加(妊娠、儿童生长发育期),铁吸收障碍(慢性胃肠道疾病、胃大部切除术后)。

(2)铁粒幼细胞性贫血。

(3)维生素 B_6 反应性贫血。

（4）载铁蛋白缺乏性贫血。

2.核成熟障碍。

（1）恶性贫血。

（2）其他原因致叶酸或维生素 B_{12} 缺乏。

3.骨髓造血功能减低。

（1）干细胞缺陷。

①再生障碍性贫血。

②先天性再生障碍性贫血。

③纯红细胞再生障碍性贫血。

④骨髓增殖异常综合征。

（2）骨髓造血组织被其他细胞挤占。如白血病、恶性淋巴瘤、多发性骨髓瘤、骨髓转移癌、骨髓纤维化、系统性肥大细胞增多症、大理石骨病等。

（3）红细胞生成调节因子缺陷。肾性贫血，内分泌腺（如垂体、甲状腺）功能低下，感染性贫血等。

（二）失血性贫血

急性失血后贫血是快速大量出血引起的贫血；慢性失血后贫血是由于长期中度出血所致的小细胞性贫血。如见于慢性胃肠道疾病（例如消化性溃疡或痔疮），泌尿系或妇科的慢性出血。

1.急性失血性贫血。

如创伤致大量外出血或内脏破裂大出血、宫外孕、胃肠大出血等。

2.慢性失血性贫血。

如月经过多、痔出血、钩虫病、胃癌、消化性溃疡等。

（三）溶血性贫血

1.红细胞破坏过多。

2.红细胞内在缺陷。

（1）先天遗传性。

（2）后天获得性。阵发性睡眠性血红蛋白尿（PNH）。

3.红细胞外在因素性贫血。

（1）免疫性。

①自身免疫性：温抗体型（急性特发性获得性溶血性贫血、慢性特发性温暖型抗体免疫性溶血性贫血、症状性温暖型抗体免疫性溶血性贫血），冷抗体型（特发性慢性冷凝集素病、阵发性寒冷性血红蛋白尿、症状性冷凝集素病）。

②同种免疫性：新生儿溶血病、ABO 血型不合溶血性输血反应、Rh 血型不合溶血性输血反应。

③药物免疫性溶血性贫血：可见于对氨水杨酸、异烟肼、利福平、奎尼丁、非那西丁、氨基比林、磺胺类药、氯丙嗪、氯磺丙脲、胰岛素、青霉素、头孢菌素等。

（2）非免疫性。

①机械因素（红细胞碎片综合征）：微血管病性溶血性贫血及人工心脏瓣膜置换术后溶血性贫血。

②感染性溶血性贫血：疟疾、败血症等。

③生物因素所致溶血性贫血：蛇毒、毒蕈等。

④药物及化学品所致溶血性贫血。

⑤脾功能亢进。

⑥弥散性血管内凝血（DIC）

⑦电离辐射。

二、临床表现

红细胞的主要作用就是将氧带到全身各组织器官，一旦发生贫血，由于红细胞数及血红蛋白浓度减低，这种带氧的作用必然会受到影响，就会出现组织器官缺氧的一系列表现。贫血症状的轻重与贫血发生的程度及进展速度有关。由于皮肤、黏膜下毛细血管较表浅，皮肤黏膜苍白最容易为人们所注意。脑细胞缺氧，轻者感头昏，注意力不集中，记忆力差；重者可出现嗜睡或昏迷。为代偿贫血时机体组织器官供氧量的不足，心脏增加跳动次数及搏出量，可引起心慌、胸闷、气短。有冠状动脉粥样硬化性心脏病者，心肌缺氧可引起心绞痛发作。长期严重贫血，心脏肥厚扩大，心脏代偿不足，可致淤血及心力衰竭。胃肠道细胞缺氧可引起食欲减低、腹胀及腹泻。贫血时由于基础代谢增加，还可出现低热。除了这些共有表现外，在各类贫血还有其特有的临床表现。

三、诊断

贫血不是一种独立的疾病，而是指单位容积循环血液中的红细胞比积、红细胞数和/或血红蛋白量低于正常值，以及全血容量减少，并由此而引发的综合症状的总称。各种动物均常发生。

贫血的病因诊断最重要，诊断贫血的主要手段有：详细询问病史，仔细体格检查，必要的实验室检查。

（1）病史询问：贫血发生时间、病程、症状

（2）体检：皮肤、巩膜有无黄染，淋巴结、肝、脾是否肿大，肛诊等。

（3）实验室检查：是诊断贫血的主要依据。

1.血常规检查，血红蛋白及细胞计数是确定贫血的可靠指标。

2.血涂片检查：观察红细胞、白细胞、血小板数量变化及形态改变。

3.网织红细胞计数：了解红细胞增生情况以及作为贫血疗效的早期指标。

（4）骨髓检查：任何不明原因的贫血都应作骨髓穿刺，必要时作骨髓活检。

（5）病因检查：根据患者的不同情况选择病因检查项目。

四、治疗

主要是对症治疗。

1.补充叶酸和维生素 B_{12}，叶酸、维生素 B_{12} 摄入不足或吸收不良会导致巨幼细胞性贫血。叶酸缺乏者可口服叶酸 10 mg，每日 3 次，或 30 mg，每日 1 次肌注，直至贫血及症状完全消失。

2.幼儿、青少年和妊娠妇女营养不足引起的缺铁性贫血，应改善饮食。月经多引起的缺铁性贫血应看妇科调理月经。寄生虫感染应驱虫治疗。恶性肿瘤，应手术或放、化疗；上消化道溃疡，应抑酸治疗等。

五、预防

饮食营养要合理，食物必须多样化，食谱要广，不应偏食，否则会因某种营养素的缺乏而引起贫血。要富有营养及易于消化。饮食应有规律、有节制，严禁暴饮暴食。多食含铁丰富的食物，如猪肝、猪血、瘦肉、奶制品、豆类、大米、苹果、绿叶蔬菜等。多饮茶能补充叶酸、维生素 B_{12}，有利于巨细胞性贫血的治疗。但缺铁性贫血则不宜饮茶，因为饮茶不利于人体对铁剂的吸收。适当补充酸性食物则有利于铁剂的吸收。忌食辛辣、生冷不易消化的食物。平时可配合滋补食疗以补养身体。

（贾继清　李　燕　王丽云　赵丽丽）

第四节　弥散性血管内凝血

弥散性血管内凝血（disseminated or diffuse intravascular coagulation，DIC）是指在某些致病因子作用下凝血因子和血小板被激活，大量可溶性促凝物质入血，从而引起以凝血功能失常为主要特征的病理过程或病理综合征。在微循环中形成大量微血栓，同时大量消耗凝血因子和血小板，继发性纤维蛋白溶解（纤溶）过程加强，导致出血、休克、器官功能障碍和贫血等临床表现的出现。

一、病因

1.妊娠并发症：羊水栓塞、胎盘早剥、死胎滞留、流产感染、宫内引产、先兆子宫破裂。

2.感染：流行性出血热，出疹性病毒感染（天花、水痘、麻疹），传染性单核细胞增多症，巨细胞病毒感染，斑疹伤寒，固紫色阴性杆菌感染（胆道感染、伤寒、暴发性细胞性痢疾，败血症等），固紫色阳性球菌感染（溶血性链球菌引起的暴发性紫癜、金黄色葡萄球菌败血症等），流行性脑脊髓膜炎的华佛氏综合征，恶性疟疾。

3.大量组织损伤与手术：大面积烧伤、严重的复合性外伤、体外循环、胸部、盆腔及前列腺手术等。

4.肿瘤及血液病：前列腺癌、肺癌、消化道各种黏液腺癌（尤其是广泛移转的晚期肿瘤）、各种急性白血病（尤其是早幼粒细胞白血病）、血栓性血小板减少性紫癜、溶血性贫血。

5.心、肺、肾、肝等内脏疾患：肺源性心脏病、紫绀型先天性心脏病、严重的心力衰竭、肝硬化、急性或亚急性肝坏死、急进性肾小球肾炎、溶血尿毒综合征、出血坏死性小肠炎、出血坏死性胰腺炎、糖尿病酸中毒、系统性红斑狼疮、结节性动脉周围炎等结缔组织病。

6.其他：各种原因引起的休克、输血及输液反应、中暑、肾移值后排斥反应、毒蛇咬伤、巨大血管瘤、药物反应及中毒等。

二、临床表现

DIC的临床表现复杂多样，与基础疾病有关。但主要表现是出血、休克、器官功能障碍和贫血。

1.微血栓形成及缺血性组织坏死。小动脉、毛细血管或小静脉内血栓可引起各种器官微血栓阻塞，导致器官灌注不足而发生功能障碍，严重者甚至发生衰竭，引起缺血坏死。皮肤末端小动脉阻塞时出血性死斑，暴发型则表现为手指或足趾坏疽。肾脏受累肾皮质坏死引起血尿、少尿甚至无尿，继发肾小管坏死，肾功能进一步受损。肺间质出血对呼吸功能影响，伴有不同程度的低氧血症。胃及十二指肠黏膜下坏死可产生浅表性溃疡，导致消化道出血。患者可出现肝细胞性黄疸，长期存在感染和低血压常使肝损害进一步加重。肾上腺皮质出血及坏死造成急性肾上腺皮质功能衰竭，称为华—佛综合征（Waterhouse-Friderichsen syndrome）；垂体微血栓引起的垂体出血、坏死，导致垂体功能衰竭，即席汉综合征（Sheehan syndrome）。

2.出血症状。出血是DIC最初及最常见的临床表现，患者可有多部位出血倾向，最常见出血部位是皮肤，其次为肾、黏膜、胃肠道，表现为皮肤瘀斑、紫癜、咯血、消化道出血等。轻者仅表现为局部（如注射针头处）渗血，重者可发生多部位出血。

3.微血管病性溶血性贫血。由于出血和红细胞破坏，DIC患者可伴有微血管病性溶血性贫血。不稳定的、疏松的纤维蛋白丝在小血管沉积，循环中的红细胞流过由纤维蛋白丝构成的网孔时，常会粘着或挂在纤维蛋白丝上，加上血流的不断冲击，引起红细胞破裂。外周血涂片中可见红细胞碎片。临床表现为贫血、血红蛋白血症及血红蛋白尿。

4.休克。广泛的微血栓形成使回心血量明显减少，加上广泛出血造成的血容量减少等因素，使心输出量减少，加重微循环障碍而引起休克。DIC形成过程中产生多种血管活性物质（激肽、补体C3a和C5a），造成微血管平滑肌舒张，血管扩张，通透性增高，回心血量减少。

三、诊断

DIC的诊断基本上根据DIC的病因学、发病学和临床表现特点，通过确定引起DIC的原发病，结合临床症状和实验室检查结果作综合分析和判断。总的来说，DIC的诊断有以下三条原则。

1.应有引起DIC的原发病。

2.存在DIC的特征性临床症状和体征，如出血、循环功能障碍、某个或某些器官功能不全的症状或检查阳性结果。

3.实验室检查出凝血指标的阳性结果,最基本的是血小板明显减少,Fbg 明显减少(过度代偿型除外),凝血酶原时间(prothrombintime,PT)明显延长,凝血时间延长,3P 试验阳性和血凝块溶解时间缩短等。若检查结果出现矛盾,需要增加更具特异性的指标。例如,可定量测定血浆 β 血小板球蛋白(β-thromboglobulin,βTG)和血小板第 4 因子(Platelet factor4,PF4)的浓度以了解体内血小板的活化程度;测定血浆凝血酶-AT Ⅲ 复合物(thrombin-anfithmmbin Ⅲ complex,TAT):以了解血液中凝血酶生成的动态变化;测定血浆 D-聚体或纤溶酶-α_2-抗纤溶酶复合物(plasmin-α_2-antiplasmin complex,PAP)含量以了解是否存在继发性纤溶及估计继发性纤溶的程度等。在诊断 DIC 时,实验室诊断十分重要,由于 DIC 病因复杂,影响因素众多,发病不同阶段凝血、抗凝和纤溶系统各种指标的变化多样化,故对 DIC 的实验室诊断标准,不同国家和地区有一定差别,但大多是以 Colman 早期所订标准为基础的,Colman 的诊断标准是:血小板计数低于正常,PT 延长,Fbg 低于 2 g/L。如果这三项中只有两项符合,必须补做一项纤溶指标,例如 3P 试验是否阳性,凝血酶时间(TT)是否延长达 3 s 以上,或血浆优球蛋白溶解时间(ELT)是否缩短(<70 min)。

四、治疗

(一)防治原发病

预防和去除引起 DIC 的病因是防治 DIC 的根本措施。例如控制感染,去除死胎或滞留胎盘等。某些轻度 DIC,只要及时去除病因,病情即可迅速恢复。

(二)替代治疗

患者若有明显出血或消耗性低凝期和继发纤溶期,血小板数、纤维蛋白原及凝血因子水平均降低,应适当补充凝血因子,输注新鲜冰冻血浆、冷沉淀、浓缩血小板悬液或新鲜全血或凝血酶原复合物。推荐剂量 8 U 血小板浓缩物、8 U 冷沉淀、2 U 新鲜冰冻血浆,每 8 h 根据血小板数、纤维蛋白原、APTT、PT、输入的容量而调整替代治疗剂量。

(三)肝素治疗

尽管在 DIC 治疗上使用肝素已有较长历史,但对肝素的使用仍有较大争议。目前一般认为肝素使用指证为:①持续出血、经替代治疗血小板和凝血因子不上升。②证实有纤维蛋白的沉积,如皮肤坏死、暴发性紫癜、肢端缺血或静脉血栓栓塞。③对下列疾病一般认为肝素治疗有效:死胎滞留伴低纤维蛋白原血症诱导分娩前,流产,血型不合输血诱发 DIC 等。目前推荐的普通肝素计量为 5~10 U/(kg·h)。出血倾向明显者可采用低分子量肝素 30~50 抗 Xau/kg,每 12 h 一次皮下注射。

(四)纤溶抑制物

纤溶抑制物阻断 DIC 的代偿机制、妨碍组织灌注,阻止血块溶解的同时,常带来肾损害,近年来不主张应用。在纤溶亢进及危及生命出血时,推荐剂量氨甲环酸每次 100~200 mg,每日 2~3 次静脉输注。因氨甲环酸尿路中浓度高,易因血块形成梗阻尿路,故 DIC 伴有血尿或尿道手术后慎用。24 h 临床不改善,不建议继续应用。

五、护理

(一)病情观察

1.观察出血症状。可有广泛自发性出血,皮肤黏膜瘀斑,伤口、注射部位渗血,内脏出血如呕血、便血、泌尿道出血、颅内出血意识障碍等症状。应观察出血部位、出血量。

2.观察有无微循环障碍。皮肤黏膜紫绀缺氧、尿少尿闭、血压下降、呼吸循环衰竭等。

3.观察有无高凝和栓塞症状。如静脉采血血液迅速凝固时应警惕高凝状态,内脏栓塞可引起相关症状,如肾栓塞引起腰痛、血尿、少尿,肺栓塞引起呼吸困难、紫绀,脑栓塞引起头痛、昏迷等。

4.观察有无黄疸溶血症状。

5.观察实验室检查结果,如血小板计数、凝血酶原时间、血浆纤维蛋白含量、3P试验等。

6.观察原发性疾病的病情。

(二)对症护理

1.出血的护理。

(1)按本系统疾病护理的出血护理常规。

(2)按医嘱给予抗凝剂、补充凝血因子、成分输血或抗纤溶药物治疗。正确、按时给药,严格掌握剂量如肝素,严密观察治疗效果,监测凝血时间等实验室各项指标,随时按医嘱调整剂量,预防不良反应。

2.微循环衰竭的护理。

(1)意识障碍者要执行安全保护措施。

(2)保持呼吸道通畅,氧气吸入,改善缺氧症状。

(3)定时测量体温、脉搏、呼吸、血压,观察尿量、尿色变化。

(4)建立静脉通道,按医嘱给药,纠正酸中毒,维持水、电解质平衡,维持血压。

(5)做好各项基础护理,预防并发症。

(6)严密观察病情变化,若有重要脏器功能衰竭时应作相关护理,详细记录。

(三)一般护理

1.按原发性疾病护理常规。

2.卧床休息,保持病室环境安静清洁。

3.给予高营养、易消化食物,应根据原发疾病调整食品的营养成分和品种。

4.正确采集血标本,协助实验室检查以判断病情变化和治疗效果。

(李　燕　叶丽丽　王玉芝　逄晓燕)

第十二章　泌尿系统常见疾病

第一节　尿路感染

尿路感染(urinary tract infection,UTI),简称尿感,是指病原体侵犯尿路黏膜或组织引起的尿路炎症。根据感染部位,尿路感染可分为上尿路感染和下尿路感染。前者为肾盂肾炎,后者主要为膀胱炎。根据有无基础疾病,尿路感染还可分为复杂性尿感和非复杂性尿感。

一、病因

尿路感染95%以上是由单一细菌引起的。其中90%的门诊患者和50%左右的住院患者,其病原菌是大肠埃希杆菌,此菌血清分型可达140多种,致尿感型大肠埃希杆菌与患者粪便中分离出来的大肠埃希杆菌属同一种菌型,多见于无症状菌尿或无并发症的尿感;变形杆菌、产气杆菌、克雷白肺炎杆菌、铜绿假单胞菌、粪链球菌等见于再感染,留置导尿管、有并发症之尿感者;白色念珠菌、新型隐球菌感染多见于糖尿病及使用糖皮质激素和免疫抑制药的患者及肾移植后;金黄色葡萄球菌多见于皮肤创伤及吸毒者引起的菌血症和败血症;病毒、支原体感染虽属少见,近年来有逐渐增多趋势。多种细菌感染见于留置导尿管、神经源性膀胱、结石、先天性畸形和阴道、肠道、尿道瘘等。

二、临床表现

(一)膀胱炎

即通常所指的下尿路感染。成年妇女膀胱炎主要表现是尿路刺激,即尿频、尿急、尿痛,白细胞尿,偶可有血尿,甚至肉眼血尿,膀胱区可有不适。一般无明显的全身感染症状,但少数患者可有腰痛、低热(一般不超过38℃),血白细胞计数常不增高。约30%以上的膀胱炎为自限性,可在7～10 d内自愈。

(二)急性肾盂肾炎

表现包括以下两组症状群:①泌尿系统症状,包括尿频、尿急、尿痛等膀胱刺激征,腰痛和(或)下腹部痛;②全身感染的症状,如寒战、发热、头痛、恶心、呕吐、食欲不振等,常伴有血白细胞计数升高和血沉增快,一般无高血压和氮质血症。

（三）慢性肾盂肾炎

慢性肾盂肾炎的病程经过很隐蔽。临床表现分为以下三类。①尿路感染表现：仅少数患者可间歇发生症状性肾盂肾炎，但更为常见的表现为间歇性无症状细菌尿，和（或）间歇性尿急、尿频等下尿路感染症状，腰腹不适和（或）间歇性低热。②慢性间质性肾炎表现，如高血压、多尿、夜尿增加，易发生脱水。③慢性肾脏病的相关表现。

（四）不典型尿路感染

1.以全身急性感染症状为主要表现，而尿路局部症状不明显。

2.尿路症状不明显，而主要表现为急性腹痛和胃肠道功能紊乱的症状。

3.以血尿、轻度发热和腰痛等为主要表现。

4.无明显的尿路症状，仅表现为背痛或腰痛。

5.少数人表现为肾绞痛、血尿。

6.完全无临床症状，但尿细菌定量培养，菌落$\geqslant 10^5$/mL。

三、诊断

（一）尿培养、菌落计数

当患者满足下列条件之一者，可确诊为尿感。

1.典型尿路感染症状者，脓尿（离心后尿沉渣镜检白细胞＞5个/HP）＋尿亚硝酸盐实验阳性。

2.清洁离心中段尿沉渣白细胞数或有尿路感染症状者＞10个/HP。

3.有尿路感染症状者，正规清晨清洁中段尿细菌定量培养，菌落数$\geqslant 10^5$/mL，且连续两次尿细菌计数$\geqslant 10^5$/mL，两次的细菌及亚型相同者。

4.作膀胱穿刺尿培养，如细菌阳性（不论菌数多少）。

5.典型尿路感染症状，治疗前清晨清洁中段尿离心尿沉渣革兰染色找细菌，细菌数＞1个/油镜视野。

（二）慢性肾盂肾炎

X线静脉肾盂造影（IVP）见到局灶、粗糙的皮质瘢痕，伴有附属的肾乳头收缩和肾盏变钝等征象可确诊。

四、治疗

（一）女性非复杂性急性尿路感染

1.急性膀胱炎治疗方案。建议采用三日疗法治疗，即口服复方磺胺甲基异恶唑；或氧氟沙星；或左氧氟沙星。由于单剂量疗法的疗效不如三日疗法好，目前，不再推荐使用。对于致病菌对磺胺甲基异恶唑耐药率高达10%～20%的地区，可采用呋喃妥因治疗。

2.急性肾盂肾炎治疗方案。建议使用抗生素治疗14 d，对于轻症急性肾盂肾炎患者使用高效抗生素疗程可缩短至7 d。对于症状轻的病例，可采用口服喹诺酮类药物治疗，如果致病菌对复方磺胺甲基异恶唑敏感，也可口服此药物治疗。如果致病菌是革兰阳性菌,可以单用阿莫西林或阿莫西林/克拉维酸钾治疗。对于重症病例或不能口服药物者,应该住院治疗,静脉使用喹诺酮类药物或广谱的头孢类抗生素治疗,对于 β 内酰胺类抗生素和喹诺酮类抗生素耐药者,可选用氨曲南治疗;如果致病菌是革兰阳性球菌,可使用氨苄西林/舒巴坦钠,必要时可联合用药治疗。若病情好转,可参考尿培养结果选用敏感的抗生素口服治疗。在用药期间的方案调整和随访很重要,应每 1～2 周作尿培养,以观察尿菌是否阴转。在疗程结束时及停药后第 2、第 6 周应分别作尿细菌定量培养,以后最好能每月复查 1 次,共 1 年。

3.复杂性急性肾盂肾炎。由于存在各种基础疾病,复杂性急性肾盂肾炎易出现肾脏皮髓质脓肿、肾周脓肿及肾乳头坏死等严重并发症。这类患者需要住院治疗。首先应该及时有效控制糖尿病、尿路梗塞等基础疾病,必要时需要与泌尿外科等相关专业医生共同治疗,否则,单纯使用抗生素治疗很难治愈本病。其次,根据经验静脉使用广谱抗生素治疗。在用药期间,应该及时根据病情变化和/或细菌药物敏感试验结果调整治疗方案,部分患者尚需要联合用药,疗程至少为 10～14 d。

(二)男性膀胱炎

所有男性膀胱炎患者均应除外前列腺炎。对于非复杂性急性膀胱炎可口服复方磺胺甲基异恶唑或喹诺酮类药物治疗,剂量同女性患者,但疗程需要 7 d;而对于复杂性急性膀胱炎患者可口服环丙沙星,或左氧氟沙星,连续治疗 7～14 d。

(三)妊娠期尿感

1.无症状性细菌尿:妊娠期间无症状性细菌尿发生率高达 2%～7%,常发生于妊娠的第一个月,其中多达 40%病例可在妊娠期出现急性肾盂肾炎,因此建议在妊娠早期应该常规对孕妇进行尿培养检查,以便及时发现无症状性细菌尿患者。目前建议对于这类患者应该采取抗感染治疗。

2.急性肾盂肾炎:必须静脉使用抗生素治疗,在体温正常后 48 h 或临床症状明显改善后,可改为口服抗生素治疗。可先采取经验型治疗,使用头孢曲松,然后根据尿细菌培养结果调整治疗方案,总疗程为 10～14 d。

(四)无症状性细菌尿

对于绝经前女性、非妊娠患者、糖尿病患者、老年人、脊髓损伤及留置导尿管的无症状性细菌尿的患者不需要治疗。然而,对于经尿道行前列腺手术或其他可能导致尿路黏膜出血的泌尿外科手术或检查的无症状性细菌尿患者,应该根据细菌培养结果采取敏感抗生素治疗。

(五)导尿管相关的尿路感染

导尿管相关性无症状性细菌尿不需要使用抗生素治疗;拔除导尿管后 48 h 仍有无症状性细菌尿的女性患者,则应该根据尿培养结果使用敏感抗生素治疗 14 d。

五、护理

1.高热、尿路刺激症状明显者应卧床休息,体温在 38.5℃以上者,可用物理降温或遵医嘱肌肉注射柴胡等降温药。按医嘱服用碳酸氢钠可碱化尿液,以减轻尿路刺激症状。

2.给予足够热量、维生素和易消化的食物,鼓励患者多饮水,必要时静脉输液以保证入量,使患者多排尿,达到冲洗尿路的目的。

3.用药前,先做中段尿培养及药物敏感试验,以利合理使用抗生素。最好取清晨隔夜尿,以膀胱穿刺法取尿标本为最理想。

4.注意观察药物毒副作用和过敏反应,发现问题及时向医生报告。

5.做好患者的心理护理。患者往往对此病认识不足,有的不重视,不按医嘱要求治疗,有的过度紧张,精神压力大。护理人员对患者要关怀体贴,根据不同情况向患者做好解释工作,消除其影响治疗的心理因素,使之积极配合治疗。

6.做好卫生宣教。向患者讲述疾病常识,急性尿路感染患者要坚持治疗,在症状消失、尿检查阴性后,仍要服药 3～5 d,并继续每周做尿常规检查,连续 2～3 周。慢性尿路感染急性发作者除按急性期治疗护理外,对反复发作者应协助寻找发作原因,对伴有糖尿病、肝病者应积极治疗,以提高机体抵抗力。对女婴、孕妇、经期妇女,向患者及其家属讲清做好会阴部清洁护理的重要性,注意饮食营养,生活有规律,增强体质,以提高治疗效果。

(叶丽丽　王丽云　宋玉莲　李　燕)

第二节　慢性肾小球肾炎

慢性肾小球肾炎简称为慢性肾炎,系指蛋白尿、血尿、高血压、水肿为基本临床表现,起病方式各有不同,病情迁延,病变缓慢进展,可以不同程度肾功能减退,最终将发展为慢性肾衰竭的一组肾小球病。由于本组疾病的病理类型及病期不同,主要临床表现各不相同,疾病表现呈多样化。

一、病因

慢性肾炎是一组多病因的慢性肾小球病变为主的肾小球疾病,但多数患者病因不明,与链球菌感染并无明确关系,据统计,仅 15％～20％ 从急性肾小球肾炎转变而至。此外,大部分慢性肾炎患者无急性肾炎病史,故目前较多学者认为慢性肾小球肾炎与急性肾炎之间无肯定的关联,它可能是由于各种细菌、病毒或原虫等感染通过免疫机制、炎症介质因子及非免疫机制等引起本病。

二、临床表现

1.普通型。较为常见。病程迁延,病情相对稳定,多表现为轻度至中度的水肿,高血压和肾功能损害,尿蛋白(＋)～(＋＋＋),镜下血尿和管型尿等。病理改变以 IgA 肾病、非 IgA 系膜增生性肾炎,局灶系膜增生性较常见,也可见于局灶节段性肾小球硬化和(早期)膜增生性肾炎等。

2.肾病性大量蛋白尿。除具有普通型的表现外,部分患者可表现肾病性大量蛋白尿,病理分型以微小病变型肾病、膜性肾病、膜增生性肾炎、局灶性肾小球硬化等为多见。

3.高血压型。除上述普通型表现外,以持续性中等度血压增高为主要表现,特别是舒张压持续增高,常伴有眼底视网膜动脉细窄、迂曲和动、静脉交叉压迫现象,少数可有絮状渗出物和(或)出血。病理以局灶节段肾小球硬化和弥漫性增生为多见或晚期不能定型或多有肾小球硬化表现。

4.混合型。临床上既有肾病型表现又有高血压型表现,同时多伴有不同程度肾功能减退征象。病理改变可为局灶节段肾小球硬化和晚期弥漫性增生性肾小球肾炎等。

5.急性发作型。在病情相对稳定或持续进展过程中,由于细菌或病毒等感染或过劳等因素,经较短的潜伏期(1~5 d),而出现类似急性肾炎的临床表现,经治疗和休息后可恢复至原先稳定水平或病情恶化,逐渐发生尿毒症;或是反复发作多次后,肾功能急剧减退出现尿毒症一系列临床表现。病理改变为弥漫性增生、肾小球硬化基础上出现新月体和(或)明显间质性肾炎。

三、诊断

1.尿液检查。尿异常是慢性肾炎的基本标志。蛋白尿是诊断慢性肾炎的主要依据,尿蛋白一般在 1~3 g/d,尿沉渣可见颗粒管型和透明管型。多数可有镜下血尿、少数患者可有间发性肉眼血尿。

2.肾功能检查。多数慢性肾炎患者可有不同程度的肾小球滤过率(GFR)减低,早期表现为肌酐清除率下降,其后血肌酐升高。可伴不同程度的肾小管功能减退,如远端肾小管尿浓缩功能减退和(或)近端肾小管重吸收功能下降。

四、治疗

(一)积极控制高血压

防止肾功能减退或使已经受损的肾功能有所改善,防止心血管合并症,并改善远期预后。

1.治疗原则。①力争达到目标值,如蛋白尿<1 g/d 的患者的血压应该控制在17.33/10.67 kPa(130/80 mmHg)以下;如蛋白尿≥1 g/d,无心脑血管合并症者,血压应控制在 16.67/10 kPa(125/75 mmHg)以下。②降压不能过低过快,保持降压平稳。③一种药物小剂量开始调整,必要时联合用药,直至血压控制满意。④优选具有肾保护作用、能延缓肾功能恶化的降压药物。

2.治疗方法

(1)非药物治疗。限制饮食钠的摄入,伴高血压患者应限钠摄入量控制在<3 g/d(80~100 mmol/d),降压药物应该在限制钠饮食的基础上进行;调整饮食蛋白质与含钾食物的摄入;戒烟、限制饮酒;减肥;适当锻炼等。

(2)药物治疗。常用的降压药物有血管紧张素转换酶抑制剂(ACEI)、血管紧张素Ⅱ

受体拮抗剂(ARB)、长效钙通道阻滞剂(CCB)、利尿剂、β-受体阻滞剂等。由于 ACEI 与 ARB 除具有降低血压作用外,还有减少尿蛋白和延缓肾功能恶化的肾保护作用,应优选。肾功能不全患者应用 ACEI 或 ARB 要防止高血钾和血肌酐升高,血肌酐大于 264 μmol/L(3 mg/dL)时务必在严密观察下谨慎使用,尤其注意监测肾功能和防止高血钾。少数患者应用 ACEI 有持续性干咳的不良反应,可以换用 ARB 类。

（二）减少尿蛋白

延缓肾功能减退,尿蛋白与肾脏功能减退密切相关,因此应该严格控制。ACEI 与 ARB 具有降低尿蛋白作用,其用药剂量常需要高于其降压所需剂量。但应预防低血压的发生。

（三）限制食物中蛋白及磷的摄入

低蛋白与低磷饮食可以减轻肾小球高压、高灌注与高滤过状态,延缓肾小球硬化。肾功能不全氮质血症患者应限制蛋白质及磷的入量,采用优质低蛋白饮食或加用必需氨基酸或 α-酮酸。

（四）避免加重肾损害的因素

感染、低血容量、脱水、劳累、水电解质和酸碱平衡紊乱、妊娠及应用肾毒性药物(如氨基糖苷类抗生素、非甾体类抗炎药、造影剂等),均可能损伤肾脏,应避免使用或者慎用。

（五）糖皮质激素和细胞毒药物

由于慢性肾炎是包括多种疾病在内的临床综合征,其病因、病理类型及其程度、临床表现和肾功能等差异较大,故是否应用糖皮质激素和细胞毒药物应根据病因及病理类型确定。

（六）其他

抗血小板聚集药、抗凝药、他汀类降脂药、中医中药也可以使用。

五、护理

1.注意休息,避免过于劳累。防止受凉感冒或上呼吸道感染。

2.有扁桃体炎、中耳炎、鼻窦炎、龋齿时应及时诊治。注意个人卫生,保持皮肤清洁,防止皮肤感染。这些都是可能导致本病复发或活动的诱因。

3.浮肿明显、大量蛋白尿而肾功能正常者可适量补充蛋白质饮食。无水肿及低蛋白血症时,每日蛋白质摄入量应限制在每千克体重 0.6 g(每瓶牛奶约含 6 g 蛋白质,每只鸡蛋约含 6 g 蛋白质,每 50 g 米饭约含 4 g 植物蛋白质)。

4.有水肿、高血压和心功能不全者,应进低盐饮食,每天摄盐应少于 5 g(1 钱),约一粒蚕豆大小。

5.避免服用含非那西丁一类的解热镇痛药及其他对肾功能有损害的药物如卡那霉素、庆大霉素等。

6.经常检查尿液,如尿中红细胞每高倍视野超过 10 个,要卧床休息。

（宋玉莲　贾继清　叶丽丽　王玉芝）

第三节　慢性肾衰竭

慢性肾衰竭(CRF)是指各种原因造成慢性进行性肾实质损害,致使肾脏明显萎缩,不能维持基本功能,临床出现以代谢产物潴留,水、电解质、酸碱平衡失调,全身各系统受累为主要表现的临床综合征。

一、病因

主要病因有原发性肾小球肾炎、慢性肾盂肾炎、高血压肾小动脉硬化、糖尿病肾病、继发性肾小球肾炎、肾小管间质病变、遗传性肾脏疾病以及长期服用解热镇痛剂及接触重金属等。

1.应力争明确慢性肾衰竭的病因,应搞清楚肾脏损害是以肾小球损害为主,还是以肾间质小管病变为主,抑或以肾血管病变突出,以便根据临床特点,有针对性治疗。

2.应查明促使慢性肾衰竭肾功能进行性恶化的可逆性因素,如感染、药物性肾损害、代谢性酸中毒、脱水、心力衰竭、血压降低过快、过低等。

3.应注意寻找加剧慢性肾衰竭肾功能进行性恶化减退的某些因素,如高血压、高血脂、高凝状态、高蛋白质饮食摄入、大量蛋白尿等。

二、临床表现

(一)消化系统

1.厌食(食欲不振常较早出现)。

2.恶心、呕吐、腹胀。

3.舌、口腔溃疡。

4.口腔有氨臭味。

5.上消化道出血。

(二)血液系统

1.贫血。它是尿毒症患者必有的症状。贫血程度与尿毒症(肾功能)程度相平行,促红细胞生成素(EPO)减少为主要原因。

2.出血倾向。可表现为皮肤、黏膜出血等,与血小板破坏增多,出血时间延长等有关,可能是毒素引起的,透析可纠正。

3.白细胞异常。白细胞减少,趋化、吞噬和杀菌能力减弱,易发生感染,透析后可改善。

(三)心血管系统

1.高血压。大部分患者(80%以上)有不同程度高血压,可引起动脉硬化、左室肥大、心功能衰竭。

2.心功能衰竭。常出现心肌病的表现,由水钠潴留、高血压、尿毒症性心肌病等所致。

3.心包炎。尿毒症性或透析不充分所致,多为血性,一般为晚期的表现。

4.动脉粥样硬化和血管钙化。进展可迅速,血透者更甚,冠状动脉、脑动脉、全身周围动脉均可发生,主要是由高脂血症和高血压所致。

（四）神经、肌肉系统

1.早期。疲乏、失眠、注意力不集中等。

2.晚期。周围神经病变,感觉神经较运动神经显著。

3.透析失衡综合征。与透析相关,常发生在初次透析的患者。尿素氮降低过快,细胞内外渗透压失衡,引起颅内压增加和脑水肿所致,表现恶心、呕吐、头痛,严重者出现惊厥。

（五）肾性骨病

肾性骨病是指尿毒症时骨骼改变的总称。低钙血症、高磷血症、活性维生素 D 缺乏等可诱发继发性甲状旁腺功能亢进。上述多种因素又导致肾性骨营养不良(即肾性骨病),包括纤维囊性骨炎(高周转性骨病)、骨软化症(低周转性骨病)、骨生成不良及混合性骨病。肾性骨病临床上可表现为:

1.可引起自发性骨折。

2.有症状者少见,如骨酸痛、行走不便等。

（六）呼吸系统

1.酸中毒时呼吸深而长。

2.尿毒症性支气管炎、肺炎(蝴蝶翼)、胸膜炎等。

（七）皮肤症状

皮肤瘙痒、尿素霜沉积、尿毒症面容,透析不能改善。

（八）内分泌功能失调

1.肾脏本身内分泌功能紊乱。如 $1,25\text{-}(OH)_2$ 维生素 D_3、红细胞生成素不足和肾内肾素—血管紧张素 II 过多。

2.外周内分泌腺功能紊乱。大多数患者均有继发性甲旁亢(血 PTH 升高)、胰岛素受体障碍、胰高血糖素升高等。约 1/4 的患者有轻度甲状腺素水平降低。部分患者可有性腺功能减退,表现为性腺成熟障碍或萎缩、性欲低下、闭经、不育等,可能与血清性激素水平异常等因素有关。

（九）并发严重感染

易合并感染,以肺部感染多见。感染时发热可无正常人明显。

三、诊断

1.常用的实验室检查。项目包括:尿常规、肾功能、24 h 尿蛋白定量、血糖、血尿酸、血脂等,以及血电解质(K、Na、Cl、Ca、P、Mg 等);动脉血液气体分析;肾脏影像学检查等。检查肾小球滤过功能的主要方法有:检测血清肌酐(Scr)、肌酐清除率(Ccr)、放射性核素法测 GFR 等。我国 Ccr 正常值为:90 ± 10 mL/min。对不同人群来说,其 Scr、Ccr 值可能有显著差别,临床医师需正确判断。

2.影像学检查。一般只需做 B 型超声检查,以除外结石、肾结核、肾囊性疾病等。某些特殊情况下,可能需做放射性核素肾图、静脉肾盂造影、肾脏 CT 和磁共振(MRI)检查等。肾图检查对急、慢性肾衰的鉴别诊断有帮助。若肾图结果表现为双肾血管段、分泌段、排泄功能均很差,则一般提示有 CRF 存在;若肾图表现为双肾血管段较好,排泄功能很差,呈"梗阻型"(抛物线状),则一般提示可能有急性肾衰竭存在。

四、治疗

(一)饮食治疗

1.给予优质低蛋白饮食 0.6 g/(kg·d)、富含维生素饮食,如鸡蛋、牛奶和瘦肉等优质蛋白质。患者必须摄入足量热卡,一般为 125.58~146.51 kJ/(kg·d)。必要时主食可采用去植物蛋白的麦淀粉。

2.低蛋白饮食加必需氨基酸或 α-酮酸治疗,应用 α-酮酸治疗时注意复查血钙浓度,高钙血症时慎用。在无严重高血压及明显水肿、尿量<1 000 mL/d 者,食盐 2~4 g/d。

(二)药物治疗

CRF 药物治疗的目的包括:①缓解 CRF 症状,减轻或消除患者痛苦,提高其生活质量;②延缓 CRF 病程的进展,防止其进行性加重;③防治并发症,提高生存率。

1.纠正酸中毒和水、电解质紊乱

(1)纠正代谢性酸中毒。代谢性酸中毒的处理,主要为口服碳酸氢钠($NaHCO_3$)。中、重度患者必要时可静脉输入,在 72 h 或更长时间后基本纠正酸中毒。对有明显心功能衰竭的患者,要防止 $NaHCO_3$ 输入总量过多,输入速度宜慢,以免使心脏负荷加重甚至心功能衰竭加重。

(2)水钠紊乱的防治。适当限制钠摄入量,一般 NaCl 的摄入量应不超过 6~8 g/d。有明显水肿、高血压者,钠摄入量一般为 2~3 g/d(NaCl 摄入量 5~7 g/d),个别严重病例可限制为 1~2 g/d(NaCl 2.5~5 g)。也可根据需要应用襻利尿剂(呋塞米、布美他尼等),噻嗪类利尿剂及贮钾利尿剂对 CRF 病(Scr>220 μmol/L)疗效甚差,不宜应用。对急性心功能衰竭严重肺水肿者,需及时给单纯超滤、持续性血液滤过(如连续性静脉—静脉血液滤过)。

对慢性肾衰患者轻、中度低钠血症,一般不必积极处理,而应分析其不同原因,只对真性缺钠者谨慎地进行补充钠盐。对严重缺钠的低钠血症者,也应有步骤地逐渐纠正低钠状态。

(3)高钾血症的防治。肾衰竭患者易发生高钾血症,尤其是血清钾水平>5.5 mmol/L时,则应更严格地限制钾摄入。在限制钾摄入的同时,还应注意及时纠正酸中毒,并适当应用利尿剂(呋塞米、布美他尼等),增加尿钾排出,以有效防止高钾血症发生。对已有高钾血症的患者,除限制钾摄入外,还应采取以下各项措施:①积极纠正酸中毒,必要时(血钾>6 mmol/L)可静滴碳酸氢钠。②给予襻利尿剂:最好静脉或肌肉注射呋塞米或布美他尼。③应用葡萄糖—胰岛素溶液输入。④口服降钾树脂:以聚苯乙烯磺酸钙更为适用,因为离子交换过程中只释放离子钙,不释放出钠,不致增加钠负荷。⑤对严重高钾血症(血钾>6.5 mmol/L)且伴有少尿、利尿效果欠佳者,应及时给予血液透析治疗。

2. 高血压的治疗。对高血压进行及时、合理的治疗,不仅是为了控制高血压的某些症状,而且是为了积极主动地保护靶器官(心、肾、脑等)。血管紧张素转化酶抑制剂(ACEI)、血管紧张素Ⅱ受体拮抗剂(ARB)、钙通道拮抗剂、襻利尿剂、β-受体阻滞剂、血管扩张剂等均可应用,以 ACEI、ARB、钙拮抗剂的应用较为广泛。透析前 CRF 患者的血压应达<17.33/10.67 kPa(130/80 mmHg),维持透析患者血压一般不超过 18.67/12 kPa(140/90 mmHg)即可。

3. 贫血的治疗和红细胞生成刺激剂(ESA)的应用。当血红蛋白(Hb)<110 g/L 或红细胞压积(Hct)<33% 时,应检查贫血原因。若有缺铁应予补铁治疗,必要时可应用 ESA 治疗,包括人类重组红细胞生成素(rHuEPO)、达依泊丁等,直至 Hb 上升至 110~120 g/L。

4. 低钙血症、高磷血症和肾性骨病的治疗。当 GFR<50 mL/min 后,即应适当限制磷摄入量(<800~1 000 mg/d)。当 GFR<30 mL/min 时,在限制磷摄入的同时,需应用磷结合剂口服,以碳酸钙、枸橼酸钙较好。对明显高磷血症(血清磷>7 mg/dL)或血清 Ca,P 乘积>65(mg^2/dL^2)者,则应暂停应用钙剂,以防转移性钙化的加重。此时可考虑短期服用氢氧化铝制剂或司维拉姆,待 Ca,P 乘积<65(mg^2/dL^2)时,再服用钙剂。对明显低钙血症患者,可口服 1,25-$(OH)_2 D_3$(钙三醇);连服 2~4 周后,如血钙水平和症状无改善,可增加用量。治疗中均需要监测血 Ca,P,PTH 浓度,使透析前 CRF 患者血 IPTH 保持在 35~110 pg/mL;使透析患者血钙磷乘积<55 mg^2/dL^2(4.52 $mmol^2/L^2$),血 PTH 保持在 150~300 pg/mL。

5. 防治感染。平时应注意防止感冒,预防各种病原体的感染。抗生素的选择和应用原则,与一般感染相同,唯剂量要调整。在疗效相近的情况下,应选用肾毒性最小的药物。

6. 高脂血症的治疗。透析前 CRF 患者与一般高血脂者治疗原则相同,应积极治疗。但对维持透析患者,高脂血症的标准宜放宽,如血胆固醇水平保持在 6.4~7.7 mmol/L(250~300 mg/dL),血甘油三酯水平保持在 1.7~2.2 mmol/L(150~200 mg/dL)为好。

7. 口服吸附疗法和导泻疗法。口服吸附疗法(口服氧化淀粉或活性炭制剂)、导泻疗法(口服大黄制剂)、结肠透析等,均可利用胃肠道途径增加尿毒症毒素的排出。上述疗法主要应用于透析前 CRF 患者,对减轻患者氮质血症起到一定辅助作用。

8. 其他。

(1)糖尿病肾衰竭患者。随着 GFR 不断下降,必须相应调整胰岛素用量,一般应逐渐减少。

(2)高尿酸血症。通常不需治疗,但若有痛风,则予以别嘌醇。

(3)皮肤瘙痒。外用乳化油剂,口服抗组胺药物,控制高磷血症及强化透析或高通量透析,对部分患者有效。

（三）尿毒症期的替代治疗

当 CRF 患者 GFR $6\sim10$ mL/min（血肌酐 >707 μmol/L）并有明显尿毒症临床表现，经治疗不能缓解时，则应让患者作好思想准备，进行透析治疗。糖尿病肾病可适当提前（GFR $10\sim15$ mL/min）安排透析。

1.透析治疗

（1）血液透析。应预先给患者作动静脉内瘘（位置一般在前臂），内瘘成熟至少需要 4 周，最好等候 $8\sim12$ 周后再开始穿刺。血透治疗一般每周 3 次，每次 $4\sim6$ h。在开始血液透析 6 周内，尿毒症症状逐渐好转。如能坚持合理的透析，大多数血透患者的生活质量显著改善，不少患者能存活 $15\sim20$ 年。

（2）腹膜透析。持续性不卧床腹膜透析疗法（CAPD）应用腹膜的滤过与透析作用，持续地对尿毒症毒素进行清除，设备简单，操作方便，安全有效。将医用硅胶管长期植入腹腔内，应用此管将透析液输入腹腔，每次 $1.5\sim2$ L，6 h 交换一次，每天交换 4 次。CAPD 对尿毒症的疗效与血液透析相似，但在残存肾功能与心血管的保护方面优于血透，且费用也相对较低。CAPD 的装置和操作近年已有显著改进，腹膜炎等并发症已大为减少。CAPD 尤其适用于老人、有心血管合并症的患者、糖尿病患者、小儿患者或作动静脉内瘘有困难者。

2.肾移植。患者通常应先作一个时期透析，待病情稳定并符合有关条件后，则可考虑进行肾移植术。成功的肾移植可恢复正常的肾功能（包括内分泌和代谢功能），使患者几乎完全康复。移植肾可由尸体或亲属供肾（由兄弟姐妹或父母供肾），亲属肾移植的效果更好。要在 ABO 血型配型和 HLA 配型合适的基础上选择供肾者。肾移植需长期使用免疫抑制剂，以防治排斥反应，常用的药物为糖皮质激素、环孢素、硫唑嘌呤和（或）麦考酚吗乙酯（MMF）等。近年肾移植的疗效显著改善，移植肾的 1 年存活率约为 85%，5 年存活率约为 60%。HLA 配型佳者，移植肾的存活时间较长。

五、护理

（一）一般护理

1.减轻焦虑。护士应为患者提供一个适当的环境，仔细倾听患者的感受，稳定患者的情绪。对于患者的病情，护士应以坦诚的态度，实事求是地帮助患者分析现实健康状况，分析有利条件及可能产生的预后，应使患者认识到心理健康对身体康复的重要性，激发其生存的欲望，同时提高对疾病的认识，树立战胜疾病的信心。如可告诉患者接受透析和肾移植治疗，可使其生活质量明显改善、生命明显延长等，以使患者重新建立其自尊，确认自己的价值。另外，护士不能忽视患者家属的紧张心理状态，对他们也要进行心理疏导，使他们心情放松，共同协助患者渡过难关。

2.皮肤护理。评估患者皮肤的颜色、弹性及有无水肿等。应以温和的香皂或沐浴液做皮肤清洗，洗后涂以擦手油，以避免皮肤瘙痒，如果需要时可遵医嘱给予患者止痒药剂，如炉甘石洗剂等。指导患者将指甲修剪平整，并保持清洁，以防止患者在皮肤瘙痒时,抓破皮肤,造成感染。

3. 预防感染。患者要注意休息,避免受凉、受湿和过劳,防止感冒。慢性肾衰患者极易并发感染,特别是肺部和尿路感染,因此患者要讲究清洁卫生,加强口腔及会阴部清洁,以防止感染。若有感染,应立即予以治疗,及时针对病原菌选用敏感的抗生素,抗生素的剂量应根据肌酐清除率进行调整,避免使用有肾毒性的抗生素。

(二)饮食护理

饮食治疗在慢性肾衰的治疗中具有重要的意义,合理的营养膳食调配不但能减少体内氮代谢产物的积聚及体内蛋白质的分解,以维持氮平衡,还能在维持营养、增强机体抵抗力、减缓病情发展等方面发挥其独特的作用。

1. 限制蛋白质的摄入。根据肌酐清除率或血尿素氮的含量来决定蛋白质的摄入量。当血尿素氮在 $14.28 \sim 28.56$ mmol/L 时,蛋白质限量为每日 $35 \sim 40$ g;血尿素氮 $28.56 \sim 42.84$ mmol/L 时,其限量为每日 $25 \sim 35$ g;当血尿素氮大于 42.84 mmol/L 时,蛋白质应限量在每日 $20 \sim 25$ g。尽量选用富含必需氨基酸的蛋、奶、肉类等动物性食品,而不用或少用含非必需氨基酸多的植物性食物,如干豆类、豆制品、谷类及硬果类。对于采用透析治疗的慢性肾衰患者,蛋白质供给量应增加,可按每日每千克体重 $1 \sim 1.2$ g 供给,其中优质蛋白占 50% 以上,首选蛋类和乳类。

2. 保证充足的热能。充足的热能可减少体内蛋白质的分解,供给量为每日每千克体重 $146.4 \sim 167.4$ kJ,即每日摄入 $8\,368 \sim 12\,552$ kJ 热量。碳水化合物为热能的主要来源且最好以纯淀粉类食品(如麦淀粉、玉米淀粉等)代替米、面等谷类食品。

3. 无机盐摄入。无机盐的供给量要根据病情随时调整。当出现浮肿、高血压及心力衰竭时需采用无盐、低盐或低钠饮食。当患者血钾升高,尿量减少时,应限制膳食中的钾盐含量。含钾较高的食物有豆类、紫菜、菠菜、坚果、香蕉等。

4. 液体量。除伴有心力衰竭或尿量减少至 $<1\,000$ mL/d 外,一般不必严格限制。

(三)对症治疗及护理

1. 改善钙、磷失衡。密切监测患者血清中钙、磷值。注意倾听患者有关骨痛的主诉,鼓励且协助患者做关节运动和散步,并提供安全的环境。遵医嘱给予并指导患者正确服用药物。患者常服用的药物有:①碳酸钙:此药是一种良好的肠道内磷结合剂,它既可减少磷从肠道的吸收使血磷降低,又可供给钙。②活性维生素 D_3:可促进肠道吸收钙,同时可抑制甲状旁腺素。③氢氧化铝:可抑制磷的吸收,但不宜长期服用,防止发生铝中毒。

2. 严密监测血钾浓度,防止高钾血症的发生。

3. 纠正代谢性酸中毒。轻度酸中毒时,可不予治疗。当 HCO_3^- 浓度低于 15 mmol/L 时,需口服碳酸氢钠。严重酸中毒者,HCO_3^- 浓度低于 6.7 mmol/L 时应立即给予静脉滴注,迅速纠正酸中毒。

4. 改善贫血状况。除了间隔输板球血外,重组红细胞生成素(EPO)的应用,对于改善慢性肾衰患者贫血状况有明显效果。使用 EPO 后会发生一些不良反应,如高血压、头痛及癫痫发作,因此护士应严格监测患者的血压,及时倾听患者的主诉。由于患者发生贫血,组织氧合作用降低,因此容易引起疲劳、乏力等,护士应评估患者的活动及对这些活动的耐受力,指导患者有计划地进行活动,避免过度劳累。

5.心力衰竭的治疗。引起心衰的原因主要有水钠潴留、高血压和毒物的蓄积。治疗方法主要是血液透析和血液滤过,这两种方法最为有效。在没有条件的情况下,强心、利尿、解痉及扩血管药物也可应用,但疗效较差。

（张　萍　黄俊蕾　陈云荣　叶丽丽）

第十三章 消化系统常见疾病

第一节 胃 炎

胃炎是胃黏膜炎症的统称。可分为急性和慢性两类。急性胃炎常见的为单纯性和糜烂性两种。前者表现为上腹不适、疼痛、厌食和恶心、呕吐;后者消化道出血为主要表现,有呕血和黑粪。慢性胃炎通常又可分为浅表性胃炎、萎缩性胃炎和肥厚性胃炎。慢性胃炎病程迁延,大多无明显症状和体征,一般仅见饭后饱胀、泛酸、嗳气、无规律性腹痛等消化不良症状。确诊主要依赖胃镜检查和胃黏膜活组织检查。本病常见于成人,许多病因可刺激胃,如饮食不当,病毒和细菌感染、药物刺激等均可能引发本病。

一、病因

(一)急性胃炎病因

可由化学因素、物理因素、微生物感染或细菌毒素等引起。此外,精神神经功能障碍,应激状态或各种因素所致的机体变态反应均可作为内源性刺激因子,引起胃黏膜的急性炎症损害。

(二)慢性胃炎病因

现已明确幽门螺旋杆菌(Hp)感染为慢性胃炎的最主要病因,有人将其称为 Hp 相关性胃炎。但其他物理性、化学性及生物性有害因素长期反复作用于易感人体也可引起本病。病因持续存在或反复发生即可形成慢性病变。青年人多为浅表胃炎,老年人多为萎缩性胃炎;浅表性胃炎与萎缩性胃炎又常同时存在于同一个患者;另外回顾性胃黏膜活组织检查也发现一部分浅表性胃炎数年之后可变为萎缩性胃炎。目前认为慢性胃炎是由多种因素作用造成。

1.幽门螺杆菌感染。通过临床研究证实,Hp 在慢性活动性胃炎的检出率达 98%～100%,说明了慢性胃炎,尤其是慢性活动性胃炎与 Hp 的感染关系密切。慢性胃炎病因医学临床尚未完全阐明,一般认为与周围环境的有害因素及易感体质有关。物理的、化学的、生物性的有害因素长期反复作用于易感人体即可引起本病。慢性胃炎持续反复发生即可形成慢性病变。

2.长期服用对胃有刺激的药物、食物及进食粗糙食物或吸烟等。这些因素反复作用于胃黏膜,使其充血水肿。

3.胃黏膜长期淤血缺氧。如充血性心力衰竭或门脉高压症的患者,胃黏膜长期处于淤血、缺氧,引起营养障碍导致胃炎。

4.急性胃炎如治疗不当,迁延不愈可转变为慢性胃炎。

5.胃酸缺乏,细菌容易在胃内繁殖,也可造成慢性胃炎。

6.营养缺乏、内分泌功能障碍、免疫功能异常,可引起慢性胃炎。

7.消化道弯曲杆菌感染等都可能是慢性胃炎的发病因素。

8.细菌及其毒素的作用。由于鼻、口腔、咽喉等部位感染病灶的细菌或毒素不断地被吞入胃内;或胃内缺乏胃酸,细菌易在胃内繁殖,长期作用而引起慢性胃炎。

9.精神因素。过度的精神刺激、忧郁以及其他精神因素反复作用于大脑皮质,造成大脑皮质功能失调,导致胃壁血管的痉挛性收缩,胃黏膜发生炎症或溃疡。

(三)疣状胃炎的病因

肉眼下病变呈特征性疣状隆起,也可呈不规整形或长条形,色泽与周围黏膜相似。病变多分布在胃窦,也可分布在胃体和胃底,常沿皱襞嵴呈链状排列,直径为 0.5～1.5 cm,高 0.2～0.5 cm。隆起的顶部为脐状凹陷性糜烂,淡红色或附有黄色薄苔。组织学上分为糜烂期与修复期。糜烂期组织学特征为上皮变性、坏死和脱落、中性粒细胞浸润和少量纤维素渗出,有时可见浅表腺体坏死脱落的同时伴有幽门腺或胃体上皮增生。修复期的主要表现为糜烂周围固有腺、幽门腺或胃小凹上皮增生,有时可见纤维化,再生腺管可出现不同程度的不典型增生。黏膜肌层常明显增厚并隆起,结构紊乱。

二、临床表现

胃炎是胃黏膜炎症的统称。为常见病,可分为急性胃炎和慢性胃炎两类。

(一)急性胃炎

急性胃炎常见的为单纯性和糜烂性两种。前者表现为上腹不适、疼痛、厌食和恶心、呕吐;后者消化道出血为主要表现,有呕血和黑粪。

(二)慢性胃炎

1.慢性浅表性胃炎。慢性浅表性胃炎以上腹部疼痛最为常见,部分患者无任何症状,其他还有嗳气、腹胀、恶心、呕吐等。

2.慢性糜烂性胃炎。一般仅见饭后饱胀、泛酸、嗳气、无规律的腹痛等消化不良的症状。慢性胃窦炎上腹部有撑胀感、隐痛或剧痛,常呈周期性发作,可伴有嗳气、反酸、上腹灼烧感、恶心、呕吐、消瘦等,少数会有出血症状,部分患者无症状表现。

3.慢性萎缩性胃炎。大多数的萎缩性胃炎患者会有上腹部烧灼、胀痛、钝痛或胀满感,尤以食后加重,常伴有食欲不振、恶心、嗳气、便秘或腹泻等消化不良的症状,严重的患者会出现消瘦、贫血或上消化道出血的症状。

4.胆汁反流性胃炎。胆汁反流性胃炎是一种特殊的胃炎,在幽门括约肌的作用下,含胆汁、胰液等十二指肠内容反流入胃后,会出现腹部饱胀不适,中上腹持续烧灼感,也可表现为胸骨后痛,饭后加剧,可伴有腹胀、嗳气、烧心、反酸、恶心、呕吐、肠鸣、排便不畅、食欲减退以及消瘦等症状。严重者会出现胃出血,表现为呕血或黑粪。

三、诊断

胃镜检查结合直视下活检,是确诊胃炎的主要方法。

1. 慢性胃炎中幽门螺杆菌感染的阳性率高达 $70\%\sim90\%$,可通过胃镜取胃黏膜组织检查,也可查患者血中幽门螺杆菌的抗体,还可以在抗幽门螺杆菌治疗前后检查,作为追查指标之一。

浅表性胃炎胃酸正常或偏低,萎缩性胃炎则明显降低,甚至缺乏。萎缩性胃炎可在血液中检测出壁细胞抗体、内因子抗体或胃泌素抗体。此外,X 射线钡餐检查对慢性胃炎的诊断帮助不大,但有助于鉴别诊断。

2. 急性胃炎检查。

(1)少数患者需行胃、肠 X 线钡餐。

(2)胃镜,必要时行胃黏膜活检及幽门螺杆菌检查。

(3)必要时行胃液分析,测定基础泌酸量、最大泌酸量及胃液 pH 值。

四、治疗

(一)急性胃炎

1. 一般治疗:尽量卧床休息,口服葡萄糖及电解质液以补充体液的丢失。如果持续呕吐或明显脱水,则需静脉补充 $5\%\sim10\%$ 葡萄糖盐水及其他相关电解质。鼓励摄入清淡流质或半流质食品,以防止脱水或治疗轻微的脱水。

2. 对症治疗:必要时可注射止吐药。例如,肌肉注射氯丙嗪每日 $25\sim100$ mg。止泻药:如思密达每次 3 g,每日 $2\sim3$ 次。

3. 抗菌治疗:抗菌素对本病的治疗作用是有争议的。对于感染性腹泻,可适当选用有针对性的抗菌素,如黄连素 0.3 g 口服,每日 3 次或庆大霉素 8 万 U 口服,每日 3 次等。但应防止抗菌素滥用。

(二)慢性胃炎

尚无特效疗法,一般主张无症状者无需进行治疗。若有症状可参考下列方法进行治疗。

1. 避免引起急性胃炎的因素,如戒除烟酒,避免服用对胃有刺激性的食物及药物,如 NSAIDs 等。

2. 饮食治疗。原则与溃疡病相似,多次少餐,软食为主,避免生冷及刺激性食物,更重要的是根据患者的饮食习惯和多年经验,总结出一套适合自己的食谱。

3. 药物治疗。Hp 相关性胃炎需进行根除 Hp 的治疗。而其他慢性胃炎尚无特效疗法,大多不能使胃炎逆转,因此主要是对症治疗。

五、护理

(一)一般护理

1. 休息。指导患者急性发作时应卧床休息,并可用转移注意力、做深呼吸等方法来减轻。

2. 活动。病情缓解时,进行适当的锻炼,以增强机体抵抗力。嘱患者生活要有规律,避免过度劳累,注意劳逸结合。

3. 饮食。急性发作时可予少渣半流食,恢复期患者指导其食用富含营养、易消化的食物,避免食用辛辣、生冷等刺激性食物及浓茶、咖啡等饮料。嗜酒患者嘱其戒酒。指导患者加强饮食卫生并养成良好的饮食习惯,定时进餐、少量多餐、细嚼慢咽。如胃酸缺乏者可酌情食用酸性食物如山楂、食醋等。

4. 环境。为患者创造良好的休息环境,定时开窗通风,保证病室的温湿度适宜。

(二)心理护理

1. 减轻焦虑。提供安全舒适的环境,减少患者的不良刺激。避免患者与其他有焦虑情绪的患者或亲属接触。指导其散步、听音乐等转移注意力。

2. 心理疏导。首先帮助患者分析产生焦虑的原因,了解患者内心的期待和要求;然后共同商讨这些要求是否能够实现,以及错误的应对机制所产生的后果。指导患者采取正确的应对机制。

3. 树立信心。向患者讲解疾病的病因及防治知识,指导患者如何保持合理的生活方式和去除对疾病的不利因素。并可以请有过类似疾病的患者讲解采取正确应对机制所取得的良好效果。

(三)治疗配合

1. 腹痛。评估患者疼痛的部位、性质及程度。嘱患者卧床休息,协助患者采取有利于减轻疼痛的体位。可利用局部热敷、针灸等方法来缓解疼痛。必要时遵医嘱给予药物止痛。

2. 活动无耐力。协助患者进行日常生活活动。指导患者体位改变时动作要慢,以免发生直立性低血压。根据患者病情与患者共同制定每日的活动计划,指导患者逐渐增加活动量。

3. 恶心、呕吐。协助患者采取正确体位,头偏向一侧,防止误吸。安慰患者,消除患者紧张、焦虑的情绪。呕吐后及时为患者清理,更换床单位并协助患者采取舒适体位。观察呕吐物的性质、量及呕吐次数。必要时遵医嘱给予止吐药物治疗。

（王丽云　李　燕　张　萍　赵丽丽）

第二节　消化性溃疡

消化性溃疡主要指发生在胃和十二指肠的慢性溃疡,亦可发生于食管下段、胃空肠吻合口周围及含有异位胃黏膜的美克尔(MECKEL)憩室。这些溃疡的形成与胃酸和胃蛋白酶的消化作用有关,故称消化性溃疡。近年研究发现溃疡的形成与幽门螺旋杆菌(Hp)的存在有关。本病绝大多数(95%以上)位于胃和十二指肠,故又称胃十二指肠溃疡。深入研究表明,胃溃疡病和十二指肠溃疡病在病因和发病机制方面有明显的区别,并非同一种疾病,但因两者的流行病学、临床表现和药物治疗反应有相似之处,所以习惯上还是把它们归并在一起。本病的总发病率占人口的 5%～10%,十二指肠溃疡较胃溃疡多见,以青壮年多发,男多于女,儿童亦可发病,老年患者所占比例亦逐年有所增加。胃溃疡患者的平均年龄高于十二指肠溃疡患者约 10 年。

一、病因

1.生活因素:溃疡病在有些职业(如司机和医生等)当中似乎更为多见,可能与饮食无规律有关,工作过于劳累可诱发本病。

2.精神因素:精神紧张或忧虑,多愁善感,脑力劳动过多也是本病诱发因素。可能因迷走神经兴奋,胃酸分泌过多而引起。

3.化学因素:长期饮用酒精或长期服用阿司匹林、皮质类固醇等药物易致此病发生,此外长期吸烟和饮用浓茶似亦有一定关系。

4.遗传因素:胃溃疡也有家族史,尤其儿童溃疡有家族史的占 25%～60%。另外 A型血的人比其他血型的人易患此病。

二、临床表现

1.慢性、周期性、节律性中上腹部疼痛,胃溃疡常在剑突下或偏左,进餐后 1～2 h 发作,持续 1～2 h,胃排空后缓解;十二指肠溃疡多在剑突下偏右,多于空腹时发生,进食后缓解。发作与季节有关。疼痛性质可呈钝痛、灼痛或饥饿样痛。特殊类型溃疡如幽门管、球后、胃底贲门区、巨大溃疡及多发性溃疡、复合性溃疡或有并发症时,腹痛可不典型,可有剧烈腹痛或夜间痛。

2.常伴有返酸、嗳气、流涎、恶心、呕吐等。

3.全身症状:患者可有失眠等神经官能症的表现,疼痛较剧而影响进食者可有消瘦及贫血。

4.缓解期一般无明显体征。活动期胃溃疡压痛点常在中上腹或偏左;十二指肠溃疡者常在偏右;后壁穿透性溃疡在背部第 11、12 胸椎两旁。

三、诊断

1.有慢性、节律性、周期性中上腹部疼痛。

2.可有返酸、嗳气、恶心、呕吐及其他消化不良的症状。

3.胃镜或上消化道钡餐检查(GI)可发现龛影。

四、治疗

（一）一般治疗

1.生活。消化性溃疡属于典型的心身疾病范畴,心理-社会因素对发病起着重要作用,因此乐观的情绪、规律的生活、避免过度紧张与劳累,无论在本病的发作期或缓解期均很重要。当溃疡活动期,症状较重时,卧床休息。

2.饮食。

(1)细嚼慢咽,避免急食,咀嚼可增加唾液分泌,后者能稀释和中和胃酸,并可能具有提高黏膜屏障作用。

(2)有规律地定时进食,以维持正常消化活动的节律。

(3)在急性活动期,以少吃多餐为宜,每天进餐 4～5 次即可,但一旦症状得到控制,应鼓励较快恢复到平时的一日三餐。

(4)饮食宜注意营养,但无需规定特殊食谱。

(5)餐间避免零食,睡前不宜进食。

(6)在急性活动期,应戒烟酒,并避免咖啡、浓茶、浓肉汤和辣椒酸醋等刺激性调味品或辛辣的饮料,以及损伤胃黏膜的药物。

(7)饮食不过饱,以防止胃窦部的过度扩张而增加胃泌素的分泌。

3.镇静。对少数伴有焦虑、紧张、失眠等症状的患者,可短期使用一些镇静药或安定剂。

4.避免应用致溃疡药物。应劝阻患者停用诱发或引起溃疡病加重或并发出血的有关药物,包括:

(1)水杨酸盐及非甾体抗炎药(NSAIDs);

(2)肾上腺皮质激素;

(3)利血平等。

如果因风湿病或类风湿病必须用上述药物,应当尽量采用肠溶剂型或小剂量间断应用。同时进行充分的抗酸治疗和加强黏膜保护剂。

（二）药物治疗

治疗消化性溃疡的药物主要包括降低胃酸的药物、根除幽门螺旋杆菌感染的药物和增强胃黏膜保护作用的药物。

1.降低胃酸的药物。包括制酸药和抗分泌药两类。制酸药与胃内盐酸作用形成盐和水,使胃酸降低。种类繁多,有碳酸氢钠、碳酸钙、氧化镁、氢氧化铝、三硅酸镁等,其治疗作用在于:①结合和中和 H^+,从而减少 H^+ 向胃黏膜的反弥散,同时也可减少进入十二指肠的胃酸;②提高胃液的 pH,降低胃蛋白酶的活性,胃液 pH 为 1.5～2.5 时,胃蛋白酶的活性最强。

制酸药分可溶性和不溶性两大类,碳酸氢钠属于可溶性,其他属于不溶性。前者止痛效果快,但长期和大量应用时,副作用较大。含钙、铋、铝的制酸剂可致便秘,镁制剂可致腹泻,常将两种或多种制酸药制成复合剂,以抵消其副作用。

抗分泌药物主要有组胺 H_2-受体拮抗剂和质子泵抑制剂两类。①组胺 H_2-受体拮抗剂:组胺 H_2-受体拮抗剂选择性竞争 H_2-受体,从而使壁细胞内 cAMP 产生及胃酸分泌减少,故对治疗消化性溃疡有效。②质子泵抑制剂:胃酸分泌最后一步是壁细胞分泌膜内质子泵驱动细胞 H^+ 与小管内 K^+ 交换,质子泵即 H^+,K^+-ATP 酶。质子泵抑制剂可明显减少任何刺激激发的酸分泌。

2.Hp 感染的治疗。对 Hp 感染的治疗主要是应用具有杀菌作用的药物。清除指药物治疗结束时 Hp 消失,根除指药物治疗结束后至少 4 周无 Hp 复发。临床上要求达到 Hp 根除,消化性溃疡的复发率可大大降低。体外药物敏感试验表明,在中性 pH 条件下,Hp 对青霉素最为敏感,对氨基糖苷类、四环素类、头孢菌素类、氧氟沙星、环西沙星、红霉素、利福平等高度敏感;对大环内酯类、呋喃类、氯霉素等中度敏感;对万古霉素有高度抗药性。但 Hp 对铋盐中度敏感。

3.加强胃黏膜保护作用的药物。已知胃黏膜保护作用的减弱是溃疡形成的重要因素,近年来的研究认为加强胃黏膜保护作用,促进黏膜的修复是治疗消化性溃疡的重要环节之一。

(1)胶态次枸橼酸铋(CBS)。商品名 De-Nol、德诺、迪乐。CBS 对消化性溃疡的疗效大体与 H_2-受体拮抗剂相似。CBS 在常规剂量下是安全的,口服后主要在胃内发挥作用,仅约 0.2% 吸收入血。严重肾功能不全者忌用该药。少数患者服药后出现便秘、恶心、一时性血清转氨酶升高等。

(2)前列腺素 E:是近年来用于治疗消化性溃疡的一类药物。前列腺素具有细胞保护作用,能加强胃肠黏膜的防卫能力,但其抗溃疡作用主要基于其对胃酸分泌的抑制。

(3)硫糖铝:是硫酸化二糖和氢氧化铝的复合物,在酸性胃液中凝聚成糊状黏稠物,可附着于胃、十二指肠黏膜表面,与溃疡面附着作用尤为显著。

(4)表皮生长因子(EGF):是一种多肽,由唾液腺、Brunner 腺和胰腺分泌。EGF 不被肠道吸收,能抵抗蛋白酶的消化,在黏膜防御和创伤愈合中起重要作用,EGF 不仅能刺激黏膜细胞增殖,维护黏膜光整,还可增加前列腺素、巯基和生长抑素的释放。胃肠外的 EGF 还能抑制壁细胞的活力和各种刺激引起的酸分泌。

(5)生长抑素:能抑制胃泌素分泌,而抑制胃酸分泌,可协同前列腺素对胃黏膜起保护作用。主要应用于治疗胃十二指肠溃疡并发出血。

4.促进胃动力药物。在消化性溃疡病例中,如见有明显的恶心、呕吐和腹胀,实验室检查见有胃潴留、排空迟缓、胆汁反流或胃食管返流等表现,应同时给予促进胃动力药物。如:甲氧氯普胺(Metoclopramide);多潘立酮(Domperidone);西沙必利(Cisapride)。

5.药物治疗的抉择

(1)药物的选用原则:组胺 H_2-受体拮抗剂可作为胃、十二指肠溃疡的首选药物。抗酸剂和硫糖铝也可用作第一线药物治疗,但疗效不及 H_2-受体拮抗剂。前列腺素拟似品米索前列醇(Misoprostol)主要预防 NSAIDs 相关性溃疡的发生。奥美拉唑可用作第一线药物,但在更多的情况下,用于其他药物治疗失败的顽固性溃疡。Hp 阳性的病例,应采用双联或三联疗法根除 Hp 感染。

(2)难治性和顽固性溃疡的治疗:经正规内科治疗无明显效果,包括溃疡持久不愈合,或在维持治疗期症状仍复发,或发生并发症者,称难治性溃疡;十二指肠溃疡经 8 周,胃溃疡 12 周治疗而未愈合者,称为顽固性溃疡。这时,可尝试增加 H_2-受体拮抗剂的剂量,或应用奥美拉唑,后者可使 90% 的顽固性溃疡愈合。铋剂和抗生素联合治疗清除 Hp 感染,对某些顽固性溃疡也有一定效果。如果药物治疗失败宜考虑手术。

(3)溃疡复发的防治。消化性溃疡是一慢性复发性疾病,约 80% 的溃疡病治愈后在 1 年内复发,5 年内复发率达 100%。如何避免复发是个尚未解决的问题。已经认识到吸烟、胃酸高分泌、长期的病史和以前有过并发症、使用致溃疡药物、幽门螺旋杆菌感染是导致溃疡复发的重要危险因素,临床上对每一个消化性溃疡患者要仔细分析病史和作有关检查,尽可能地消除或减少上述危险因素。

(4)消化性溃疡的维持治疗。由于消化性溃疡治愈停药后复发率甚高,并发症发生率较高,而且自然病程长达 8～10 年,因此药物维持治疗是个重要的实施。有下列三种方案可供选择。①正规维持治疗:适用于反复复发、症状持久不缓解、合并存在多种危险因素或伴有并发症者。维持方法:西咪替丁 400 mg,雷尼替丁 150 mg,法莫替丁 20 mg,睡前一次服用,也可口服硫糖铝 1 g,每日 2 次。正规长程维持疗法的理想时间尚难定,多数主张至少维持 1～2 年,对于老年人、预期溃疡复发可产生严重后果者,可终身维持。②间隙全剂量治疗:在患者出现严重复发症状或内镜证明溃疡复发时,可给予一疗程全剂量治疗,据报告约有 70% 以上患者可取得满意效果。这种方法简便易行,易为多数患者所接受。③按需治疗:本法系在症状复发时,给予短程治疗,症状消失后即停药。对有症状者,应用短程药物治疗,目的在于控制症状,而让溃疡自发愈合。事实上,有相当多的消化性溃疡患者在症状消失后即自动停药。按需治疗时,虽然溃疡愈合较慢,但总的疗效与全程治疗并无不同。下列情况不适此法:60 岁以上,有溃疡出血或穿孔史,每年复发 2 次以上以及合并其他严重疾病者。

(三)并发症的治疗

1.大量出血。消化性溃疡病并发大量出血,常可引起周围循环衰竭和失血性贫血,应当进行紧急处理。

(1)输血输液补充血容量、纠正休克和稳定生命体征是重要环节。

(2)同时给予全身药物止血,如生长抑素 25 μg 稀释后静脉滴注,以后每小时注入 250 μg,治疗 24～48 h 有止血作用。组胺 H_2-受体拮抗剂能减少胃酸分泌,有助于止血、溃疡愈合,可选择西咪替丁 0.8 g/d 或法莫替丁 40 mg/d,溶于 500 mL 葡萄糖中静脉滴注。也可选用质子泵抑制剂奥美拉唑 40 mg/d 加入补液中滴注。

(3)内镜下局部止血,可选用局部喷洒 1‰肾上腺素液、5%孟氏液、凝血酶 500～1 000 U 或立止血 1 000～2 000 U;或者于出血病灶注射 1%乙氧硬化醇、高渗盐水肾上腺素或立止血;或者应用电凝、微波、激光止血,常可获得良好的疗效。

以下情况考虑紧急或近期内外科手术治疗：①中老年患者，原有高血压、动脉硬化，一旦大出血，不易停止；②多次大量出血的消化性溃疡；③持续出血不止，虽经积极治疗措施未见效；④大量出血合并幽门梗阻或穿孔，内科治疗多无效果。

2.急性穿孔。胃十二指肠溃疡一旦并发急性穿孔，应禁食，放置胃管抽吸胃内容物，防止腹腔继发感染。无腹膜炎发生的小穿孔，可采用非手术疗法。饱食后发生穿孔，常伴有弥漫性腹膜炎，需在 6～12 h 内施行急诊手术。慢性穿孔进展较缓慢，穿孔毗邻脏器，可引起粘连和瘘管形成，必须外科手术。

3.幽门梗阻。功能性或器质性幽门梗阻的初期，其治疗方法基本相同。包括：

(1)静脉输液，以纠正水、电解质代谢紊乱或代谢性碱中毒。

(2)放置胃管连续抽吸胃内潴留物 72 h 后，于每日晚餐后 4 h 行胃灌洗术，以解除胃潴留和恢复胃张力。

(3)经胃灌洗术后，如胃潴留已少于 200 mL，表示胃排空已接近正常，可给流质饮食。

(4)消瘦和营养状态极差者，宜及早予以全肠外营养疗法。

(5)口服或注射组胺 H_2-受体拮抗剂。

(6)应用促进胃动力药如吗丁啉或西沙必利，但禁用抗胆碱能药物如何托品、颠茄类，因此类药物能使胃松弛和胃排空减弱而加重胃潴留。

(四)外科治疗

消化性溃疡的大多数患者，经过内科积极治疗后，症状缓解，溃疡愈合。如能根除 Hp 感染和坚持药物维持治疗，可以防止溃疡复发。外科治疗主要适用于：

1.急性溃疡穿孔。

2.穿透性溃疡。

3.大量或反复出血，内科治疗无效者。

4.器质性幽门梗阻。

5.胃溃疡癌变或癌变不能除外者。

6.顽固性或难治性溃疡，如幽门管溃疡、球后溃疡多属此类。

五、护理

(一)服药指导

嘱患者按医嘱服药，不可漏服。洛赛克、羟氨苄青霉素、替硝唑服药时间为早餐前和晚上入睡前，金奥康为晚上睡前服用。

(二)消毒

1.患者急性期入院后，将同病种安排在同一病室，嘱患者大小便在固定的容器，经医务人员消毒处理后再排入管道。

2.病室内的洗手间及便器每日用消毒液消毒处理。

3.嘱患者饭前便后要洗手，注意个人卫生。

4.患者吃剩的食物、用过的餐具、呕吐物等都先消毒后处理，以免成为传染源继续播散。

（三）饮食

以前按传统方法，应少食多餐，饮食为牛奶、鸡蛋等少渣饮食，不吃刺激性食物。现在主张在溃疡出血期饮食以流质、易消化的软食为主。在溃疡恢复期，抗酸治疗的同时，勿必过分限制饮食，以清淡为主，避免暴饮暴食，并鼓励进食正常或高纤维素饮食。高纤维素饮食中存在一种脂溶性保护因子而且含有较多的营养因子，这些具有防止溃疡发生和复发的作用。

（四）健康教育

1.同患者多交流，帮助他们了解病情，解除思想顾虑，树立根除疾病的信心。

2.使患者了解药物的不良反应，嘱其坚持服药。禁用致溃疡病药物如阿司匹林等非甾体类药物，防止溃疡出血。

3.对患者积极进行卫生宣传教育，明确 Hp 的传染性，特别注意家庭内的感染，做好餐具的消毒。家庭成员中有类似溃疡病症状者，要及时来医院检查。

（贾继清　王丽云　赵丽丽　王玉芝）

第三节　胃　癌

胃癌在我国各种恶性肿瘤中居首位。好发年龄在 50 岁以上，男女发病率之比为 2：1。胃癌的预后与胃癌的病理分期、部位、组织类型、生物学行为以及治疗措施有关。

一、病因

1.地域环境及饮食生活因素。胃癌发病有明显的地域性差别，在我国的西北与东部沿海地区胃癌发病率比南方地区明显为高。长期食用薰烤、盐腌食品的人群中胃远端癌发病率高，与食品中亚硝酸盐、真菌毒素、多环芳烃化合物等致癌物或前致癌物含量高有关；吸烟者的胃癌发病危险较不吸烟者高 50%。

2.幽门螺旋杆菌感染。我国胃癌高发区成人 Hp 感染率在 60% 以上。幽门螺旋杆菌能促使硝酸盐转化成亚硝酸盐及亚硝胺而致癌；Hp 感染引起胃黏膜慢性炎症加上环境致病因素加速黏膜上皮细胞的过度增殖，导致畸变致癌；幽门螺旋杆菌的毒性产物 CagA，VacA 可能具有促癌作用，胃癌患者中抗 CagA 抗体检出率较一般人群明显为高。

3.癌前病变。胃疾病包括胃息肉、慢性萎缩性胃炎及胃部分切除后的残胃，这些病变都可能伴有不同程度的慢性炎症过程、胃黏膜肠上皮化生或非典型增生，有可能转变为癌。癌前病变系指容易发生癌变的胃黏膜病理组织学改变，是从良性上皮组织转变成癌过程中的交界性病理变化。胃黏膜上皮的异型增生属于癌前病变，根据细胞的异型程度，可分为轻、中、重三度，重度异型增生与分化较好的早期胃癌有时很难区分。

4.遗传和基因。遗传与分子生物学研究表明，胃癌患者有血缘关系的亲属其胃癌发病率较对照组高4倍。胃癌的癌变是一个多因素、多步骤、多阶段发展过程,涉及癌基因、抑癌基因、凋亡相关基因与转移相关基因等的改变,而基因改变的形式也是多种多样的。

二、临床表现

早期胃癌多数患者无明显症状,少数人有恶心、呕吐或是类似溃疡病的上消化道症状。疼痛与体重减轻是进展期胃癌最常见的临床症状。患者常有较为明确的上消化道症状,如上腹不适、进食后饱胀,随着病情进展上腹疼痛加重,食欲下降、乏力。根据肿瘤的部位不同,也有其特殊表现。贲门胃底癌可有胸骨后疼痛和进行性吞咽困难;幽门附近的胃癌有幽门梗阻表现;肿瘤破坏血管后可有呕血、黑便等消化道出血症状。腹部持续疼痛常提示肿瘤扩展超出胃壁,如锁骨上淋巴结肿大、腹水、黄疸、腹部包块、直肠前凹扪及肿块等。晚期胃癌患者常可出现贫血、消瘦、营养不良甚至恶病质等表现。胃癌的扩散和转移有以下途径。

1.直接浸润。贲门胃底癌易侵及食管下端,胃窦癌可向十二指肠浸润。分化差浸润性生长的胃癌突破浆膜后,易扩散至网膜、结肠、肝、胰腺等邻近器官。

2.血行转移。发生在晚期,癌细胞进入门静脉或体循环向身体其他部位播散,形成转移灶。常见转移的器官有肝、肺、胰、骨骼等处,以肝转移为多。

3.腹膜种植转移。当胃癌组织浸润至浆膜外后,肿瘤细胞脱落并种植在腹膜和脏器浆膜上,形成转移结节。直肠前凹的转移癌,直肠指检可以发现。女性患者胃癌可发生卵巢转移性肿瘤。

4.淋巴转移。是胃癌的主要转移途径,进展期胃癌的淋巴转移率高达70%左右,早期胃癌也可有淋巴转移。胃癌的淋巴结转移率和癌灶的浸润深度呈正相关。胃癌的淋巴结转移通常是循序逐步渐进,但也可发生跳跃式淋巴转移,即第一站无转移而第二站有转移。终末期胃癌可经胸导管向左锁骨上淋巴结转移,或经肝圆韧带转移至脐部

三、诊断

1.X线钡餐检查。数字化X线胃肠造影技术的应用,目前仍为诊断胃癌的常用方法。常采用气钡双重造影,通过黏膜相和充盈相的观察作出诊断。早期胃癌的主要改变为黏膜相异常,进展期胃癌的形态与胃癌大体分型基本一致。

2.纤维胃镜检查。直接观察胃黏膜病变的部位和范围,并可获取病变组织作病理学检查,是诊断胃癌的最有效方法。采用带超声探头的纤维胃镜,对病变区域进行超声探测成像,有助于了解肿瘤浸润深度以及周围脏器和淋巴结有无侵犯和转移。

3.腹部超声。在胃癌诊断中,腹部超声主要用于观察胃的邻近脏器(特别是肝、胰)受浸润及淋巴结转移的情况。

4.螺旋CT与正电子发射成像检查。多排螺旋CT扫描结合三维立体重建和模拟内腔镜技术,是一种新型无创检查手段,有助于胃癌的诊断和术前临床分期。利用胃癌组织对于氟和脱氧-D-葡萄糖(FDG)的亲和性,采用正电子发射成像技术(PET)可以判断

淋巴结与远处转移病灶情况,准确性较高。

四、治疗

(一)手术治疗

1. 根治性手术。原则为整块切除包括癌灶和可能受浸润胃壁在内的胃的部分或全部,按临床分期标准整块清除胃周围的淋巴结,重建消化道。

2. 姑息性手术。原发灶无法切除,为了减轻由于梗阻、穿孔、出血等并发症引起的症状而作的手术,如胃空肠吻合术、空肠造口、穿孔修补术等。

(二)化疗

用于根治性手术的术前、术中和术后,延长生存期。晚期胃癌患者采用适量化疗,能减缓肿瘤的发展速度,改善症状,有一定的近期效果。早期胃癌根治术后原则上不必辅助化疗,有下列情况者应行辅助化疗:病理类型恶性程度高;癌灶面积大于 5 cm;多发癌灶;年龄低于 40 岁。进展期胃癌根治术后、姑息手术后、根治术后复发者需要化疗。常用的胃癌化疗给药途径有口服给药、静脉、腹膜腔给药、动脉插管区域灌注给药等。常用的口服化疗药有替加氟、优福定、氟铁龙等。常用的静脉化疗药有氟尿嘧啶、丝裂霉素、顺铂、阿霉素、依托泊苷、甲酰四氢叶酸钙等。近年来紫杉醇、草酸铂、拓扑酶抑制剂、希罗达等新的化疗药物用于胃癌。

(三)其他治疗

包括放疗、热疗、免疫治疗、中医中药治疗等。胃癌的免疫治疗包括非特异生物反应调节剂如卡介苗、香菇多糖等;细胞因子如白介素、干扰素、肿瘤坏死因子等;以及过继性免疫治疗如淋巴细胞激活后杀伤细胞(IAK)、肿瘤浸润淋巴细胞(TIL)等的临床应用。抗血管形成基因是研究较多的基因治疗方法,可能在胃癌的治疗中发挥作用。

五、护理

1. 加强病情观察。预防感染及其他并发症的发生,观察患者生命体征的变化,观察腹痛、腹胀及呕血、黑粪的情况,观察化疗前后症状及体征改善情况。晚期胃癌患者抵抗力下降,身体各部分易发生感染,应加强护理与观察,保持口腔、皮肤的清洁。长期卧床患者,要定期翻身、按摩,指导并协助进行肢体活动,以预防压疮及血栓性静脉炎的发生。

2. 休息。保持安静、整洁和舒适的环境,有利于睡眠和休息。早期胃癌患者经过治疗后可从事一些轻工作和锻炼,应注意劳逸结合。中晚期胃癌患者需卧床休息,以减少体力消耗。恶液质患者做好皮肤护理,定时翻身并按摩受压部位。做好生活护理和基础护理,使患者能心情舒畅地休息治疗。若有合并症需禁食或进行胃肠减压者,予以静脉输液以维持营养需要。恶心、呕吐的患者,进行口腔护理。此外,环境的控制、呕吐物的处理及进餐环境的空气流通对促进患者的食欲也是极为重要的。

3. 饮食。饮食应以合乎患者口味,又能达到身体基本热量的需求为主要目标。给予高热量、高蛋白、丰富维生素与易消化的食物,禁食霉变、腌制、熏制食品。宜少量多餐,选择患者喜欢的烹调方式来增加其食欲。化疗患者往往食欲减退,应多鼓励进食。

4.疼痛的护理。疼痛是晚期胃癌患者的主要痛苦,护理人员应在精神上给予支持,减轻心理压力。可采用转移注意力或松弛疗法,如听音乐、洗澡等,以减轻患者对疼痛的敏感性,增强其对疼痛的耐受力。疼痛剧烈时,可按医嘱予以止痛剂,观察患者反应,防止药物成瘾。如果患者要求止痛剂的次数过于频繁,除了要考虑止痛剂的剂量不足外,也要注意患者的情绪状态,多给他一些倾诉的时间。在治疗性会谈的同时,可给予背部按摩或与医生商量酌情给予安慰剂,以满足患者心理上的需要。

5.化疗的护理。无论是对术后或未手术的患者,化疗中均应严密观察药物引起的局部及全身反应,如恶心、呕吐、白细胞降低及肝、肾功能异常等,并应及时与医生联系,及早采取处理措施。化疗期间还应保护好血管,避免药液外漏引起的血管及局部皮肤损害。一旦发生静脉炎,立即予以 2% 利多卡因局部封闭或 50% 硫酸镁湿敷,局部还可行热敷、理疗等。若有脱发,可让患者戴帽或用假发,以满足其对自我形象的要求。

6.心理护理。当患者及家属得知疾病诊断后,往往无法很坦然地面对。患者情绪上常表现出否认、悲伤、退缩和愤怒,甚至拒绝接受治疗,而家属也常出现焦虑、无助,有的甚至挑剔医护活动。护理人员应给予患者及家属心理上的支持。根据患者的性格、人生观及心理承受能力来决定是否告知事实真相。耐心做好解释工作,了解患者各方面的要求并予以满足,调动患者的主观能动性,使之能积极配合治疗。对晚期患者,应予以临终关怀,使患者能愉快地度过最后时光。

（张　萍　黄俊蕾　陈云荣　叶丽丽）

第四节　原发性肝癌

原发性肝癌是我国常见的恶性肿瘤之一,高发于东南沿海地区。我国肝癌患者的中位年龄为 40~50 岁,男性比女性多见。其病因和发病机制尚未确定。随着原发性肝癌早期诊断、早期治疗,总体疗效已有明显提高。

一、病因

原发性肝癌的病因和发病机制尚未确定。目前认为与肝硬化、病毒性肝炎以及黄曲霉素等化学致癌物质和环境因素有关。

二、临床表现

1.肝区疼痛。半数以上患者肝区疼痛为首发症状,多为持续性钝痛、刺痛或胀痛。主要是由于肿瘤迅速生长,使肝包膜张力增加所致。位于肝右叶顶部的癌肿累及横膈,则疼痛可牵涉至右肩背部。当肝癌结节发生坏死、破裂,可引起腹腔内出血,出现腹膜刺激征等急腹症表现。

2.全身和消化道症状。主要表现为乏力、消瘦、食欲减退、腹胀等。部分患者可伴有恶心、呕吐、发热、腹泻等症状。晚期则出现贫血、黄疸、腹水、下肢水肿、皮下出血及恶病质等。

3.肝肿大。肝肿大呈进行性,质地坚硬,边缘不规则,表面凹凸不平呈大小结节或巨块。

4.肝癌转移症状。肝癌如发生肺、骨、脑等处转移,可产生相应症状。少数患者可有低血糖症、红细胞增多症、高血钙和高胆固醇血症等特殊表现。原发性肝癌的并发症主要有肝性昏迷、上消化道出血、癌肿破裂出血及继发感染。

三、诊断

(一)辅助检查

(1)血清甲胎蛋白(AFP)测定。本法对诊断本病有相对的特异性。放射免疫法测定持续血清 AFP≥400 μg/L,并能排除妊娠、活动性肝病等,即可考虑肝癌的诊断。临床上约 30％的肝癌患者 AFP 为阴性。如同时检测 AFP 异质体,可使阳性率明显提高。

(2)血液酶学及其他肿瘤标记物检查。肝癌患者血清中 γ-谷氨酰转肽酶及其同功酶、异常凝血酶原、碱性磷酸酶、乳酸脱氢酶同功酶可高于正常。但缺乏特异性。

(3)超声检查。可显示肿瘤的大小、形态、所在部位以及肝静脉或门静脉内有无癌栓,其诊断符合率可达 90％,是有较好诊断价值的无创性检查方法。

(4)CT 检查。CT 具有较高的分辨率,对肝癌的诊断符合率可达 90％以上,可检出直径 1.0 cm 左右的微小癌灶。

(5)磁共振成像(MRI)。诊断价值与 CT 相仿,对良、恶性肝内占位病变,特别与血管瘤的鉴别优于 CT。

(6)选择性腹腔动脉或肝动脉造影检查。对血管丰富的癌肿,其分辨率低限约 1 cm,对<2.0 cm 的小肝癌其阳性率可达 90％。由于属创伤性检查,必要时才考虑采用。

(7)肝穿刺行针吸细胞学检查。在 B 型超声导引下行细针穿刺,有助于提高阳性率。适用于经过各种检查仍不能确诊,但又高度怀疑者。

(二)症状

凡是中年以上,特别是有肝病史的患者,若有原因不明的肝区疼痛、消瘦、进行性肝肿大者,应及时作详细检查。如甲胎蛋白检测和 B 型超声等影像学检查,有助于诊断,甚至可检出早期肝癌。

四、治疗

1.手术治疗。手术是治疗肝癌的首选,也是最有效的方法。手术方法有根治性肝切除、姑息性肝切除等。

2.对不能切除的肝癌的治疗。对不能切除的肝癌可根据具体情况,采用术中肝动脉结扎、肝动脉化疗栓塞、射频、冷冻、激光、微波等治疗有一定的疗效。原发性肝癌也是行肝移植手术的指证之一。

3.化学药物治疗。经剖腹探查发现癌肿不能切除,或作为肿瘤姑息切除的后续治疗者,可采用肝动脉和(或)门静脉置泵(皮下埋藏灌注装置)作区域化疗栓塞;对估计手术不能切除者,也可行放射介入治疗,经股动脉作选择性插管至肝动脉,注入栓塞剂(常用如碘化油)和抗癌药行化疗栓塞,部分患者可因此获得手术切除的机会。

4.放射治疗。对一般情况较好,肝功能尚好,不伴有肝硬化,无黄疸、腹水,无脾功能亢进和食管静脉曲张,癌肿较局限,尚无远处转移而又不适于手术切除或手术后复发者,可采用放射为主的综合治疗。

5.生物治疗。常用的有免疫核糖核酸、干扰素、白细胞介素-2、胸腺肽等,可与化疗联合应用。

6.中医中药治疗。采取辨证施治、攻补兼施的方法,常与其他疗法配合应用。以提高机体抗病力,改善全身状况和症状,减轻化疗、放疗不良反应。

五、护理

1.疼痛的护理:遵医嘱给予适量止痛药。提供安静环境及舒适体位,进行心理疏导,原发性肝癌的护理可以改善患者的一些症状,同时可以配合中药治疗,中药如人参皂苷Rh2(护命素)可以减轻疼痛症状。

2.出现意识障碍按照昏迷护理常规执行。

3.出血的护理:动态观察血压变化及大便颜色、性质,肠鸣音、便潜血、血红蛋白的变化。

4.腹水的护理。

(1)大量腹水患者取半卧位,以减轻呼吸困难。

(2)每日液体摄入量不超过 1 000 mL,并给予低盐饮食。

(3)应用利尿剂时遵医嘱记录 24 h 出入量,定期测量腹围和体重。

5.营养失调的护理

(1)与营养师和患者商量制订患者的食谱,成年休息者每日每千克体重给予热量104.6~125.5 kJ,轻体力劳动者每日每千克体重给予热量 125.5~146.4 kJ。

(2)调整饮食色、香、味,增进患者食欲。

(3)重症患者协助进食。

(王玉芝　逄晓燕　顾文琴　张　军)

第五节　肝硬化

肝硬化是一种以肝组织弥漫性纤维化、假小叶和再生结节形成为特征的慢性肝病。临床上有多系统受累,以肝功能损害和门静脉高压为主要表现,晚期常出现消化道出血、肝性脑病、继发感染等严重并发症。高发年龄在 35~48 岁,男女比例为 3.6∶1~8.1∶1。

一、病因

引起肝硬化的病因很多,在我国以病毒性肝炎所致肝硬化为主,国外以酒精中毒多见,常见病因如下。

1.病毒性肝炎:主要为乙型、丙型和丁型病毒重叠感染。

2.酒精中毒:长期大量饮酒,每天摄入乙醇 80 g 达 10 年以上即可发生肝硬化。

3.胆汁淤积。

4.循环障碍。

5.工业毒物或药物:长期接触四氯化碳、磷、砷等,或服用甲基多巴、四环素等。

6.代谢障碍,肝豆状核变性、血色病、α1-抗胰蛋白酶缺乏病和半乳糖血症。

7.营养障碍。

8.免疫紊乱。

9.血吸虫感染。

10.原因不明者称隐源性肝硬化。

二、临床表现

通常肝硬化起病隐匿,病程发展缓慢,潜伏期 3～5 年或 10 年以上,少数因短期大片肝坏死,3～6 个月便发展成肝硬化。常分如下几期。代偿期:可无症状或症状不典型。乏力,食欲减退,可伴有腹胀不适、恶心、上腹隐痛、轻微腹泻等。上述症状多呈间歇性,经休息或治疗可以缓解。患者营养状态一般,肝轻度大,质地结实或偏硬,无或有轻度压痛,脾轻或中度大,肝功能检查结果正常或轻度异常。失代偿期:症状典型,主要表现为肝功能减退或门静脉高压症两大类临床表现。同时可有全身多系统症状。

(一)肝功能减退症状

1.疲乏无力。

2.体重下降。因食欲减退,胃肠道吸收障碍及体内蛋白质合成减少所致。

3.食欲不振,伴恶心、腹胀、腹泻等症状。

4.腹泻。为大便不成形,由于肠壁水肿,吸收不良,烟酸缺乏等。

5.腹胀。为常见症状,午后及夜间为重,可能由于消化不良,胃肠胀气,低血钾,腹腔积液和脾大所致。

6.双胁胀痛或腹痛。肝细胞进行性坏死,脾周及肝周炎症均可引起双胁胀痛,门静脉炎,门静脉血栓形成,肝硬化患者消化性溃疡,胆系感染,胆石症均可发生上腹痛。

7.出血。出血倾向多见,由于凝血因子缺乏及脾功能亢进,血小板减少而出现皮肤黏膜淤斑或出血点、鼻出血、牙龈出血,女性可出现月经过多。呕血与黑便的常见原因是肝硬化门脉高压,侧支循环形成,致食管胃底静脉曲张、痔静脉曲张、十二指肠静脉曲张及肠系膜上静脉均可引起出血。以食管胃底静脉破裂出血多见,出血量大迅猛,常可呕吐大量鲜血并便血,可迅速出现休克甚至死亡,出血量大时,亦可排较红色血便。痔静脉出血较少见,为鲜红血便。门脉高压性胃炎伴糜烂,消化性溃疡,腹腔积液,患者腹压增高,致反流性食管炎,均可引起上消化道出血。

8.神经精神症状。兴奋、定向力、计算力异常,嗜睡昏迷,应考虑肝性脑病的可能。

9.气短。活动时明显,唇有发绀,杵状指,见于部分患者。血气分析时血氧饱和度降低,氧分压下降,有报道是由于右支左分流引起的,肺内静脉瘘,门静脉至肝静脉有侧支血管形成。

10.低热。约 1/3 的患者常有不规则低热,可能与肝脏不能灭活致热性激素,如还原尿睾酮所致。

11.皮肤表现。肝病容;蜘蛛痣及肝掌:患者面部、颈部、上胸、肩背和上肢等上腔静脉所引流区域出现蜘蛛痣和(或)毛细血管扩张。在手掌大鱼际、小鱼际和指端腹侧部位有红斑,称为肝掌。黄疸:表示肝细胞有损害,若肝细胞有炎症坏死,黄疸加深。

12.内分泌表现。女性患者月经不调,闭经;男性患者性欲减退,睾丸萎缩及男性乳房增生。醛固酮增多,肝硬化患者晚期常有醛固酮增多现象,对腹腔积液的形成有重要作用。代谢异常,肝脏对血糖调节障碍,可出现高血糖或低血糖的表现。

(二)门脉高压症

门静脉系统阻力增加和门静脉血流量增多,是形成门静脉高压的发生机制。具体表现如下。

1.脾大。脾脏可中等度增大,有时可呈巨脾。

2.侧支循环建立开放。临床上有 3 支重要的侧支开放。食管和胃底静脉曲张;腹壁静脉曲张;痔静脉扩张。

3.腹腔积液。提示肝硬化进入晚期失代偿的表现。出现腹部膨隆,腹内压力增高,严重者可有脐疝。高度腹水横膈升高可致呼吸困难。上消化道出血、感染、门静脉血栓、外科手术等可使腹水迅速形成。腹水的形成为钠、水的过量潴留。

4.胸腔积液。腹腔积液患者有 5%～10% 伴胸腔积液,常见为右侧、双侧及左侧少见。

(三)肝脏触诊

肝脏性质与肝内脂肪浸润、肝细胞再生与结缔组织增生程度有关。早期肝稍大,肋下 1～3 cm,中等硬,表面光滑。晚期缩小,坚硬,表面结节不平,肋下不能触及。左叶代偿增生时剑突下可触及。

三、诊断

(一)血常规

在脾功能亢进时,全血细胞减少,以白细胞和血小板减少常见,但部分患者出现正红细胞性贫血,少数患者可为大细胞贫血。

(二)尿常规

代偿期一般无变化,有黄疸时可出现胆红素,并有尿胆原增加。有时可见到蛋白、管性和血尿。

（三）肝功能试验

常用生化指标如下。

1. ALT 和 AST 升高。反应细胞损害程度,代偿期肝硬化或不伴有活动性炎症的肝硬化可不升高。

2. 血清胆红素。反应肝对其摄取、结合及排泄。失代偿期半数以上患者出现黄疸,有活动肝炎存在或胆管梗阻时,直接胆红素及总胆红素可增高。

3. 血清白蛋白减低。见于中度以上损害,其持续低下有预后价值。

4. 蛋白电泳。肝硬化时白蛋白降低,α 球蛋白增高,β 球蛋白变化不大,γ 球蛋白常有增高。蛋白电泳中蛋白成分除免疫球蛋白以外,均由肝实质细胞合成。白蛋白明显低下,γ 球蛋白明显增高,常反应为慢性进行性肝脏病变。

5. 凝血酶原时间测定。早期肝硬化血浆凝血酶原多正常,而晚期活动性肝硬化和肝细胞严重损害时,则明显延长,若维生素 K 及治疗不能纠正者,提示预后欠佳。

6. 尿素氮。反应肝合成尿素的能力,<50 mg/L 见于乙醇性肝硬化。

7. 血氨。肝性脑病时血氨可以升高,正常血氨为 $34\sim100$ μmol/L。

8. 血清结合胆酸及胆酸/鹅去氧胆酸比值。有诊断价值。餐后结合胆酸改变提示有肝循环障碍,在原发与继发性胆汁性肝硬化尤有价值。

9. 血清胆碱酯酶(ChE)。肝硬化失代偿时 ChE 活力常明显下降,其下降幅度与血清白蛋白相平行。此酶反应肝脏储备能力。

10. 血清腺苷脱氨酶(ADA)测定。认为 ADA 是肝损害的一个良好标志,大体与ALT 一致,且反应肝病的残存病变较 ALT 为优。

（四）肝储备功能的检测

CT 测定肝脏大小及容积、半乳糖清除率、尿素合成率、ICG。潴留率;BSP 最大运转及贮存能力,以及药物转化能力等,可估测残存肝细胞群的功能量,估测肝硬化的严重程度,对肝病手术危险性估计也有价值。

（五）肝纤维化检测

肝纤维化的最佳指标为血清Ⅲ型前胶原(P-Ⅲ-P),其次为单胺氧化酶(MAO),脯氨酰羟化酶,赖氨酸氧化酶、血清 N-B-氨基-葡萄糖苷酶(NAG)、脯氨酸、羟脯氨酸等。近年还有测定Ⅲ型前胶原抗体的 Fab 片断及板层蛋白浓度。在肝硬化及慢活肝尤其乙醇性肝硬化均有明显增高。

（六）免疫学检查

1. 细胞免疫。肝硬化患者 E 玫瑰花结成率、淋巴细胞转换率均降低。CD3、CD4、CD8 细胞均有降低。T 细胞在肝硬化患者也有降低。

2. 体液免疫。免疫球蛋白往往是丙种球蛋白升高,尤其 IgG 增高明显,高球蛋白症与肝脏受损、吞噬细胞清除能力降低、T 细胞功能缺陷、B 细胞功能亢进有关。自身免疫性慢活肝者还有自身免疫抗体。

（七）腹腔积液检查

一般为漏出液，如并发自发性腹膜炎，则腹水透明度降低，比重介于漏出液和渗出液之间，白细胞数增多，常在 $500×10^6/L$ 以上，以多形核白细胞计数大于 $250×10^6/L$，并发结核性腹膜炎时，则以淋巴细胞为主。

（八）其他检查

1.超声波检查。肝硬化时显示不均匀的、弥散的密集点状回声、晚期回声增强、肝脏缩小、门静脉增宽、脾脏增厚等。

2.食管 X 线钡餐检查。观察有无食管、胃静脉曲张。有静脉曲张时，钡剂于黏膜上分布不均，出现虫蚀样充盈缺损。胃底静脉曲张时，钡剂呈菊花样充盈缺损。

3.CT 扫描。对晚期肝硬化，认为 CT 诊断可以代替腹腔镜和肝活检。

4.磁共振成像（MRI）。磁共振成像与 CT 相似，能看到肝形态、脂肪浸润、腹水及血管是否通畅。两者各有优缺点。

5.选择性肝动脉造影。肝动脉造影在肝硬化很少选用。可反应肝硬化的程度、范围和类型，并与原发性肝癌的鉴别有一定的意义。

6.核素扫描。肝脏 Kupffer 细胞摄取和吞噬核素功能有改变。可示肝外形改变，常见有右叶萎缩，左叶增大，脾及骨髓显影，代偿期可见肝影增大，晚期肝影缩小，脾影增大。

7.胃镜检查。诊断率较食管 X 线钡餐检查为高，可直接观察食管胃静脉曲张的程度、静脉曲张色调，有无红色征象及纤维素样渗出、糜烂，有助于预测出血的判断。

8.肝穿刺活组织检查。可以确定诊断，了解肝硬化的组织类型及肝细胞受损和结缔组织形成的程度。

9.腹腔镜检查。可直接观察肝外形、表面、色泽、边缘及脾等改变，亦可用拨棒感触硬度，直视下对病变明显处做穿刺活组织检查，对明确肝硬化病因很有帮助。

四、治疗

（一）常规治疗

1.一般治疗。

（1）休息。肝功能代偿期患者可参加一般轻工作，注意劳逸结合，定期随访。肝功能失代偿期或有并发症者需要休息或住院治疗。

（2）饮食。以高热量、高蛋白质、维生素丰富而易消化的食物为宜。严禁饮酒，动物脂肪摄入不宜过多，肝性脑病者应严格限制蛋白质食物。有腹腔积液者，应予少钠盐或无钠盐饮食。有食管静脉曲张者，应避免粗糙坚硬食物。

2.去除病因。药物中毒引起的肝损害时应停药。继发于其他疾病的肝损害，应先治疗原发病。寄生虫感染引起的肝损害，应治疗寄生虫病。营养不良引起的肝损害，应补充营养。细菌感染引起的，应以抗生素治疗。有慢性肝炎活动时，应控制肝炎，必要时抗病毒及免疫调整治疗，如干扰素、阿糖腺苷等。

3.抗纤维化治疗。临床较为肯定的药物有泼尼松（强的松）、铃兰氨酸、秋水仙碱、青霉胺(D-青霉胺)。

4.补充维生素。肝硬化时有维生素缺乏的表现,适当补充维生素 B_1,B_2,C,B_6,烟酸,叶酸,B_{12},A,D 及 K 等。

5.保护肝细胞。防治肝细胞坏死,促肝细胞再生的药物葡醛内酯(葡萄糖醛酸内酯),可有解除肝脏毒素作用,此外还有肌苷、辅酶 A,均有保护肝细胞膜的作用,能量合剂、蛋白同化剂等均有促进肝细胞再生的作用,近年研究证明,肝细胞生长素、地诺前列酮(前列腺素 E2)、硫醇类(谷胱甘肽、半胱氨酸)、维生素 E 等,有抗肝细胞坏死、促进肝细胞再生作用。

6.腹腔积液治疗。

(1)限制钠水摄入。

(2)利尿剂。

(3)放腹腔积液加输注人血白蛋白。

(4)提高血浆胶体渗透压:每周定期少量,多次静脉输注鲜血或人血白蛋白。

(5)腹腔积液浓缩回输:可放腹腔积液 5 000~10 000 mL,通过浓缩处理成 500 mL,再静脉回输。

(6)腹腔—颈静脉引流,又称 Le Veen 引流法。

(7)经颈静脉肝内门体分流术(TIPSS):是一种以介入放射学的方法在肝内的门静脉与肝静脉的主要分支间建立分流通道。

五、护理

(一)病情观察

1.根据病情随时观察神志、表情、性格变化以及扑翼样震颤等肝昏迷先兆表现。

2.对躁动不安的患者,应用约束带、床栏等保护性措施,以免坠床。

3.观察鼻、牙龈、胃肠等出血倾向,若有呕血及便血时,要作好记录,及时与医师联系作对症处理。

(二)对症护理

1.饮食以高糖、高蛋白、低脂肪、低盐、多维生素软食,忌吃粗糙过硬食物。

2.伴有水肿和腹水的患者应限制水和盐摄入(每日 3~9 g)。

3.肝功能不全昏迷期或血氨升高时,限制蛋白在每日 30 g 左右。

4.正确记录 24 h 出入液量。

5.禁烟、忌酒、咖啡等刺激性饮料及食物。

(三)一般护理

1.肝功能代偿期患者,可参加力所能及的工作;肝功能失代偿期患者应卧床休息。

2.大量腹水的患者,可采取半卧位或取患者喜欢的体位,每日测腹围和体重,详细记录。衬衣、裤要宽松合适,每日温水擦身,保持皮肤清洁、干燥;有牙龈出血者,用毛刷或含漱液清洁口腔,切勿用牙签剔牙。

3.适当补充多种维生素,尤以 B 族维生素类为主。

4.注意观察用利尿药后的尿量变化及电解质情况,随时与医师取得联系。

(李洪泽 宋玉莲 叶丽丽 王玉芝)

第六节 肝性脑病

肝性脑病(hepatic encephalopathy,HE)是由于急、慢性肝病或各种原因的门—体分流(porto-system icvenous shunting)所引起的,以代谢紊乱为基础的神经精神方面的异常。临床表现可以是仅仅用智力测验或电生理检测方法才能检测到的轻微异常,也可表现为行为异常、意识障碍,甚至昏迷。过去所称的肝性昏迷只是肝性脑病中程度严重的一期。仅用心理学检测方法才能检测到的轻微异常的肝性脑病又称为亚临床型肝性脑病(subclinical hepatic encephalopathy,SHE)或轻微肝性脑病(minimal hepatic encephalopathy,MHE)。

一、病因

1.氨等含氮物质及其他毒物增加的诱因:如进食过量的蛋白质、输血、消化道大出血致肠道内大量积血;厌食、腹泻或限制液量、应用大量利尿剂或大量放腹水可致血容量不足而发生肾前性氮质血症;口服铵盐、尿素、蛋氨酸等使含氮物吸收增加;便秘使氨及肠道的其他毒性物质与肠黏膜的接触时间延长,吸收增加;感染(如自发性腹膜炎等)可增加组织分解代谢产氨增多;低血糖可使脑内脱氨作用降低;各种原因所造成低血压、低氧血症,某些抗痨药物、感染和缺氧等加重肝功能损害等,可致机体对肠道来的氨及其他毒性物质代谢能力降低,血中浓度升高。

2.低钾碱中毒:常由于大量利尿或放腹水引起。碱中毒时,体液中 H^+ 减低,NH_4^+ 容易变成 NH_3,增加了氨通过血脑屏障的弥散能力,导致氨中毒。

3.加重门体分流及肝损伤的因素:如自发性门体分流、手术进行分流或进行经颈静脉肝内门体分流术(transjugular intrahepatic portal-systemic shunt,TIPS)后等,使从肠道来的氨及其他毒性物质绕过肝脏直接进入体循环中,而致血浓度升高。

4.镇静剂:镇静、催眠药可直接与脑内 GABA-苯二氮卓受体结合,对大脑产生抑制作用。

二、临床表现

(一)精神障碍

1.意识障碍:嗜睡、谵妄或错乱、昏迷等状态。

2.抑制状态。

3.兴奋状态。

4.智力障碍。

（二）神经症状

言语不清、扑翼样震颤、眼球震颤、肌痉挛等。

（三）临床分期

轻微肝性脑病。

一期（前驱期）：轻度性格改变和行为失常，可有扑翼样震颤（flapping tremor），脑电图正常。

二期（昏迷前期）：以意识错乱、睡眠障碍、行为失常为主，有扑翼样震颤及明显神经体征，脑电图有特征性异常。

三期（昏睡期）：以昏睡和精神错乱为主，各种神经体征持续或加重，可引出扑翼样震颤，脑电图异常。

四期（昏迷期）：神志完全丧失，不能唤醒，无扑翼样震颤，浅昏迷：生理反射可有，肌张力增高；深昏迷：各种反射消失，肌张力降低；脑电图明显异常。

（四）三大症状表现

1.脑病表现：肝性脑病主要表现为意识障碍、智能损害、神经肌肉功能障碍。根据症状、体征轻重可分为四级。神经系统体征表现为肌张力增强、腱反射亢进，可出现踝阵挛、扑击样震颤。有的患者作怪脸、眨眼睛，可出现吸吮等初级反射。随着病情发展，可出现锥体束征。严重时有阵发性惊厥。晚期神经反射消失，全身呈弛缓状态。肝性脑病的起病、病程、表现因病因、诱因和病理基础不一而异。暴发性肝炎患者可在数日内进入昏迷，可不经过Ⅰ、Ⅱ级，预后差。肝硬化晚期消化道大出血或伴严重感染时，病情发展也很迅速。而门—腔吻合术后或门体侧支循环广泛形成时，可表现为慢性反复发作性木僵。

2.肝病表现：主要表现为肝功能减退、衰竭，伴有门脉高压症。别名：门静脉高血压；门静脉血压过高；门脉高压；PHT。门脉高压症是指由门静脉系统压力升高所引起的一系列临床表现，是一个临床病症，为各种原因所致门静脉血循环障碍的临床综合表现。前者常表现有黄疸、肝臭、出血倾向等。门脉高压症表现为门—体侧支循环形成，腹水，脾大，脾功能亢进。有些患者有门—体吻合术史。

3.其他：包括各种基础疾病以及肝病的并发症的表现。

三、诊断

（一）辅助检查

除肝、肾功能异常、黄疸升高、酶胆分离、凝血酶原活动度降低等，有助于肝性脑病诊断的检查包括以下方面。

1.血氨：正常人空腹静脉血氨为 $6\sim35\ \mu g/L$（血清）或 $47\sim65\ \mu g/L$（全血）。

2.血浆氨基酸失衡：支链氨基酸减少，芳香族氨基酸增高、二者比值≤1（正常 3），但因需要特殊设备，普通化验室无法检测。

3.神经心理、智能测试:对轻微型肝性脑病的诊断有重要帮助。目前该测试方法有多种,但多数受患者年龄、性别、受教育程度影响。推荐使用数字连接试验、轨迹描绘试验、构建能力测试、画钟试验、数字符号试验、系列打点试验等。这些检测方法与受教育程度的相关性小,操作非常简单方便,可操作性好。简易智能量表亦可较好地反应神经精神轻微损害的情况,但耗时较多(一次检查需要5～10 min),可在临床研究中采用。

4.神经生理测试

(1)脑电图检查:常在生化异常或精神异常出现前脑电图就已有异常。主要表现为节律变慢。这种变化通常先出现在两侧前额及顶部,逐渐向后移。脑电图的变化对HE并非特异性改变,在尿毒症性脑病等其他代谢性脑病也可以有同样的改变,但变化的严重程度与临床分期有很好的相关性。

(2)诱发电位的检测:诱发电位有多种,但其中以内源性事件相关诱发电位P300诊断HE的敏感性最好。但由于受仪器、设备、专业人员的限制,仅用于临床研究中。

(3)临界闪烁频率(critical flicker frequency,CFF)的检测:该方法原用于检测警戒障碍患者的临界闪烁频率,可反映大脑神经传导功能障碍。近来在217例西班牙肝硬化患者及健康人群的对照研究中发现,CFF可敏感地诊断出轻度HE(包括轻微HE及HE 1期),具有敏感、简易、可靠的优点。但由于CFF诊断MHE的检测刚刚起步,其诊断价值仍需进一步临床应用才能作出更客观评价。

5.影像学检查:颅脑CT及MRI可发现脑水肿。锰沉积可造成星形胶质细胞结构的改变,在头颅核磁共振检查中可发现额叶皮质脑萎缩、苍白球、核壳内囊T1加权信号增强。此外,头颅CT及核磁共振检查的主要意义在于排除脑血管意外、颅内肿瘤等疾病。

(二)诊断依据

肝性脑病的诊断是排他性诊断,有下列情况提示肝性脑病的可能。

1.有引起肝性脑病的基础疾病如严重肝病和/或广泛门体分流的病史如肝硬化、肝癌、门体静脉分流术后等。

2.有上消化道出血、放腹水、大量利尿、高蛋白饮食、安眠药、感染等诱发肝性脑病发生的因素。曾发生过肝性脑病对诊断有重要的帮助。

3.有神经精神症状及体征,如情绪、性格改变、意识错乱及行为失常、定向障碍、嗜睡和兴奋交替,肌张力增高、扑翼样震颤、踝阵挛及病理反射阳性等,严重者可为昏睡、严重神志错乱甚至昏迷。

4.实验室检查:血氨升高,血浆氨基酸失衡,支链氨基酸减少,芳香氨基酸增高,二者比值≤1(正常3),肝功能检测,常有慢性肝功能损害的表现。

5.脑电图检查:两侧前额及顶部出现对称的特征性θ波或极慢的δ波。

6.简易智力测验:智力测验对亚临床型肝性脑病的诊断有重要的帮助。测验内容包括书写、构词、画图、搭积木、用火柴搭五角星及数字连线等。但该方法受患者受教育程度及年龄影响,需予注意。

7.临界闪烁频率(critical flicker frequency,CFF)的检测。

四、治疗

1. 确认并去除诱因。在肝硬化基础上的急、慢性肝性脑病多有各种各样的诱因。积极寻找诱因并及时排除可有效地制止肝性脑病的发展。例如食管静脉曲张破裂大出血后可发展成肝性脑病,积极止血、纠正贫血、清除肠道积血等可以制止肝性脑病的发生;其他如积极控制感染、纠正水电解质紊乱、消除便秘、限制蛋白饮食、改善肾功能等措施有利于控制肝性脑病的发展。

2. 营养支持。肝性脑病患者往往食欲不振,或已处于昏迷状态,不能进食,需要积极给予营养支持。开始数日要禁食蛋白质,供给足够的热量(5 020.8～6 694.4 kJ/d),热量以碳水化合物为主,不能进食者可予鼻饲,脂肪能延缓胃的排空应少用。如果胃不能排空者可进行深静脉插管灌注 25% 的葡萄糖,每日入液量控制在 1 500～2 500 mL 之间。但有研究显示,肝性脑病时延长限蛋白时间可致营养不良而使肝性脑病的预后恶化,而正氮平衡有利于肝细胞的再生及肌肉组织对氨的脱毒能力,因此在神志清醒后可逐渐给予蛋白饮食,20 g/d,每 3～5 d 可增加 10 g,直至其最大耐受量,通常为 40～60 g/d 或1.2 g/(kg·d)。蛋白种类以植物蛋白为主,因植物蛋白含甲硫氨酸,芳香族氨基酸较少,而支链氨基酸较多,且能增加粪氮的排出;同时植物蛋白中含有非吸收的纤维素,被肠菌酵解产酸有利于氨的排出。低血钾、碱中毒是诱发肝性脑病的重要因素,应尽量避免发生,保持水、电解质和酸碱平衡。维生素和能量合剂:宜给予各种维生素,如维生素 B、C、K。此外,可给 ATP、辅酶 A。适当补充血浆、白蛋白以维持胶渗压、促进肝细胞的修复。

3. 减少或拮抗氨及其他有害物质,改善脑细胞功能。减少肠道内氨及其他有害物质的生成和吸收。可导泻或灌肠来清除肠道内的积血、积食及其他毒性物质。或用不吸收双糖如乳果糖(lactulose)、乳山梨醇(lactitol)口服或灌肠,使肠腔 pH 降低,减少 NH_3 的形成并抑制氨的吸收;有机微粒的增加使肠腔渗透压增加及酸性产物对肠壁的刺激作用可产生轻泻的效果,有利于肠道内氨及其他毒性物质的排出;同时还可不抑制产氨、产尿素酶的细菌的生长,减少氨的产生。副作用主要是腹部不适、腹胀、腹痛、食欲下降、恶心、呕吐、腹泻等;杂糖含量低(2%),对于有糖尿病或乳糖不耐症者亦可应用。但有肠梗阻时禁用。含双歧杆菌、乳酸杆菌的微生态制剂可通过调节肠道菌群结构,抑制产氨、产尿素酶细菌的生长。

4. 肝移植。对于肝硬化、慢性肝功能衰竭基础上反复发作的肝性脑病,肝移植可能是唯一有效的治疗方法。

5. 轻微肝性脑病的治疗。轻微肝性脑患者多无明显的症状及体征,但患者可能会有日常活动中操作能力的降低或睡眠障碍。治疗方案:调整饮食结构,适当减少蛋白的摄入量;可试验不吸收双糖如乳果糖、乳山梨醇等;睡眠障碍者切忌用苯二氮卓类药物,以免诱发显性的肝性脑病。

五、护理

(一)严密监测病情

密切注意肝性脑病的早期征象,观察患者思维及认知改变,识别意识障碍的程度,观察并记录患者的生命体征、瞳孔大小、对光反射等,若有异常反应及时报告医生,以便及时处理。

(二)避免各种诱发因素

1.禁止给患者应用安眠药和镇静药物,如临床确实需要,遵医嘱可用地西泮、氯苯那敏等,也只用常量的 1/3~1/2。

2.防止感染:加强基础护理,观察体温变化,保持口腔、会阴部、皮肤的清洁,注意预防肺部感染;如有感染症状出现,应及时报告医师并遵医嘱及时、准确地给予抗生素。

3.防止大量进液或输液:过多液体可引起低血钾、稀释性低血钠、脑水肿等,可加重肝性脑病。

4.避免快速利尿和大量放腹水,及时纠正频繁的腹泻和呕吐,防止有效循环血容量减少、水电解质紊乱和酸碱失衡。

5.保持大便通畅:大便通畅有利于清除肠内含氨物质。便秘者,可口服或鼻饲 50% 硫酸镁 30~50 mL 导泻,也可用生理盐水或弱酸溶液洗肠。弱酸溶液洗肠可使肠内的 pH 保持于 5~6,有利于血中 NH_3 逸出进入肠腔随粪便排出。忌用肥皂水灌肠,因其可使肠腔内呈碱性,使氨离子弥散入肠黏膜进入血液循环至脑组织,使肝性脑病加重。

(三)饮食护理

限制蛋白质摄入,发病开始数日内禁食蛋白质,供给足够的热量和维生素,以糖类为主要食物。昏迷者应忌食蛋白质,可鼻饲或静脉补充葡萄糖供给热量。喂足量的葡萄糖除提供热量和减少组织蛋白分解产氨外,又有利于促进氨与谷氨酸结合形成谷氨酰胺而降低血氨。清醒后可逐步增加蛋白饮食,每天控制在 20 g 以内,最好给予植物蛋白,如豆制品。植物蛋白质含支链氨基酸,含蛋氨酸、芳香族氨基酸少,适用于肝性脑病。显性腹水患者应限制钠、水量,限钠应<250 mg/d,水入量一般为尿量加 1 000 mL/d。脂肪类物质延缓胃的排空,应尽量少食用。

(四)意识障碍患者的护理

以理解的态度对待患者的某些不正常的行为,避免嘲笑;向其同室病友、家属等做好解释工作,使其了解这是疾病的表现,让他们正确对待患者。对于躁动不安者须加床档,必要时宜用保护带,以防坠床。经常帮助患者剪指甲,以防抓伤皮肤。

(五)昏迷患者的护理

保持患者卧姿舒适,头偏向一侧,保证患者呼吸道通畅,必要时给予吸氧。可用冰帽降低颅内温度,使脑细胞代谢降低,以保护脑细胞功能。做好患者的口腔护理、皮肤护理,保持床单位整洁,协助患者翻身,防止感染、压疮。同时,注意肢体的被动活动,防止血栓形成和肌肉萎缩。

(六)药物护理

遵医嘱迅速给予降氨药物,并注意观察药物的疗效及副反应。静脉点滴精氨酸时速度不宜过快,以免出现流涎、面色潮红与呕吐等不良反应。

(王丽云　王翠香　任慧子　胡瑞静)

第七节　上消化道出血

上消化道出血是指屈氏韧带以上的消化道，包括食管、胃、十二指肠或胰胆等病变引起的出血，胃空肠吻合术后的空肠病变出血亦属这一范围。大量出血是指在数小时内失血量超出 1 000 mL 或循环血容量的 20%，其临床主要表现为呕血和（或）黑粪，往往伴有血容量减少引起的急性周围循环衰竭，是常见的急症，病死率高达 8%～13.7%。

一、病因

（一）上胃肠道疾病

1.食管疾病。食管炎、食管癌、食管消化性溃疡、食管损伤等。

2.胃十二指肠疾病。消化性溃疡、急性胃炎、慢性胃炎、胃黏膜脱垂、胃癌、急性胃扩张、十二指肠炎、卓—艾综合征、胃手术后病变等。

3.空肠疾病。空肠克隆病，胃肠吻合术后空肠溃疡。

（二）门静脉高压

1.各种肝硬化失代偿期。

2.门静脉阻塞。门静脉炎、门静脉血栓形成、门静脉受邻近肿块压迫。

3.肝静脉阻塞综合征。

（三）上胃肠道邻近器官或组织的疾病

1.胆道出血。胆管或胆囊结石、胆囊或胆管癌、术后胆总管引流管造成的胆道受压坏死、肝癌或肝动脉瘤破入胆道。

2.胰腺疾病。累及十二指肠胰腺癌，急性胰腺炎并发脓肿溃破。

3.动脉瘤破入食管、胃或十二指肠，主动脉瘤，肝或脾动脉瘤破裂。

4.纵隔肿瘤或脓肿破入食管。

（四）全身性疾病

1.血液病。白血病、血小板减少性紫癜、血友病、弥散性血管内凝血及其他凝血机制障碍。

2.尿毒症。

3.血管性疾病。动脉粥样硬化、过敏性紫癜、遗传性出血性毛细血管扩张、弹性假黄瘤等。

4.结节性多动脉炎。系统性红斑性狼疮或其他血管炎。

5.应激性溃疡。败血症创伤、烧伤或大手术后休克，肾上腺糖皮质激素治疗后，脑血管意外或其他颅脑病变，肺气肿与肺源性心脏病等引起的应激状态。

二、临床表现

1. 呕血和(或)黑便。是上消化道出血的特征性表现。出血部位在幽门以上者常有呕血和黑便,在幽门以下者可仅表现为黑便。但是出血量少而速度慢的幽门以上病变可仅见黑便,而出血量大、速度快的幽门以下的病变可因血液反流入胃,引起呕血。

2. 失血性周围循环衰竭。出血量 400 mL 以内可无症状,出血量中等可引起贫血或进行性贫血、头晕、软弱无力,突然起立可产生晕厥、口渴、肢体冷感及血压偏低等。大量出血达全身血量 30%～50%即可产生休克,表现为烦躁不安或神志不清、面色苍白、四肢湿冷、口唇发绀、呼吸困难、血压下降至测不到、脉压差缩小及脉搏快而弱等,若处理不当,可导致死亡。

3. 氮质血症。

4. 贫血和血象变化。急性大出血后均有失血性贫血,出血早期,血红蛋白浓度、红细胞计数及红细胞压积可无明显变化,一般需要经 3～4 h 才出现贫血。上消化道大出血 2～5 h,白细胞计数可明显升高,止血后 2～3 d 才恢复正常。但肝硬化和脾亢者,则白细胞计数可不增高。

5. 发热。中度或大量出血病例,于 2 h 内发热,多在 38.5℃以下,持续数日至一周不等。

三、诊断

(一)辅助检查

1. 化验检查。急性消化道出血时,重点化验应包括血常规、血型、出凝血时间、大便或呕吐物的隐血试验,肝功能及血肌酐、尿素氮等。

2. 特殊检查方法。

(1)内镜检查。胃镜直接观察,即能确定,并可根据病灶情况作相应的止血治疗。做纤维胃镜检查注意事项有以下几点。①胃镜检查的最好时机在出血后 24～48 h 内进行。②处于失血性休克的患者,应首先补充血容量,待血压有所平稳后做胃镜较为安全。③事先一般不必洗胃准备,但若出血过多,估计血块会影响观察时,可用冰水洗胃后进行检查。

(2)选择性动脉造影。在某些特殊情况下,如患者处于上消化道持续严重大量出血紧急状态,以至于胃镜检查无法安全进行或因积血影响视野而无法判断出血灶,此时行选择性肠系膜动脉造影可能发现出血部位,并进行栓塞治疗。

(3)X 线钡剂造影。因为一些肠道的解剖部位不能被一般的内镜窥见,有时会遗漏病变,这些都可通过 X 线钡剂检查得以补救。但在活动性出血后不宜过早进行钡剂造影,否则会因按压腹部而引起再出血或加重出血。一般主张在出血停止、病情稳定 3 d 后谨慎操作。

(4)放射性核素扫描。经内镜及 X 线检查阴性的病例,可做放射性核素扫描。其方法是采用核素标记患者的红细胞后,再从静脉注入患者体内,当有活动性出血,而出血速度能达到 0.1 mL/min,核素便可以显示出血部位。

（二）诊断依据

1.有引起上消化道出血的原发病,如消化性溃疡、肝硬化、慢性胃炎及应激性病变等。

2.呕血和(或)黑便。

3.出血不同程度时可出现相应的表现,轻者可无症状,严重者可发生出血性休克。

4.发热。

5.氮质血症。

6.急诊内镜可发现出血源。

四、治疗

（一）一般治疗

大出血宜取平卧位,并将下肢抬高,头侧位,以免大量呕血时血液反流引起窒息,必要时吸氧、禁食。少量出血可适当进流食,对肝病患者忌用吗啡、巴比妥类药物。应加强护理,记录血压、脉搏、出血量及每小时尿量,保持静脉通路,必要时进行中心静脉压测定和心电图监护。

（二）补充血容量

当血红蛋白低于 70 g/L、收缩压低于 12 kPa(90 mmHg)时,应立即输入足够量全血。肝硬化患者应输入新鲜血。开始输液应快,但老年人及心功能不全者输血输液不宜过多过快,否则可导致肺水肿,最好进行中心静脉压监测。如果血源困难可给右旋糖酐或其他血浆代用品。

（三）止血措施

1.药物治疗

(1)近年来对消化性溃疡疗效最好的药物是质子泵抑制剂奥美拉唑,H_2-受体拮抗剂西米替丁或雷尼替丁在基层医院亦较常用。上述三种药物用药 3～5 d 后皆改为口服。对消化性溃疡和糜烂性胃炎出血,可用去甲肾上腺素 8 mg 加入冰盐水 100 mL 口服或作鼻胃管滴注,也可使用凝血酶口服应用。凝血酶需临床用时新鲜配制,且服药同时给予H_2-受体拮抗剂或奥美拉唑以便使药物得以发挥作用。

(2)食管、胃底静脉曲张破裂出血时,垂体后叶素是常用药物,但作用时间短,主张小剂量用药。患高血压病、冠心病或孕妇不宜使用。有主张同时舌下含硝酸甘油或硝酸异山梨醇酯。20 世纪 80 年代以来有采用生长抑素,对上消化道出血的止血效果较好。短期使用几乎没有严重不良反应,但价格较贵。

2.三腔气囊管压迫止血

适用于食管、胃底静脉曲张破裂出血。如药物止血效果不佳,可考虑使用。该方法即时止血效果明显,但必须严格遵守技术操作规程以保证止血效果,并防止窒息、吸入性肺炎等并发症发生。

3.内镜直视下止血

对于门脉高压出血者,可采取急诊食管静脉曲张套扎术;注射组织胶或硬化剂如乙氧硬化醇、鱼肝酸油钠等。一般多主张注射后用 H_2-受体拮抗剂或奥美拉唑,以减少硬化剂注射后因胃酸引起溃疡与出血;对于非门脉高压出血者,可采取局部注射 1/10 000 肾上腺素盐水;采用氩离子凝固术(APC)电凝止血;血管夹(钛夹)止血。

（四）血管介入技术

对于食管—胃底静脉曲张破裂出血,经垂体后叶素或三腔气囊管压迫治疗失败的患者,可采用经颈静脉门体分流手术(TIPS)结合胃冠状静脉栓塞术。

（五）手术治疗

经上述处理后,大多数上消化道大出血可停止。如仍无效可考虑手术治疗。食管、胃底静脉曲张破裂可考虑口腔或脾肾静脉吻合等手术。胃、十二指肠溃疡大出血患者早期手术可降低死亡率,尤其是老年人不宜止血又易复发,更宜及早手术,如并发溃疡穿孔、幽门梗阻或怀疑有溃疡恶变者宜及时手术。

五、护理

（一）病情观察

1.观察血压、体温、脉搏、呼吸的变化。

2.在大出血时,每 15～30 min 测脉搏、血压,有条件者使用心电血压监护仪进行监测。

3.观察神志、末梢循环、尿量、呕血及便血的色、质、量。

4.有头晕、心悸、出冷汗等休克表现,及时报告医师对症处理并做好记录。

（二）对症护理

1.出血期护理

(1)绝对卧床休息至出血停止。

(2)烦躁者给予镇静剂,门脉高压出血患者烦躁时慎用镇静剂。

(3)耐心细致地做好解释工作,安慰体贴患者的疾苦,消除紧张、恐惧心理。

(4)污染被服应随时更换,以避免不良刺激。

(5)迅速建立静脉通路,尽快补充血容量,用 5％葡萄糖生理盐水或血浆代用品,大量出血时应及时配血、备血,准备双气囊三腔管备用。

(6)注意保暖。

2.呕血护理

(1)根据病情让患者侧卧位或半坐卧位,防止误吸。

(2)行胃管冲洗时,应观察有无新的出血。

3.一般护理

(1)口腔护理:出血期禁食,需每日 2 次清洁口腔。呕血时应随时做好口腔护理保持口腔清洁、无味。

(2)便血护理:大便次数频繁,每次便后应擦净,保持臀部清洁、干燥,以防发生湿疹和褥疮。

(3)饮食护理:出血期禁食;出血停止后按序给予温凉流质、半流质及易消化的软食;

出血后 3 d 未解大便患者,慎用泻药。

(4)使用双气囊三腔管压迫治疗时,参照双气囊三腔管护理常规。

(5)使用特殊药物,如施他宁、垂体后叶素时,应严格掌握滴速不宜过快,如出现腹痛、腹泻、心律失常等副作用时,应及时报告医师处理。能引起相关并发症的药物应忌用,如水杨酸类、利血平、保泰松等。

(贾继清　王丽云　赵丽丽　秦兴伟)

第十四章　风湿性疾病

第一节　系统性红斑狼疮

系统性红斑狼疮(systemic lupus erythematosus,SLE)是一种弥漫性、全身性自身免疫病,主要累及皮肤黏膜、骨骼肌肉、肾脏及中枢神经系统,同时还可以累及肺、心脏、血液等多个器官和系统,表现出多种临床表现;血清中可检测到多种自身抗体和免疫学异常。

一、病因

系统性红斑狼疮的病因及发病机理不清,并非单一因素引起,可能与遗传、环境、性激素及免疫等多种因素有关。通常认为具有遗传背景的个体在环境、性激素及感染等因素的共同作用或参与下引起机体免疫功能异常,诱导 T、B 细胞活化,自身抗体产生,免疫复合物形成及其在各组织的沉积,导致系统性红斑狼疮的发生和进展。

二、临床表现

系统性红斑狼疮的发病可急可缓,临床表现多种多样。早期轻症患者往往仅有单一系统或器官受累的不典型表现,随着病程的发展其临床表现会越来越复杂,可表现为多个系统和器官受累的临床症状。全身表现包括发热、疲劳、乏力及体重减轻等。

(一)常见受累组织和器官的临床表现

1. 皮肤黏膜:蝶形红斑、盘状皮损、光过敏、红斑或丘疹、口腔、外阴或鼻溃疡、脱发等。

2. 关节肌肉:关节痛、关节肿、肌痛、肌无力、缺血性骨坏死等。

3. 血液系统:白细胞减少、贫血、血小板减少、淋巴结肿大、脾肿大等。

4. 神经系统:头痛、周围神经病变、癫痫、抽搐、精神异常等 19 种表现。

5. 心血管系统:心包炎、心肌炎、心内膜炎等。

6. 血管病变:雷诺现象、网状青斑、动/静脉栓塞及反复流产等。

7. 胸膜及肺:胸膜炎、肺间质纤维化、狼疮肺炎、肺动脉高压及成人呼吸窘迫综合征等。

8. 肾脏:蛋白尿、血尿、管型尿、肾病综合征及肾功能不全等。

9. 消化系统:腹痛、腹泻、恶心、呕吐、腹膜炎及胰腺炎等。

(二)少见的受累组织器官的临床表现

1. 肠系膜血管炎、蛋白丢失性肠病或假性肠梗阻等属于严重的消化系统受累的并发症,包括发热、恶心、呕吐、腹泻或血便,腹部压痛及反跳痛等症状和体征。

2.狼疮眼部受累,以视网膜病变常见,表现为"棉絮斑",其次是角膜炎和结膜炎;可表现为视物不清、视力下降、眼部疼痛及黑矇等。

(三)特殊类型的狼疮

1.SLE与妊娠:SLE患者与正常人群的生育与不孕率没有显著差异。但活动性SLE患者的自发性流产、胎死宫内和早产的发生率均高于正常健康妇女。SLE病情完全缓解6~12个月后妊娠最佳。

2.新生儿狼疮:这是一种发生于胎儿或新生儿的疾病,是一种获得性自身免疫病;通常发生于免疫异常的母亲。患者的抗SSA/Ro、抗SSB/La抗体可通过胎盘攻击胎儿。可表现为新生儿先天性心脏传导阻滞,还可出现皮肤受累(红斑和环形红斑、光过敏)等。

3.抗磷脂综合征:可表现为静脉或动脉血栓形成以及胎盘功能不全导致反复流产,抗磷脂抗体可阳性。SLE继发抗磷脂综合征与原发性抗磷脂综合征(APS)患者妊娠的结局无差异。

4.药物相关性狼疮(drug-related lupus,DRL):是继发于一组药物包括氯丙嗪、肼苯哒嗪、异烟肼、普鲁卡因胺和奎尼丁后出现的狼疮综合征。诊断时需确认用药和出现临床症状的时间(如几周或几个月),停用相关药物,临床症状可以迅速改善,但自身抗体可以持续6个月到一年。

三、诊断

(一)辅助检查

1.常规检查。

(1)血常规:观察白细胞、血小板及血色素。SLE患者可以表现为不明原因的血小板减少、白细胞减少或急性溶血性贫血。

(2)尿液检查:尿蛋白阳性、红细胞尿、脓尿、管型尿(>1个/高倍视野)均有助于诊断。

(3)便常规:潜血阳性时应注意消化系统病变。

(4)急性时相反应物:血沉(ESR)的增快多出现在狼疮活动期,稳定期狼疮患者的血沉大多正常或轻度升高。血清CRP水平可正常或轻度升高;当CRP水平明显升高时,提示SLE合并感染的可能,但也可能与SLE的病情活动有关。

2.免疫系统检查。免疫球蛋白(immunoglobulin,Ig)是一组具有抗体样活性及抗体样结构,球蛋白的升高较为显著。Ig的球蛋白,分为IgG、IgA、IgM、IgD和IgE等五类。系统性红斑狼疮患者的免疫球蛋白可表现为多克隆的升高,严重时出现高球蛋白血症。蛋白电泳可显示球蛋白明显升高、特别是补体(CH50、C3、C4、C1q)水平的减低对SLE诊断有参考意义,同时对判断疾病活动性有一定价值。补体C1q的基因缺陷可能与SLE的发病有明显的相关性。

3.自身抗体的检测。SLE患者的血清中可检测到多种自身抗体,但其在分类诊断中的敏感性和特异性各不相同。

（二）疾病诊断

本病的诊断主要依靠临床特点、实验室检查，尤其是自身抗体的检测有助于诊断及判断病情。出现多系统损害的临床表现伴有自身免疫病的证据（如自身抗体阳性、免疫球蛋白升高及补体减低等）者，应考虑狼疮的可能。目前常用的是 1997 年美国风湿病学会修订的系统性红斑狼疮分类标准。与 1982 年的分类诊断标准比较，1997 年的标准中取消了狼疮细胞检查，增加了抗磷脂抗体阳性（包括抗心脂抗体或狼疮抗凝物阳性或至少持续 6 个月的梅毒血清试验假阳性三者之一）。但是，该标准对早期、不典型病例容易漏诊，应予注意。对于有典型临床症状或实验室异常而不符合本病诊断的患者，应随访观察。

四、治疗

（一）一般治疗

1. 教育患者。对患者的教育十分重要，使患者懂得合理用药，定期随访的重要性；让患者了解应根据病情的不同，制定不同的治疗方案，应因人而异。

2. 去除诱因。及时去除对日常生活中能够诱发或加重系统性红斑狼疮的各种因素，如避免日光曝晒，避免接触致敏的药物（染发剂和杀虫剂）和食物，减少刺激性食物的摄入，尽量避免手术和美容，不宜口服避孕药等。

3. 休息和锻炼。在疾病的开始治疗阶段休息十分重要，但当药物已充分控制症状后，应根据患者的具体情况制订合理的运动计划，可参加适当的日常工作、学习，劳逸结合，动静结合。

4. 精神和心理治疗。避免精神刺激，消除各种消极心理因素，患者既要充分认识到本病的长期性、复杂性和顽固性，又不要对前途和命运担忧，无论病情是否缓解，都应定期到专科医生处进行长期随访，及时得到指导，才能巩固最佳的治疗效果。

5. 患者自我保护。

（1）避免紫外线照射，避免日光照射，以防光过敏。

（2）教育患者尽量防止感染，因为 SLE 本身就存在免疫功能低下，再加上长期接受免疫抑制剂治疗，其抵抗力进一步下降，故易继发感染，一旦感染后应及时去医院就诊，及时控制感染，以免病情反复，应教育患者平时适当使用提高免疫力的药物如转移因子、胸腺素等，同时还应开导患者调整心理状态，因长期抑郁或精神受刺激，情绪不悦，通过神经—免疫—内分泌网络可加重病情，不利于治疗。根据临床观察，SLE 患者一旦生气后很容易加重病情，因此患者的亲属也应尽量使 SLE 患者保持愉快的情绪。此点对配合药物治疗尤其重要，特别在缓解期维持治疗时。

6. 药物和饮食。许多前述的药物能诱发与加重 SLE，要尽量避免或慎重使用，还有许多食品亦可激发或加重病情，也应慎食或禁食，尤其是无鳞鱼类必须禁食，以免加重病情。

（二）药物治疗

1. 糖皮质激素。糖皮质激素是治疗系统性红斑狼疮的主要药物，尤其在其他药物疗效不佳或机体重要器官(如心、脑、肾等)受损的情况下更为首选,主要适用于急性活动期患者,特别是急性暴发性狼疮,急性狼疮性肾炎,急性中枢神经系统狼疮以及合并急性自身免疫性贫血和血小板减少性紫癜,糖皮质激素应用的剂量和方法必须根据患者的具体情况进行确定,通常有以下用法。

(1)冲击疗法:一般选用甲泼尼龙(甲基强的松龙)1 g,加入液体中静脉滴注,30～60 min内滴完(有人认为仍以在3 h内滴入为妥),1次/日,连续3～5 d,可在第2周甚至第3周重复使用,也有用地塞米松每天7.5～15 mg进行冲击治疗,但因地塞米松作用时间较长,现已较少采用,疗程结束后给予泼尼松(强的松)每天60 mg口服,临床主要适用于急性暴发性系统性红斑狼疮或狼疮性肾炎近期内肾功能恶化,血肌酐明显增高,以及有中枢神经狼疮尤其是并发癫痫大发作,昏迷和器质性脑病综合征的患者,冲击疗法应注意适应证、禁忌证、副作用及对副作用的处理。

(2)大剂量疗法:口服法一般选用泼尼松每天60～100 mg或按每天每千克体重1～1.5 mg,待病情稳定后逐渐减量,主要用于累及重要脏器或系统的时候,如弥漫增殖型肾炎,常规治疗不见好转;如局灶性脑组织损害,抗惊厥治疗无效的癫痫;急性溶血性贫血;血小板显著减少($<50\times10^9$/L)以及皮肤、视网膜、胃肠道症状严重的血管炎、狼疮性肺炎和严重的心脏损害等。

(3)中剂量长程疗法:多选用中效制剂如泼尼松、泼尼松龙,一般不宜用地塞米松、倍他米松等长效制剂,泼尼松用量多在每天20～60 mg之间,临床主要适用于冲击和大剂量治疗病情得到良好控制后的减药阶段以及疾病处于一般活动期的患者,此阶段的治疗多处在激素应用剂量由大到小的减量阶段,用药时间越长,撤药速度应越慢,疗程多在半年至一年以上或更久。关于激素的给药时间,一般每天总量晨起1次服用,这样比较符合生物周期,从而减少对肾上腺皮质的抑制。当发热明显或觉口服剂量较大时,可将每天总量分3次(每6～8 h一次)给药。

(4)小剂量维持方法:一般选用泼尼松每天15 mg以内,或以每天5～7.5 mg的最小剂量维持,通常采用每天晨起一次给药或隔天给药的方法,临床主要适用于疾病稳定期的长期维持治疗。

2.免疫抑制剂。一般需与激素合用,远期疗效优于单用糖皮质激素,但需达到一定的累积量。

(1)环磷酰胺:通常与糖皮质激素合用,主要用于狼疮性肾炎的治疗,环磷酰胺并用激素治疗24个月的疗效显著优于单用激素者,常用量为每天1～2.5 mg/kg或每次0.2 g静脉注射,每周1～3次;近年来,环磷酰胺冲击疗法(即环磷酰胺0.8～1.2 g,加入液体中静脉滴注,每3～4周1次),对减少肾组织纤维化有一定作用,被认为是稳定肾功能和防止肾功能衰竭的一种十分有效的方法。

(2)苯丁酸氮芥(瘤可宁):对系统性红斑狼疮的疗效虽较环磷酰胺差,但其对骨髓的抑制和生发上皮的破坏以及脱发均较环磷酰胺为轻,因此,有时与激素合用治疗狼疮性肾炎,常用量为每天0.1 mg/kg,总量达400 mg时即应减量或停服,维持量为每天0.02 mg/kg。

(3)硫唑嘌呤：硫唑嘌呤对系统性红斑狼疮无肯定疗效，但与激素合用时对狼疮性肾炎有一定的协同作用，常用量为每天 1～1.5 mg/kg。

(4)甲氨蝶呤(MTX)：在弥漫性狼疮脑病时甲氨蝶呤 5～10 mg 加地塞米松 5～10 mg 鞘内注射，可取得满意疗效。

3.抗疟药：氯喹 0.25 g，1 次/日口服，或羟氯喹 0.2 g，1～2 次/d，因两者均有抗光敏和稳定溶酶体膜的作用，所以对系统性红斑狼疮引起的皮肤损害及肌肉关节症状十分有效，也是治疗盘状狼疮的主要药物之一，其主要的副作用包括视网膜病变，心肌损害，故在用药期间注意查眼部及监测心电图。

4.大剂量静脉输注免疫球蛋白：每天 300～400 mg/kg，连续 3～5 d，个别患者可用至 1 周，对于严重的血小板减少，或重症狼疮合并感染的患者较适用，其主要作用机制为：抑制 Fc-受体介导的单核网状内皮系统的破坏作用；抗独特型抗体作用；调节 Th1/Th2 以及一些细胞因子如 IL-1 的分泌；副作用：偶有发热、皮疹、低血压或一过性肾功能受损。

5.细胞因子：细胞因子受体及其拮抗剂和单克隆抗体的治疗目前正在试验阶段，其为系统性红斑狼疮的治疗提供了新的经验。

6.血浆置换与免疫吸附法：对危害生命的系统性红斑狼疮、暴发型狼疮，急进性狼疮肾炎，迅速发展的肾病综合征，高度免疫活动者，或对激素免疫抑制剂治疗无效，或有应用禁忌者可考虑。方法：每次置换血浆 40 mL/kg，每周 3 次，共 2～6 周，同时需应用免疫抑制剂。

7.造血干细胞移植：造血干细胞移植的免疫重建能使机体的免疫系统重新识别自身抗原，并通过负选择而产生免疫耐受，使自身免疫现象得以控制，目前也正处于临床试验阶段。

8.性激素：达那唑(丹那唑)是一种弱的雄激素，对治疗狼疮性血小板减少有效，主要副作用是阴道炎、月经不调。

（三）对症治疗

当肾脏受累发生高血压时，应给予适当降压或纠正继发于肾功能不全所致的水及电解质紊乱，出现尿毒症时应用血液透析疗法，当发生抽风、脑神经麻痹及精神失常时，在全身治疗的基础上，尚需应用解痉剂和营养神经药如苯巴比妥(鲁米那)、B 族维生素类等，有严重心力衰竭时，可给予适量的洋地黄、血管扩张药物以协同激素治疗控制心衰，有继发感染时，应及时选用抗原性最小的抗生素进行控制，与其他自身免疫病如桥本甲状腺炎、甲亢、糖尿病等重叠时，均应对其重叠的疾病进行适当治疗。

五、护理

（一）保护关节、减轻关节的疼痛不适

鼓励患者多休息，但应避免固定不动，平时应维持正确的姿势，每天应有适当的活动，以保持正常的关节活动度，冬天宜注意关节部位的保暖。

（二）降低体温，减轻发热的不适感

对于发热患者，应安排患者卧床休息，调整室温，以促进散热，如果患者没有水肿现象,则增加水分摄取量,以补充发热之水分丧失,给予冰袋使用,以降低体温。

(三)保护皮肤,避免阳光照射

1.保持皮肤清洁、干燥。

2.避免阳光直接照射,夏日出门应撑伞,对于局部暴露部位,应使用阳光滤过剂,使发生滤光作用,减少局部受刺激。

3.每天检查皮肤,以便发现新的病灶。

4.局部使用皮质类固醇软膏,以抑制炎症反应。

5.指导患者平时不可任意用药于局部病灶,洗澡水也不可过热,洗澡时避免使用肥皂以减少对皮肤的刺激。

(四)减轻局部症状

1.面部出现红斑者,应经常用清水洗脸,保持皮肤清洁,并用30℃左右的清水将毛巾或纱布湿敷于患处3次/日,每次30 min,可促进局部血液循环,有利于鳞屑脱落,面部忌用碱性肥皂、化妆品及油膏,防止对局部皮肤刺激或引起过敏。

2.皮损感染者,应根据细菌培养及临床表现,先行清创,然后局部给予营养、收敛的药物,适当应用抗生素,促进消炎,有利于皮损愈合。

3.关节红、肿、热、痛明显者,可用活地龙数条,洗净加糖的浸出液湿敷,以清热消肿止痛。

4.患者有脱发者,每周用温水洗头2次,边洗边按摩头皮。

5.若有口腔黏膜溃疡者可选用养阴生肌散、西瓜霜等外搽,保持患者口腔卫生;若有感染者,可用1∶5 000呋喃西林液漱口,局部涂以锡类散或冰硼散等;若有真菌感染者,可用制霉菌素甘油外涂。

6.齿出血、鼻出血者用鲜茅根煎汤代茶,鼻腔出血较多,用吸收性明胶海绵压迫止血,内服生藕汁或鲜生地汁半杯至1杯,出血量多者要观察血压、心率,要补充血容量和准备输血。

7.注意外阴清洁,每天用1∶5 000高锰酸钾溶液坐浴或用虎杖15 g,金银花15 g,煎水外洗,以防外阴黏膜糜烂。

(五)预防肾功能恶化

1.当出现肾功能减退时应减少活动量,尤其是在血尿和蛋白尿期间,应卧床休息。

2.每天注意尿量、体重的变化,当有尿量减少、体重增加或浮肿时,应限制水分和盐分摄取量,并将详情告诉医师。

3.若肾脏排泄代谢废物的能力大为降低,致使血中尿素氮、肌酐增加时,应采取低蛋白饮食。

4.每天测量血压,注意观察是否有心肺负荷过重(液体积留体内)和高血压等症状。

5.若已出现肾功能衰竭,则需要安排定期血液透析或腹膜透析治疗,以排除体内的代谢废物和水分。

（六）维护心肺功能,预防心肺功能衰竭

1.随时注意生命征象及末梢循环的变化,若有血压升高,心律不齐,心包摩擦音以及肢体水肿、冰冷等情形,应迅速告诉医师,以便施行医疗处理。

2.注意呼吸道是否通畅,若出现呼吸急促,则嘱患者半卧位,并给予氧气吸入,如果胸膜腔积水严重,可能会施行胸膜穿刺放液术,以减少对肺脏的压迫,增进呼吸功能。若有胸痛现象,则试着躺向患侧或以枕头支托患侧以减轻疼痛。

（七）实施安全措施,预防意外发生

1.观察患者是否有行为改变,意识混乱、幻觉、妄想或情绪不稳定、抽搐等现象,若出现上述现象,应适当保护患者,以防跌倒、跌落床下或咬伤舌头等意外发生。

2.注意皮肤是否有紫斑、瘀斑的迹象,平时应避免碰撞或跌伤而发生出血不止。

（八）应用激素治疗的注意事项

1.糖皮质激素减量应逐步进行,不可突然停药,告诫患者遵医嘱服药,不可自增自减。

2.积极预防感染,尤其口腔黏膜、呼吸道、泌尿系以及皮肤的感染,注意观察体温变化,加强口腔护理,早期处理口腔内的各种病变,需每天进行会阴部清洁,防止发生泌尿系逆行感染。

3.适当补充钙剂及维生素 D,防治骨质疏松。

4.注意监测血糖和尿糖,以防止药物引起的糖尿病,对糖尿病患者应随时注意有无发生酮症。

5.观察大便颜色及胃肠道症状,定期检查大便潜血,以便早期发现消化道出血或溃疡,必要时给予氢氧化铝凝胶,保护胃黏膜。

6.糖皮质激素易引发精神及神经症状,若有发生需减药量,加强安全措施,专人看护,防止意外伤害。

7.大剂量激素冲击治疗前,应向患者交代治疗期间应注意的事项,治疗中注意掌握输液滴速,观察心律变化,防止输液速度过快,引起心力衰竭。

（九）补充营养

患者若未出现肾功能衰竭症状,应鼓励患者摄取均衡饮食,而且每天摄取适当的水分,如果患者已出现肾功能衰竭症状,则应限制蛋白质、含钾食物以及盐、水分的摄取量,以免代谢产物增加及水分滞留而加重身体的不适。

（十）给予精神及情绪上的支持

SLE 常同时侵犯全身各器官,在发病后患者常有病重感,且病程很长,可能缠绵多年。因此,护理人员平时除了应多给予关怀外,也应给予精神上的鼓励,尽量避免任意在患者面前反复使用"狼疮"一词,以免增加患者的恐惧和不安。

（张　萍　黄俊蕾　李　燕　叶丽丽）

第二节　类风湿性关节炎

类风湿关节炎(rheumatoid arthritis,RA)是一种以慢性侵蚀性关节炎为特征的全身性自身免疫病。类风湿关节炎的病变特点为滑膜炎,以及由此造成的关节软骨和骨质破坏,最终导致关节畸形。

一、病因

尚未完全明确。类风湿性关节炎是一个与环境、细胞、病毒、遗传、性激素及神经精神状态等因素密切相关的疾病。

(一)细菌因素

A组链球菌及菌壁有肽聚糖(peptidoglycan)可能为RA发病的一个持续的刺激原,A组链球菌长期存在于体内成为持续的抗原,刺激机体产生抗体,发生免疫病理损伤而致病。支原体所制造的关节炎动物模型与人的RA相似,但不产生人的RA所特有的类风湿因子(RF)。在RA患者的关节液和滑膜组织中从未发现过细菌或菌体抗原物质,提示细菌可能与RA的起病有关,但缺乏直接证据。

(二)病毒因素

RA与病毒,特别是EB病毒的关系是国内外学者注意的问题之一。研究表明,EB病毒感染所致的关节炎与RA不同,RA患者对EB病毒比正常人有强烈的反应性。在RA患者血清和滑膜液中出现持续高滴度的抗EB病毒—胞膜抗原抗体,但到目前为止在RA患者血清中一直未发现EB病毒核抗原或壳体抗原抗体。本病在某些家族中发病率较高,在人群调查中,发现人类白细胞抗原(HLA)-DR4与RF阳性患者有关。HLA研究发现DW4与RA的发病有关,患者中70%HLA-DW4阳性,患者具有该点的易感基因,因此遗传可能在发病中起重要作用。

(三)性激素

研究表明RA发病率男女之比为1∶(2～4),妊娠期病情减轻,服避孕药的女性发病减少。动物模型显示LEW/n雌鼠对关节炎的敏感性高,雄性发病率低,雄鼠经阉割或用β-雌二醇处理后,其发生关节炎的情况与雌鼠一样,说明性激素在RA发病中起一定作用。寒冷、潮湿、疲劳、营养不良、创伤、精神因素等,常为本病的诱发因素,但多数患者前常无明显诱因可查。

二、临床表现

(一)关节内表现

类风湿关节炎受累关节的症状表现为对称性、持续性关节肿胀和疼痛,常伴有晨僵。受累关节以近端指间关节、掌指关节、腕、肘和足趾关节最为多见;同时,颈椎、颞颌关节、胸锁和肩锁关节也可受累。中、晚期的患者可出现手指的"天鹅颈"及"钮扣花"样畸形，关节强直和掌指关节半脱位，表现掌指关节向尺侧偏斜。

（二）关节外表现

1. 类风湿结节：多见于关节突起部及经常受压处，无明显压痛，不易活动。类风湿结节也可发生在内脏，如心包表面、心内膜、中枢神经系统、肺组织及巩膜等。

2. 血管炎：可影响各类血管，以中、小动脉受累多见。可表现为指端坏疽、皮肤溃疡、外周神经病变、巩膜炎等。

3. 心脏：心包炎、非特异性心瓣膜炎、心肌炎。

4. 胸膜和肺：胸膜炎、肺间质纤维化、肺类风湿结节、肺动脉高压。

5. 肾：膜性及系膜增生性肾小球肾炎、间质性肾炎、局灶性肾小球硬化、增殖性肾炎、IgA 肾病及淀粉样变性等。

6. 神经系统：感觉型周围神经病，混合型周围神经病，多发性单神经炎及嵌压性周围神经病。

7. 造血系统：类风湿关节炎患者可出现正细胞正色素性贫血，疾病活动期血小板升高。

三、诊断

（一）辅助检查

1. 常规检查。

（1）血常规：约 30% 的类风湿关节炎患者合并贫血，多为正细胞正色素性贫血。病情活动期血小板升高。少数情况下有白细胞降低，如 Felty 综合征。

（2）急性时相反应物：大多数类风湿关节炎患者在活动期血沉增快及 C-反应蛋白升高，病情缓解时可恢复正常。

2. 自身抗体。

（1）类风湿因子（RF）：75%～85% 的患者血清类风湿因子阳性，并与病情和关节外表现象相关。

（2）抗瓜氨酸化蛋白抗体（ACPA）：抗瓜氨酸化蛋白抗体是一类针对含有瓜氨酸化表位的自身抗体的总称，对类风湿关节炎的诊断具有很高的敏感性和特异性，并与类风湿关节炎的病情和预后密切相关。各种抗瓜氨酸化蛋白抗体对类风湿关节炎的诊断具有很高的敏感性和特异性。

3. 影像学检查。

（1）X 线检查：早期 X 线表现为关节周围软组织肿胀及关节附近骨质疏松；随病情进展可出现关节面破坏、关节间隙狭窄、关节融合或脱位。

（2）磁共振成像检查（MRI）：磁共振成像在显示关节病变方面优于 X 线片，近年已越来越多地应用到类风湿关节炎的诊断中。磁共振成像可显示关节炎性反应初期出现的滑膜增厚、骨髓水肿和轻度关节面侵蚀，有益于类风湿关节炎的早期诊断。

（3）超声：高频超声能清晰显示关节腔、关节滑膜、滑囊、关节腔积液、关节软骨厚度及形态等,彩色多普勒血流显像(CDFI)和彩色多普勒能量图(CDE)能直观地检测关节组织内血流的分布,反映滑膜增生的情况,并具有很高的敏感性。超声检查还可以动态判断关节腔积液量和距体表的距离,用以指导关节腔穿刺及治疗。

(二)类风湿关节炎诊断标准

1. 晨僵:关节及其周围的僵硬感,在获得最大改善前至少持续 1 h(病程>6 周)。

2. 至少 3 个以上关节部位的关节炎:医生观察到至少 3 个以上关节区(有 14 个关节区可能累及:双侧近端指间关节、掌指关节及腕、肘、膝、踝及跖趾关节)同时有软组织肿胀或积液(不是单纯骨性肥大)(病程>6 周)。

3. 手部关节的关节炎:腕、掌指或近端指间关节至少 1 处关节肿胀(病程>6 周)。

4. 对称性关节炎:身体双侧相同关节区同时受累(近端指间关节、掌指关节及跖趾关节受累时,不一定完全对称)(病程>6 周)。

5. 类风湿结节:医生观察到在关节伸侧、关节周围或骨突出部位的皮下结节。

6. 类风湿因子(RF)阳性:所用方法检测血清类风湿因子在正常人群中的阳性率小于5%。

7. 放射学改变:在手和腕的后前位相有典型的类风湿关节炎放射学改变,须包括骨质侵蚀或受累关节及其邻近部位有明确的骨质疏松。

符合以上 7 项中 4 项或 4 项以上者可诊断为类风湿关节炎。

四、治疗

(一)一般治疗

强调患者教育及整体和规范治疗的理念。适当的休息、理疗、体疗、外用药,正确的关节活动和肌肉锻炼等对于缓解症状、改善关节功能具有重要作用。

(二)药物治疗

1. 非甾类抗炎药(NSAIDs)。这类药物主要通过抑制环氧合酶(COX)活性,减少前列腺素合成而具有抗炎、止痛、退热及减轻关节肿胀的作用,是临床最常用的类风湿关节炎治疗药物。非甾类抗炎药对缓解患者的关节肿痛,改善全身症状有重要作用。其主要不良反应包括胃肠道症状、肝和肾功能损害以及可能增加的心血管不良事件。

2. 改善病情抗风湿药(DMARDs)。该类药物较非甾类抗炎药发挥作用慢,需 1~6 个月,故又称慢作用抗风湿药(SAARDs),这些药物可延缓或控制病情的进展。常用于治疗类风湿关节炎的改善病情。抗风湿药包括如下几种。

(1)甲氨蝶呤(Methotrexate,MTX):口服、肌肉注射或静脉注射均有效,每周给药 1 次。必要时可与其他改善病情抗风湿药联用。常用剂量为每周 7.5~20 mg。常见的不良反应有恶心、口腔炎、腹泻、脱发、皮疹及肝损害,少数出现骨髓抑制。偶见肺间质病变。服药期间应适当补充叶酸,定期查血常规和肝功能。

(2)来氟米特(Leflunomide,LEF):剂量为 10~20 mg/日,口服。主要用于病情重及有预后不良因素的患者。主要不良反应有腹泻、瘙痒、高血压、肝酶增高、皮疹、脱发和白细胞下降等。因有致畸作用,故孕妇禁服。服药期间应定期查血常规和肝功能。

（3）柳氮磺吡啶（Salicylazosulfapyriding,SASP）：可单用于病程较短及轻症类风湿关节炎,伴有关节外表现或早期出现关节破坏等预后不良因素者应考虑2种或2种以上改善病情抗风湿药的联合应用。主要联合用药方法包括甲氨蝶呤、来氟米特、羟氯喹及柳氮磺吡啶中任意2种或3种联合。应根据患者的病情及个体情况选择不同的联合用药方法。

3. 生物制剂。生物制剂是目前积极有效控制炎症的主要药物,减少骨破坏,减少激素的用量和骨质疏松。治疗类风湿关节炎的生物制剂主要包括肿瘤坏死因子（TNF)-α 拮抗剂、白细胞介素（IL)-1 和 IL-6 拮抗剂、抗 CD20 单抗以及 T 细胞共刺激信号抑制剂等。

（1）肿瘤坏死因子-α 拮抗剂：该类制剂主要包括依那西普（Etanercept）、英夫利西单抗（Infliximab）和阿达木单抗（Adalimumab）。与传统的改善病情抗风湿药相比,肿瘤坏死因子-α 拮抗剂的主要特点是起效快、抑制骨破坏的作用明显、患者总体耐受性好。这类制剂可有注射部位反应或输液反应,可能有增加感染和肿瘤的风险,偶有药物诱导的狼疮样综合征以及脱髓鞘病变等。用药前应进行结核筛查,除外活动性感染和肿瘤。

（2）白介素-6 拮抗剂（Tocilizumab）：主要用于中重度类风湿关节炎,对肿瘤坏死因子-α 拮抗剂反应欠佳的患者可能有效。常见的不良反应是感染、胃肠道症状、皮疹和头痛等。

4. 糖皮质激素。糖皮质激素能迅速改善关节肿痛和全身症状。在重症类风湿关节炎伴有心、肺或神经系统等受累的患者,可给予短效激素,其剂量依病情严重程度而定。针对关节病变,如需使用,通常为小剂量激素（泼尼松＜7.5 mg/d）,仅适用于少数类风湿关节炎患者。激素可用于以下几种情况。

（1）伴有血管炎等关节外表现的重症类风湿关节炎。

（2）不能耐受非甾类抗炎药的类风湿关节炎患者作为"桥梁"治疗。

（3）其他治疗方法效果不佳的类风湿性关节炎患者。

（4）伴局部激素治疗指证（如关节腔内注射）。激素治疗类风湿关节炎的原则是小剂量、短疗程。使用激素必须同时应用改善病情抗风湿药。在激素治疗过程中,应补充钙剂和维生素 D。关节腔注射激素有利于减轻关节炎症状,但过频的关节腔穿刺可能增加感染风险,并可发生类固醇晶体性关节炎。

5. 植物药制剂

（1）雷公藤：对缓解关节肿痛有效,是否减缓关节破坏尚缺乏研究。一般给予雷公藤多苷 30～60 mg/d,分 3 次饭后服用。主要不良反应是性腺抑制,一般不用于生育期患者。其他不良反应包括皮疹、色素沉着、指甲变软、脱发、头痛、纳差、恶心、呕吐、腹痛、腹泻、骨髓抑制、肝酶升高和血肌酐升高等。

（2）白芍总苷：常用剂量为 600 mg,每日 2～3 次。其不良反应较少,主要有腹痛、腹泻、纳差等。

6. 外科治疗。类风湿关节炎患者经过积极内科正规治疗,病情仍不能控制,为纠正畸形,改善生活质量可考虑手术治疗。但手术并不能根治类风湿关节炎,故术后仍需药物治疗。常用的手术主要有滑膜切除术、人工关节置换术、关节融合术以及软组织修复术。

7.其他治疗。对于少数经规范用药疗效欠佳,血清中有高滴度自身抗体、免疫球蛋白明显增高者可考虑免疫净化,如血浆置换或免疫吸附等治疗。但临床上应强调严格掌握适应证以及联用改善病情抗风湿药等治疗原则。

五、护理

1.病情活动期的护理要点。卧床休息,注意体位、姿势。可采用短时间制动法,如石膏托、支架等,使关节休息,减轻炎症。进行主动或主动加被动的最大耐受范围内的伸展运动,每日 1～2 次,以防止关节废用。活动前关节局部可进行热敷或理疗,缓解肌肉痉挛,增强伸展能力。有晨僵症状的患者应在服镇痛药后出现疲劳或发僵前进行活动。

2.病情稳定期的护理要点。此期患者血液中类风湿因子的效价有所下降,免疫复合物测定趋于正常,关节及全身症状好转。因此,应以动静结合为原则,加强治疗性锻炼。基本动作为关节的伸展与屈曲运动,每日进行 2～3 次。活动前局部应行热敷或理疗。活动程度以患者能够忍受为标准,如活动后不适感觉持续 2 h 以上者,应减少活动量,指导患者逐渐锻炼生活自理能力,鼓励患者参加日常活动。

3.卧床患者的护理。加强皮肤护理,按摩受压部位,定时翻身,保持床单平整、清洁,防止发生褥疮。加强口腔护理,防止口腔黏膜感染及溃疡的发生。加强胸廓及肺部的活动,如深呼吸、咳嗽、翻身、拍背等,以防止呼吸道及肺部感染。

(贾继清　王丽云　赵丽丽　李　燕)

第十五章　骨科常见疾病

第一节　锁骨骨折

锁骨呈"S"形,是人体上肢与躯干的唯一骨性连接。锁骨不仅是重要的上肢骨,也是美丽性感的象征。然而锁骨很容易受伤,形成骨折。多数情况下的锁骨骨折为间接暴力导致,常见的情形为跌倒后上肢撑地,暴力上传冲击锁骨形成骨折。另外,新生儿产伤导致的锁骨骨折也很常见。

一、病因

间接与直接暴力均可引起锁骨骨折,但间接暴力较多。摔伤是锁骨骨折的主要原因,以儿童最为多见,大约50%的锁骨骨折发生于7岁以下的儿童。直接外力,如从前方打击、撞击锁骨,或摔倒时肩部直接着地,均可造成锁骨骨折。摔倒时手掌着地,外力通过前臂,上臂传导至肩,再传至锁骨,遭受间接外力和剪切应力也可造成骨折,因着力点不同而异,多为粉碎或横行,幼儿多为青枝骨折,锁骨骨折的典型移位多表现为:近端受胸锁乳突肌牵拉向上后移位,远端因肢体重量及胸大肌牵拉向前、下、内侧移位,形成断端短缩重叠移位。

二、临床症状

受伤后,如果锁骨部出现下列症状,就要考虑是否有锁骨骨折了。
1.疼痛。
2.肿胀、淤青。
3.锁骨外观畸形、异常。
4.患侧上肢活动障碍,婴幼儿哭闹等。

三、诊断

1.患者有上肢外展跌倒或局部被暴力直接打击等外伤史,伤后肩部出现疼痛上肢不敢活动,X线片可确诊,并显示骨折移位及粉碎情况。

2.X线:绝大多数的锁骨骨折通过X线都能检查出来,明确诊断并指导治疗。

3.其他:其他检查如CT、MRI等可以检查锁骨及周边软组织情况,明确有无韧带损伤等。如合并神经血管损伤,则需要做肌电图等进一步检查。

四、分类

Allman 将锁骨骨折分成三类。①第 1 类为最常见的中段骨折。此段无韧带附着,常紧靠喙锁韧带内缘断裂,近段因胸锁乳突肌的牵拉而上抬,骨折向上成角。皮下可见有明显的隆起,老人常为粉碎性骨折。②第 2 类为喙锁韧带以外骨折,占 10%,大多因直接暴力所致。内外断端均有韧带固定在喙突或肩峰上,常发生骨不连。Neer 又将此类骨折分成两型,Ⅰ型指喙锁韧带未断,骨折很少移位;Ⅱ型指喙锁韧带断裂且与断骨脱离,有明显移位趋势:斜方肌可将近段拉向后方,上肢的重力将远段拉向下,躯干肌将远段拉向胸廓,肩胛韧带又可在上肢活动时使锁骨旋转移位。③第 3 类为锁骨胸骨端骨折,多为间接暴力所致,肋锁韧带完整时很少移位。

五、治疗

锁骨骨折确诊后就需要采取治疗措施。常见的处理方式可分为保守治疗和手术治疗。

1. 保守治疗:如果锁骨骨折移位不明显,不影响上肢关节的活动,则可行保守治疗。最常见的治疗方式为"8"字绷带固定法。应注意绷带的松紧,过松失去固定作用,骨折移位;过紧则易导致腋窝处压迫,严重时可造成神经、血管损伤。故出现上肢麻木、肿胀、冰凉时,应马上就诊或复查。

2. 手术治疗:锁骨骨折明显移位、锁骨远端 1/3 骨折、合并血管神经损伤则需要手术治疗。手术方式通常是将移位的锁骨重新复位,用内固定材料如钢板、螺钉等将锁骨固定,以便手术后患者可以早期进行功能锻炼。多数情况下骨折愈合后还需要再次手术取出内固定材料。

六、护理

(一)非手术治疗及术前护理

1. 心理护理:青少年及儿童锁骨骨折后,因担心肩、胸部畸形,影响发育和美观,常会发生焦虑、烦躁心理。应告知其锁骨骨折只要不伴有锁骨下神经、血管损伤,即使是在叠位愈合,也不会影响患侧上肢的功能,局部畸形会随着时间的推移而减轻甚至消失,治疗效果较好,以消除患者心理障碍。

2. 饮食:给予高蛋白、高维生素、高钙及粗纤维饮食。

3. 体位:局部固定后,宜睡硬板床,取半卧位或平卧位,避免侧卧位,以防外固定松动。平卧时不用枕头,可在两肩胛间垫上一个窄枕,使两肩后伸外展;在患侧胸壁侧方垫枕,以免悬吊的患肢肘部及上臂下坠。患者初期对去枕不习惯,有时甚至自行改变卧位,应向其讲清治疗卧位的意义,使其接受并积极配合。告诉患者日间活动不要过多,尽量卧床休息,离床活动时用三角巾或前臂吊带将患肢悬吊于胸前,双手叉腰,保持挺胸、提肩姿势,可缓解对腋下神经、血管的压迫。

4. 病情观察:观察上肢皮肤颜色是否发白或青紫,温度是否降低,感觉是否麻木,如有上述现象,可能系"8"字绷带包扎过紧所致。应指导患者双手叉腰,尽量使双肩外展后伸,如症状仍不缓解,应报告医生适当调整绷带,直至症状消失。"8"字绷带包扎时禁做肩关节前屈、内收动作,以免腋部血管神经受压。

5.功能锻炼。

(1)早、中期:骨折急性损伤经处理后2~3 d损伤反应开始消退,肿胀和疼痛减轻,在无其他不宜活动的前提下,即可开始功能锻炼。准备:仰卧于床上,两肩之间垫高,保持肩外展后伸位。第1周做伤肢近端与远端未被固定的关节所有轴位上的运动,如握拳、伸指、分指,腕屈伸、绕环,肘屈伸,前臂旋前、旋后等主动练习,幅度尽量大,逐渐增大力度。第2周增强肌肉的收缩练习,如捏小球、抗阻腕屈伸运动。第3周增强抗阻的肘屈伸与前臂旋前、旋后运动。

(2)晚期:骨折基本愈合,外固定物去除后进入此期。此期锻炼的目的是恢复肩关节活动度,常用的方法有主动运动、被动运动、助力运动和关节主动牵伸运动。第1~2 d患肢用三角巾或前臂吊带悬挂胸前站立位,身体向患侧侧屈,做肩前后摆动;身体向患侧侧屈并略向前倾,做肩内外摆动。应努力增大外展与后伸的运动幅度。第3~7 d开始做肩关节各方向和各轴位的主动运动、助力运动和肩带肌的抗阻练习,如双手握体操棒或小哑铃,左右上肢互相做肩的前上举、侧后举和体后上举。每个动作5~20次。第2周增强肩外展和后伸主动牵伸:双手持棒上举,将棒棍放颈后,使肩外展、外旋,避免做大幅度和用大力的肩内收与前屈练习。第3周增强肩前屈主动牵伸,肩内外旋牵伸:双手持棒体后下垂将棍棒向上提,使肩内旋。以上练习的幅度和运动量以不引起疼痛为宜。

(二)术后护理

1.体位:患侧上肢用前臂吊带或三角巾悬吊于胸前,卧位时去枕,在肩胛区垫枕使两肩后伸,同时在患侧胸壁侧方垫枕,防止患侧上肢下坠,保持上臂及肘部与胸部处于平行位。

2.症状护理。

(1)疼痛:疼痛影响睡眠时,适当给予止痛、镇静剂。

(2)伤口:观察伤口有无渗血、渗液情况。

3.一般护理:协助患者洗漱、进食及排泄等,指导并鼓励患者做些力所能及的自理活动。

4.功能锻炼:在术后固定期间,应主动进行手指握拳、腕关节的屈伸、肘关节屈伸及肩关节外展、外旋和后伸活动,不宜做肩前屈、内收的动作。

(三)出院指导

1.休息:早期卧床休息为主,可间断下床活动。

2.饮食:多食高蛋白、高维生素、含钙丰富、刺激性小的食物。

3.固定:保持患侧肩部及上肢于有效固定位,并维持3周。

4.功能锻炼:外固定的患者需保持正确的体位,以维持有效固定,进行早、中期的锻炼,避免肩前屈、内收动作。解除外固定后则加强锻炼,着重练习肩的前屈、内外旋转活动,如两臂做划船动作。值得注意的是应防止两种倾向:①放任自流,不进行锻炼。②过于急躁,活动幅度过大,力量过猛,造成软组织损伤。

5.复查时间及指证:术后1个月、3个月、6个月需进行X线摄片复查,了解骨折愈合情况。有内固定者,于骨折完全愈合后取出。对于手法复位外固定患者,若出现下列情况须随时复查:骨折处疼痛加剧,患肢麻木,手指颜色改变,温度低于或高于正常等。

(贾继清　王丽云　赵丽丽　许庆超)

第二节　股骨干骨折

股骨干骨折以局部肿胀、疼痛、压痛,功能丧失,出现缩短、成角和旋转畸形,可扪及骨擦音、异常活动为主要表现的股骨转子下至股骨髁上部位骨折。股骨干骨折是临床上最常见骨折之一,约占全身骨折的6%,股骨是人体最长、最大的骨骼,且是下肢主要负重骨之一,如果治疗不当,将引起下肢畸形及功能障碍。

一、病因

多数骨折由强大的直接暴力所致,如撞击、挤压等;一部分骨折由间接暴力所致,如杠杆作用,扭转作用,由高处跌落等。儿童的股骨干骨折可能为不全骨折或青枝骨折;成人股骨干骨折后,引起的出血可达500~1 000 mL,出血多者,在骨折数小时后可能出现休克现象。由挤压伤所致股骨干骨折,有引起挤压综合征的可能性。

二、临床表现

伤后患肢疼痛,活动受限,少数可有休克的症状。患肢肿胀、畸形、压痛、有异常活动或听到骨擦音。

三、诊断

对于意识清醒的患者,股骨干骨折的诊断常常是比较明显的。但是,对于因钝器或锐器致伤的所有患者应有条理地检查肢体,以确保对这些患者的诊断是及时而又准确的。影像学检查(如X线平片、CT)有助于诊断的明确和骨折的分类。

四、治疗

1.非手术治疗。骨牵引法:由于需长期卧床,住院时间长,并发症多,目前已逐渐少用。骨牵引现在更多的是作为常规的术前准备或其他治疗前使用。

2.手术治疗。几年来,由于内固定器械的改进,手术技术的提高以及人们对骨折治疗观念的改变,股骨干骨折多趋向于手术治疗。内固定的选择应考虑到患者的全身情况、软组织情况及骨折损伤类型。内固定材料包括钢板螺钉固定和髓内钉固定。

五、护理

1.严密观察生命体征的变化,及时测量体温、脉搏、呼吸、血压,如有异常及时报告医生。

2.观察牵引轴线,牵引滑轮,牵引重量是否正确。如发现滑轮偏移,轴线不对应随时调整。牵引重量不可随意加减。股骨干骨折初期牵引重量一般为6~8 kg,骨折重叠纠正手法整复后,牵引重量可用3~4 kg维持。

3.股骨上1/3骨折钢钳撬压者,应注意撬压钢针是否滑脱、松动,如有滑脱松动者应及时调整,避免骨折错位。

4.股骨干骨折手法整复失败或畸形愈合行内固定手术者,术后应注意伤口有无渗血及患肢末梢血循环情况。

（王昌俊　李洪泽　王翠香　任慧子）

第三节　股骨颈骨折

股骨颈骨折是以髋部疼痛、腹股沟中点附近有压痛和纵轴叩击痛为主要表现的股骨头下至股骨颈基底部骨折。股骨颈骨折是指由于骨质疏松、老年人髋周肌肉群退变、反应迟钝或遭受严重外伤所致的股骨颈断裂。股骨颈骨折多发生于老年人,女性发生率高于男性。

一、病因

股骨颈骨折的发生常与骨质疏松导致骨质量下降有关,患者在遭受轻微扭转暴力时发生骨折。患者多在走路时滑倒,身体发生扭转倒地,间接暴力传导至股骨颈发生骨折。青少年股骨颈发生骨折较少见,常需较大暴力才会引起,且多为不稳定型。

二、临床表现

1.畸形:患肢多有轻度屈髋屈膝及外旋畸形。

2.疼痛:移动患肢时髋部疼痛明显。在患肢足跟部或大粗隆部叩击时,髋部感疼痛。

3.肿胀:骨折后,出血不多,又有关节囊和丰厚肌群的包围,外观上不易看到肿胀。

4.功能障碍:移位骨折患者在伤后不能坐起或站立,但也有一些无移位的线状骨折或嵌插骨折,一些患者在伤后仍能走路或骑自行车。对这些患者要特别注意。不要因遗漏诊断使无移位稳定骨折变成移位的不稳定骨折。

5.患肢短缩:在移位骨折远端受肌群牵引而向上移位,因而患肢变短。

三、诊断

1.老年人外伤后诉说髋部疼痛,不敢站立和行走,应首先考虑到有股骨颈骨折的可能。

2.拍摄患髋正侧位 X 线片,一般能确诊股骨颈骨折。观察 X 线片应注意股骨头的旋转及其程度;外后方有无蝶形骨片,其大小、位置,髋关节有无病变,有无骨质疏松及其程度;X 线侧位片上应注意有无骨折端错位、张开、碎片及骨皮质有无皱褶等情况。但有些无移位的骨折伤后立即拍片 X 线片并不能显示骨折线,2～3 周后骨折端部分骨质吸收,骨折线才清楚地显示出来。因此,凡临床上怀疑股骨颈骨折,虽然患髋 X 线片上暂时未见骨折线者,仍应按骨折处理,卧床 2～3 周后拍片复查。主张初次拍片时加拍骨盆平片,以与健侧进行对比,可疑骨折最好行 CT、MRI,一般不易漏诊。另一种容易漏诊的情况见于多发损伤,常发生于青壮年患者,由于股骨干骨折等一些明显损伤掩盖了股骨颈骨折的症状,因此对此类患者一定要注意髋部检查,我们主张常规行骨盆平片检查。

四、治疗

1.一般治疗方法。外固定:适用于外展型和中间型骨折,一般多采用患肢牵引或抗足外旋鞋 8～12 周,防止患肢外旋和内收,需 3～4 个月愈合。

2.内固定方法:目前有条件的医院在电视 X 光机的配合下,采用闭合复位内固定,如无 X 光机设备,亦可采用开放复位内固定。

3.内固定同时植骨:对于愈合较困难或陈旧性骨折,为了促进其愈合,于内固定同时植骨,植骨方法有两种:①游离植骨:如取腓骨或胫骨条由大转子下插入股骨头,或用松质骨填充骨缺损等。②带蒂植骨:较常用的是缝匠肌蒂骨瓣植骨术。随着显微外科技术的进展,已开展带血管蒂植骨术。如旋髂深动脉骨瓣的骨移植术。

4.截骨术:对于愈合较为困难或一些陈旧骨折可有选择施行截骨术,如转子间截骨术或转子下截骨术。截骨术具有手术操作容易,患肢缩短少,有利于骨折愈合和功能恢复等优点。

5.人工关节置换术。

五、护理

1.股骨颈骨折多见于老年人,感觉及反应都比较迟钝,生活能力低下,并且有不少老年人合并有其他疾病,如心脏病、高血压、糖尿病、脑血栓、偏瘫、失语、大小便失禁、气管炎、哮喘病等。因此,护理人员首先应细致地观察,了解病情,给予及时适当的治疗和护理,同时要加强基础护理,预防肺炎、泌尿系感染、褥疮等并发症的发生。

2.螺纹钉内固定术后,应严密观察患者体位摆放是否正确。正确的体位应保持患肢外展中立位,严禁侧卧、患肢内收、外旋、盘腿坐。以防螺纹钉移位。

3.陈旧性股骨颈骨折行"带血管骨瓣移植术后",4 周内禁止患者坐起,以防骨瓣、血管蒂落。伤口置负压引流管的患者,注意观察引流液的量、颜色、性质,以及时发现出血的速度及量。为治疗提供依据。

（贾继清　王丽云　赵丽丽　胡瑞静）

第四节　髌骨骨折

髌骨骨折是以髌骨局部肿胀、疼痛、膝关节不能自主伸直,常有皮下瘀斑以及膝部皮肤擦伤为主要表现的骨折。

一、病因

骨折为直接暴力和间接暴力所致。直接暴力多因外力直接打击在髌骨上造成髌骨骨折,如撞伤、踢伤等,骨折多为粉碎性。间接暴力,多由于股四头肌猛烈收缩、牵拉所致,如突然滑倒时,膝关节半屈曲位,股四头肌骤然收缩,牵扯髌骨向上,髌韧带固定髌骨下部,而造成髌骨骨折,多为横行骨折。

二、临床症状

髌骨骨折后常发生膝关节肿胀积血,髌前可见皮肤擦伤及皮下血肿,压痛明显,有移位的骨折可触及骨折间隙,被动活动时膝关节剧痛,有时可感觉到骨擦感。

三、诊断

1.部分患者有家族史或先天性足畸形或外伤史。

2.久站或行走时足部疼痛或不适,跟外翻足扁平,前足外翻,舟骨结节处肿胀和压痛,休息可减轻或消失,晚期为痉挛性平足,经较长时间休息,症状亦难改善。

3.站立位 X 线足正侧位片,可见舟骨结节完全塌陷,与载距突的距离增加,自跟骨结节底部至第一距骨头底部作连线,并从舟骨结节至此连线作垂直线,其长度多小于 1 cm。

四、治疗

(一)无移位或移位在 0.5 cm 以内的髌骨骨折

可采用保守治疗。早期冷敷,加压包扎,减少局部出血。保持膝关节伸直位,用石膏托或下肢支架固定 4～6 周,即可开始股四头肌等长收缩。6 周后开始作膝关节主动屈伸活动训练。固定过程中,若关节内血肿张力大,可在严格无菌条件下抽出积血,加压包扎。

(二)移位大于 0.5 cm 的髌骨骨折

建议手术治疗。髌骨骨折的内固定方法多种,可分为两类:一类行内固定后仍需一定时间的外固定;另一类内固定比较坚强,不需外固定。

1.张力带钢丝内固定术。①适应症:髌骨横行骨折;能复位的髌骨粉碎性骨折;②手术方法:髌前纵行或横弧形切口,显露骨折线,自远折端骨折面,逆行穿出用两根直径1.5 mm的克氏针固定骨折端,手伸入关节腔内,触髌骨关节面平整后,用钢丝或钢缆作

"8"字或环形缠绕克氏针固定。③术后处理:不用外固定,术后第二天练习股四头肌收缩,多数骨折患者在术后2周能屈膝90°并下地行走。

2.髌骨上极或下极切除,股四头肌腱重新附丽术:①切除较小骨块或骨折粉碎部分,将髌韧带附丽于髌骨上段,或将股四头肌附丽于髌骨下段;②骨折术后处理:用多量敷料包扎,长腿石膏伸直位固定3周,去石膏后不负重练习关节活动。6周后扶拐逐渐负重行走,并加强关节活动度及股四头肌肌力锻炼。此法可保全髌骨作用,愈合快,股四头功能得以恢复,无骨折愈合及关节面不平滑问题

3.髌骨全切除:适用于不能复位,不能部分切除的严重粉碎性骨折。切除粉碎骨折块时,应尽量保护其骨膜及股四头肌腱膜。切除后缝合撕裂的扩张部及关节囊,使其恢复到正常松紧度。然后,将股四头肌腱下拉与髌腱缝合。不能直接缝合者,可用股四头肌腱翻转修补缝合。在股四头肌腱上做"V"形切口,把切下的腱瓣下翻,修补切除髌骨后新形成的缺损。也可用股外侧肌及股四头肌腱的外侧部的肌腱瓣向下翻转修补切除髌骨处的缺损。术后石膏托固定4周,练习膝关节伸屈活动。

五、护理

(一)术前护理

1.做好心理护理。

2.皮肤护理:给予备皮、麻醉药及抗菌药的皮试,皮试前要询问有无过敏史,备皮前应仔细检查皮肤情况,备皮时注意动作轻柔,备皮后协助患者将患肢清洗干净,急诊手术前要禁食禁水6h以上。

3.患肢护理:应尽量减少患肢的活动,需要移动时可用棉花腿包扎或直夹板固定后再予以移动。术前教会患者练习股四头肌力量的方法和在床上使用便器的方法,并告之患者术后有可能出现的一些不适以及出现不适的一些对策。

(二)术后护理

1.一般护理:回病房后给患者以安慰,合理安排将患者抬至床上,抬时要特别注意为患者保暖,保护各种管道,防止脱落;检查麻醉穿刺处有无渗出;按麻醉术后护理常规护理,去枕平卧及禁食水6h;向患者交待注意事项;给予生活护理,将日常用品、信号灯等放于易取处。

2.肢体护理:给予患肢抬高,高度要高于患者的心脏水平,利于血液循环,防止患肢肿胀;密切观察生命体征的变化;密切观察患肢血运,皮肤温度、神经感觉、踝及足趾活动、末梢循环的充盈度、伤口渗血、患肢足背动脉波动情况;嘱患者麻醉过后即开始进行踝泵练习,防止深静脉血栓的发生。

3.饮食护理:指导患者进食高蛋白、高维生素、高热量、高纤维素的易消化饮食,加强营养,防止便秘的发生。

4.术后肿痛的护理:髌骨骨折术后多数有膝关节的肿胀、疼痛,帮助患者摆放舒适体位,教会患者放松情绪。

5.术后心理护理：对患者安慰鼓励,鼓励患者要面对现实,保持积极向上的心态,以促进早日康复。

（三）功能锻炼及护理

1.心理护理。

2.术后2~3 d开始耐心地教会患者做股四头肌舒缩锻炼,开始30~50次,3~5次/日,逐步增加锻炼次数;对采用张力带丝内固定者,术后2~4 d扶拐下地者不负重行走,术后5~7 d开始膝关节屈伸功能锻炼,12~14 d伤口拆线后逐步加强锻炼。对未能采取坚强内固定,辅以石膏外固定者,术后3~4周去除石膏外固定后下地活动,练习膝关节屈伸功能锻炼,并逐步加强,逐步练习下蹲。

（张　萍　黄俊蕾　陈云荣　叶丽丽）

第五节　胫腓骨骨折

胫腓骨骨折常指小腿部胫腓骨骨干骨折。由于整个胫骨位于皮下,骨折端容易穿破皮肤,成为开放性骨折。由于骨折后骨髓腔出血、血管或肌肉损伤出血,均可引起骨筋膜室压力增高,故胫腓骨骨折应警惕骨筋膜室综合征,必要时尽早切开减压。

一、病因

1.直接暴力:胫腓骨干骨折以重物打击、踢伤、撞击伤或车轮碾轧伤等多见,暴力多来自小腿的外前侧。骨折线多呈横断形或短斜形。巨大暴力或交通事故伤多为粉碎性骨折。因胫骨前面位于皮下,所以骨折端穿破皮肤的可能极大,肌肉被挫伤的机会较多。

2.间接暴力:为由高处坠下、旋转暴力扭伤或滑倒等所致的骨折,特点是骨折线多呈斜形或螺旋形;腓骨骨折线较胫骨骨折线高。儿童胫腓骨骨折遭受外力一般较小,加上儿童骨皮质韧性较大,可为青枝骨折。

二、临床症状

腓骨骨折患者会出现局部肿胀、疼痛、功能障碍,患肢短缩或成角畸形,有异常活动、骨擦音、纵轴叩击痛,易触及骨折端,如伴有血管神经损伤则可出现患肢远端供血不足、感觉运动障碍、足趾不能背屈、足下垂等。如合并小腿骨筋膜室综合征,则出现患肢缺血性疼痛,呈进行性加重,皮肤肿胀明显,常起水泡,肌腹处明显压痛,肌肉被动牵拉痛,足背动脉、胫后动脉搏动减弱或触摸不清,肢体末端感觉减退甚至丧失,肌力减弱,如治疗不及时,则出现肢体挛缩畸形及神经干损伤之体征。

三、诊断

1.胫骨骨折后小腿肿胀、疼痛,可有畸形和异常活动;X线片检查有助于骨折和骨折类型的诊断;此骨折应注意检查组织损伤的范围和程度,以及有无神经、血管损伤、胫骨上段骨折和腓骨颈骨折,应注意腘动脉和腓总神经损伤的可能。

2.本病的诊断并不困难,但还是需要一些辅助的检查方法来帮助更好地诊断,辅助检查方法主要是进行 X 线检查,X 线片检查有助于骨折和骨折类型的诊断。另外还需注意,在临床上发现有胫骨螺旋形或斜形骨折。

四、并发症

(一)早期并发症

早期并发症主要是失血性休克以及神经血管损伤。

(二)远期并发症

1.骨折延迟愈合和骨不连。胫腓骨骨折尤其是中下段骨折,在骨折时由于破坏了骨的滋养血管,骨髓腔以及骨的内外膜均遭到严重的破坏和缺损。因为手术采用骨膜下剥离,大量破坏骨的滋养血管,同时还增加了感染的机会,影响了骨折愈合。所以严格选择手术适应症和最小程度的剥离骨膜是预防的主要措施。

2.关节僵直。多发生在骨折延迟愈合的骨不连的患者,由于外固定时间的延长,使关节囊及周围软组织发生粘连,导致关节僵直。对于骨延迟愈合患者,有学者认为在骨折具有坚强内固定的情况下,逐步进行关节功能锻炼,但负重锻炼必须严格掌握。无内固定或内固定不可靠者,去除外固定后要谨慎进行关节功能锻炼。

3.慢性骨髓炎。主要是由于创伤时软组织严重受损,坏死组织及异物的残留、皮肤坏死骨外露、就诊时间过迟及手术时间过长等因素引起。清创时要彻底清除创面内的坏死组织及异物,对可疑坏死组织要坚决清除,同时尽量不使用止血带,尽量采用简单的固定方法以缩短手术时间,有感染征象时应及早充分的引流。内固定强调是尽量少增加原创伤的有效固定,而无须追求坚强内固定。伤口闭合应根据具体情况争取一期闭合。但必须在无张力情况下缝合伤口,若张力较大,可在胫后作一切口,然后减张缝合胫前切口。

4.深静脉血栓形成。下肢静脉回流主要靠肌肉收缩时产生的压力向上回流,下肢骨折长期卧床,静脉回流缓慢,血小板凝结,导致深静脉血栓形成。骨折后早期进行肌肉收缩锻炼可最大程度地减少深静脉血栓形成的发生率。

五、治疗

1.石膏固定。无移位或整复后骨折面接触稳定、无侧向移位的横断骨折、短斜形骨折等,在麻醉下行手法复位及长腿石膏外固定。石膏固定时,膝关节应保持 158°左右轻度屈曲位。

2.骨牵引。斜形、螺旋形或轻度粉碎性的不稳定骨折,单纯外固定不可能维持良好的对位。可在局麻下行跟骨穿针牵引,用螺旋牵引架牵引固定。

3.开放复位内固定。胫腓骨骨折一般骨性愈合期较长,长时间的石膏外固定,对膝、踝关节的功能必然造成影响,目前采用开放复位内固定者日渐增多。

4.螺丝钉内固定。斜形或螺旋形骨折,可采用螺丝钉内固定,于开放复位后,用1～2枚螺丝钉在骨折部固定,用以维持骨折对位。

5.钢板螺丝固定。斜形、横断或粉碎性骨折均可适用。由于胫骨前内侧皮肤及皮下组织较薄,因此钢板最好放在胫骨外侧、胫前肌的深面。加压钢板固定确实,骨折愈合相对增快,膝、踝关节不受影响。

6.内锁髓内钉固定。胫骨干的的解剖特点是骨髓腔较宽,上下两端均为关节面。内锁髓钉打入不受到限制,可控制旋转外力。可以有效地控制侧向、旋转和成角移位,术后不需外固定。膝、踝关节功能不受影响,骨折愈合期明显缩短。对多段骨折以髓内钉固定,可防止成角畸形,亦取得较好效果。

7.外固定架。有皮肤严重损伤的胫腓骨骨折,外固定架可使骨折得到确实固定,并便于观察和处理软组织损伤,另一优点是膝、踝关节运动不受影响,甚至可带支架起床行走,因此近年来应用较多。

六、护理

1.严密观察患者生命体征的变化,尤其是开放性骨折、骨折合并小腿皮肤撕脱伤和其他合并伤患者。发现患者面色苍白、口唇紫绀、血压下降等休克征象时,应立即投入抢救,输血、输液、输氧等。

2.密切观察患肢远端血液循环、感觉、运动、足背动脉及胫后动脉搏动情况,观察患肢皮肤颜色、温度、肿胀情况,警惕骨折合并腘动脉损伤、腓总神经损伤及小腿骨筋膜间区综合征,发现肢体远端动脉搏动触及不清、肢端发凉、感觉迟钝、肿胀严重、皮肤颜色改变,应立即通知医生,做出紧急处理。

3.患肢抬离,保持中立位,严禁外旋,为防止足跟压伤,可住踝部垫小软枕,以使足跟悬空。

4.患肢功能锻炼应尽早开始,防止膝、踝关节强直和肌肉萎缩。同时,在外固定坚强牢固的情况下,早期下床,适当给骨折端以应力刺激,促进骨折愈合。

七、健康宣教

1.定期复查,发现患肢血液循环、感觉、运动异常,请及时就医。

2.继续按时服用接骨续筋药物,直至骨折愈合牢固。

3.扶拐下床活动患侧肢体,全脚着地,防止摔倒,加强患肢膝踝关节伸屈锻炼,如有踝关节功能障碍可做踝部旋转、斜坡练步等功能锻炼,踝关节强硬者,可做踝关节的下蹲背伸和站立屈膝背伸等。

4.保持心情愉快,劳逸适度。

5.加强营养,多食动物内脏如心、肝、肾、排骨汤以及新鲜瓜果蔬菜,以促进骨折愈合。

（王玉芝　逄晓燕　秦兴伟　贾世冉）

第六节　骨盆骨折

骨盆骨折是一种严重外伤,占骨折总数的 1%～3%,多由高能外伤所致,半数以上伴有合并症或多发伤,致残率高达 50%～60%。最严重的是创伤性失血性休克及盆腔脏器合并伤,救治不当有很高的死亡率,可达 10.2%。据统计,骨盆骨折中 50%～60% 由汽车车祸造成,10%～20% 是由于行人被撞,10%～20% 为摩托车外伤,8%～10% 为高处坠落伤,3%～6% 为严重挤压伤。

一、病因

多为直接暴力、挤压暴力及高处坠落冲撞所致。

二、分类

1.分离型(APC):由前后挤压伤所致,常见耻骨联合分离,严重时造成骶髂前后韧带损伤,占骨盆骨折的 21%;根据骨折严重程度不同又分为Ⅰ、Ⅱ、Ⅲ三个亚型。

2.压缩型(LC):由侧方挤压伤所致,常造成骶骨骨折(侧后方挤压)及半侧骨盆内旋(侧前方挤压),占骨盆骨折的 49%;也根据骨折严重程度不同又分为Ⅰ、Ⅱ、Ⅲ三个亚型。

3.垂直型(VS):剪切外力损伤,由垂直或斜形外力所致,常导致垂直或旋转方向不稳定,占骨盆骨折的 6%。

4.混合外力(CM):侧方挤压伤及剪切外力损伤,导致骨盆前环及前后韧带的损伤,占骨盆骨折的 14%。

三、临床表现

1.患者有严重外伤史,尤其是骨盆受挤压的外伤史。

2.疼痛广泛,活动下肢或坐位时加重。局部压痛、淤血,下肢旋转、短缩畸形,可见尿道口出血,会阴部肿胀。

3.脐棘距可见增大(分离型骨折)或减小(压缩型骨折);髂后上棘可有增高(压缩型骨折)、降低(分离型骨折)、上移(垂直型骨折)。

4.骨盆分离挤压试验、"4"字征、扭转试验为阳性,但禁用于检查严重骨折患者。

四、并发症

1.出血性休克。骨折断端的出血及后方结构损伤造成骶前静脉丛破裂为休克的主要原因,大血管破裂较少,仅占 10%～15%,其他原因为开放伤口、血气胸、腹腔内出血、长骨骨折等。

2.腹膜后血肿。骨盆各骨主要为松质骨,盆壁肌肉多,邻近又有许多动脉丛和静脉丛,血液供应丰富,盆腔与后腹膜的间隙又系疏松结缔组织构成,有巨大空隙可容纳出血,因此骨折后可引起广泛出血。巨大腹膜后血肿可蔓延到肾区、膈下或肠系膜。患者常有休克,并可有腹痛、腹胀、肠鸣减弱及腹肌紧张等腹膜刺激的症状。

3.尿道或膀胱损伤。对骨盆骨折的患者应经常考虑下尿路损伤的可能性,尿道损伤远较膀胱损伤为多见。患者可出现排尿困难、尿道口溢血现象。双侧耻骨支骨折及耻骨联合分离时,尿道膜部损伤的发生率较高。

4.直肠损伤。除非骨盆骨折伴有阴部开放性损伤时,直肠损伤并不是常见的合并症。直肠破裂如发生在腹膜反折以上,可引起弥漫性腹膜炎;若发生在反折以下,则可发生直肠周围感染,常为厌氧菌感染。

5.神经损伤。多在骶骨骨折时发生,组成腰骶神经干的 S1 及 S2 最易受损伤,可出现臀肌、腘绳肌和小腿腓肠肌群的肌力减弱,小腿后方及足外侧部分感觉丧失。骶神经损伤严重时可出现跟腱反射消失,但很少出现括约肌功能障碍,预后与神经损伤程度有关,轻度损伤预后好,一般一年内可望恢复。

五、诊断

(一)X 线检查

1.骨盆正位片。常规、必需的基本检查,90%的骨盆骨折可经正位片检查发现。

2.骨盆入口位片。拍摄时球管向头端倾斜 40°,可以更好地观察骶骨翼骨折、骶髂关节脱位、骨盆前后及旋转移位、耻骨支骨折、耻骨联合分离等。

3.骨盆出口位片。拍摄时球管向尾端倾斜 40°,可以观察骶骨、骶孔是否有骨折,骨盆是否有垂直移位。

(二)CT

CT 是对于骨盆骨折最准确的检查方法。一旦患者的病情平稳,应尽早行 CT 检查。对于骨盆后方的损伤尤其是骶骨骨折及骶髂关节损伤,CT 检查更为准确,伴有髋臼骨折时也应行 CT 检查,CT 三维重建可以更真实地显示骨盆的解剖结构及骨折之间的位置关系,形成清晰逼真的三维立体图像,对于判断骨盆骨折的类型和决定治疗方案均有较高价值。CT 还可以同时显示腹膜后及腹腔内出血的情况。

(三)血管造影

用于诊断和治疗大血管出血,可以通过造影发现破裂的大血管并通过栓塞血管来控制出血。

六、治疗

1.休克的防治。患者因腹膜后大量出血,常合并休克。应严密观察,进行输血、输液,骨盆骨折的输血可多达数千毫升,若经积极抢救大量输血后,血压仍继续下降,未能纠正休克,可考虑结扎一侧或两侧髂内动脉,或经导管行髂内动脉栓塞术。

2.膀胱破裂可进行修补,同时作耻骨上膀胱造瘘术。对尿道断裂,宜先放置导尿管,防止尿外渗及感染,并留置导尿管直至尿道愈合。若导尿管插入有困难时,可进行耻骨上膀胱造瘘及尿道会师术。

3.直肠损伤,应进行剖腹探查,做结肠造口术,使粪便暂时改道,缝合直肠裂口,直肠内放置肛管排气。

4.骨盆骨折的处理。

(1)骨盆边缘性骨折,只需卧床休息。髂前上棘骨折患者置于屈髋位;坐骨结节骨折置于伸髋位。卧床休息3～4周即可。

(2)骨盆单环骨折有分离时,可用骨盆兜带悬吊牵引固定。骨盆兜带用厚帆布制成,其宽度上抵髂骨翼,下达股骨大转子,悬吊重量以将臀部抬离床面为宜。5～6周后换用石膏短裤固定。

(3)骨盆双环骨折有纵向错位时,可在麻醉下行手法复位。复位方法是患者仰卧时,两下肢分别由助手把持作牵引,用宽布带衬厚棉垫绕过会阴部向头侧作对抗牵引,术者先将患侧髂骨向外轻轻推开,以松解嵌插,然后助手在牵引下将患侧下肢外展,术者用双手将髂骨嵴向远侧推压,矫正向上移位,此时可听到骨折复位的"喀嚓"声,患者改为健侧卧位,术者用手掌挤压髂骨翼,使骨折面互相嵌插。最后患者骶部和髂嵴部垫薄棉垫,用宽15～20 cm胶布条环绕骨盆予以固定。同时患肢作持续骨牵引。3周后去骨牵引,6～8周后去固定的胶布。固定期间行股四头肌收缩和关节活动的锻炼。3个月后可负重行走。

(4)对有移位的骶骨或尾骨骨折脱位可在局麻下,用手指经肛门内将骨折向后推挤复位。陈旧性尾骨骨折疼痛严重者,可在局部作强地松龙封闭。

(5)髋关节中心性脱位,除患肢作骨牵引外,于大粗隆处宜再作一侧方牵引,予以复位。

(6)对累及髋臼的错位性骨折,手法不能整复时,应予以开放复位内固定,恢复髋臼的解剖关节面。

七、护理

1.骨盆骨折一般出血较多,且多伴有休克征象。急诊入院时,病情急,变化快。接诊人员首先应迅速、敏捷、沉着冷静地配合抢救,及时测量血压、脉搏以判断病情,同时输氧、建立静脉通道,并备好手套、导尿包、穿刺针等,以便待病情稳定后配合医生检查腹部、尿道、会阴及肛门。

若有膀胱、尿道、直肠、血管损伤需要紧急手术处理者,护士应迅速做好术前准备:备皮(范围:平脐到大腿内侧)、留置尿管、配血、抗休克、补充血容量、做各种药物过敏试验。操作时动作要轻柔,以免加重损伤,同时要给患者以心理安慰,解除其紧张恐惧情绪。对病情较轻者,除密切观察生命体征的变化外,还要注意腹部、排尿、排便等情况,警惕隐匿性内脏损伤发生。

2.牵引治疗其间,要观察患者的体位、牵引重量、肢体外展角度,保证牵引效果,要将患者躯干、骨盆、患肢的体位联系起来观察。躯干要放直,骨盆要摆正,脊柱与骨盆要垂直。同时要注意倾听患者的主诉,如牵引针处疼痛、牵引肢体麻木、足部背伸无力等,警惕因循环障碍而导致的缺血性痉挛,或因腓总神经受压而致的足下垂发生。

3.预防并发症。长期卧床患者要加强基础护理,预防褥疮及呼吸、泌尿系统并发症发生。尤其是年老体弱者,长期卧床,呼吸变浅,分泌物不易排出,容易引起坠积性肺炎及排尿不全、尿渣沉淀。要鼓励患者加强深呼吸,促进血液循环。病情允许者利用牵引架向上牵拉起上身,有助于排净膀胱中尿液。

（王　蕾　李　佩　史　佳　向娟妮）

第十六章　普通外科常见疾病

第一节　急腹症

急腹症是指腹腔内、盆腔及腹膜后组织和脏器发生了急剧的病理变化,从而产生以腹部异常为主要症状和体征,同时伴有全身反应的临床综合征。常见的急腹症包括:急性阑尾炎、溃疡病急性穿孔、急性肠梗阻、急性胆道感染及胆石症、急性胰腺炎、腹部外伤、泌尿系结石及异位妊娠破裂等。

一、病因

1.外科急腹症。

(1)感染与炎症。急性阑尾炎、急性胆囊炎、急性胆管炎、急性胰腺炎、急性肠憩室炎等。

(2)空腔器官穿孔。胃、十二指肠溃疡穿孔,胃癌穿孔、伤寒肠穿孔、坏疽性胆囊炎穿孔、腹部外伤致肠破裂等。

(3)腹部出血。创伤所致肝、脾破裂或肠系膜血管破裂,自发性肝癌破裂、腹或腰部创伤致腹膜后血肿等。

(4)梗阻。胃肠道、胆道、泌尿道梗阻等。

(5)绞窄。胃肠道梗阻或卵巢肿瘤扭转致血循环障碍,甚至缺血坏死,常导致腹膜炎、休克等。

(6)血管病变。血管栓塞,如心房纤颤、亚急性细菌性心内膜炎、心脏附壁血栓脱落致肠系膜动脉栓塞、肾栓塞等。血栓形成,如急性门静脉炎伴肠系膜静脉血栓形成。动脉瘤破裂,如腹主动脉、肝、肾、脾动脉瘤破裂出血等。

2.内科疾病。

(1)急性胃肠炎、急性肠系膜淋巴结炎、急性病毒性肝炎、原发性腹膜炎、腹型紫癜、镰状细胞贫血危象、铅中毒、糖尿病、尿毒症。

(2)由于神经牵涉致放射性腹痛,常见有急性肺炎、急性胸膜炎、心绞痛、心肌梗死、肺动脉栓塞。

(3)脊椎增生性骨关节炎、脊柱结核、肿瘤、损伤致脊神经受压迫或刺激等。

3.妇产科疾病。急性附件炎、急性盆腔炎、卵巢黄体破裂、卵巢肿瘤扭转、异位妊娠破裂。

二、临床表现

1.腹痛的部位。最先发生的部位可能是病变的原发部位。如胃、十二指肠溃疡穿孔开始在上腹部痛,当穿孔后消化液流向下腹,此时腹痛扩展至右下腹乃至全腹,易与阑尾炎穿孔相混。急性阑尾炎为转移性腹痛,开始在脐周或上腹部,为炎症刺激性内脏痛,当炎症波及浆膜或阑尾周围壁层腹膜时,则表现为右下腹痛。腹痛最明显的部位,常是病变最严重的部位,如有腹膜刺激征,则常提示该部位有腹膜炎。

2.腹痛的性质。持续性剧烈钝痛,患者为了减轻腹痛采用侧卧屈膝体位,咳嗽、深呼吸和大声说话均加重疼痛,定位准确,提示该部位壁层腹膜炎症刺激——急性腹膜炎。持续性胀痛常为脏层腹膜受扩张牵拉所致,按压腹部疼痛加重,如麻痹性肠梗阻、肝脏肿瘤等。阵发性绞痛,为空腔脏器平滑肌阵发性痉挛所致,常提示消化道、胆道或输尿管存在梗阻因素,如机械性肠梗阻、胆道结石、蛔虫、肿瘤,输尿管结石等。持续性疼痛阵发性加剧,表现梗阻与炎症并存,常见于绞窄性肠梗阻早期、胆道结石合并胆管炎、胆囊结石合并胆囊炎等。

3.腹痛的程度。分轻度(隐痛)、中度和重度(剧痛),表示病变的轻、中、重,但也因个人耐受程度有所差异。

三、诊断

1.实验室检查。包括血、尿、大便常规,血生化、电解质,肝、肾功能、血、尿淀粉酶和血气分析等。白细胞计数和分类有助于诊断炎症及其严重程度;血红蛋白下降可能有腹腔内出血;血小板进行性下降,应考虑有无合并 DIC,提示需进一步检查;尿中有大量红细胞提示泌尿系结石或肾损伤;血尿淀粉酶增高提示急性胰腺炎;严重水、电解质和酸碱紊乱提示病情严重;血直接胆红素升高,伴转氨酶升高,提示胆道阻塞性黄疸;尿素氮、肌酐增高可能是原发病合并急性肾功能障碍或尿毒症性腹膜炎。

2.诊断性腹腔穿刺。当叩诊有移动性浊音而诊断不明确时,可行诊断性腹腔穿刺。一般选择脐与髂前上棘连线中外 1/3 交点,穿刺液混浊或为脓液提示腹膜炎或腹腔脓肿,如有胃肠内容物(食物残渣、胆汁、粪汁等),提示消化道穿孔;不凝血液多为实质脏器破裂,如外伤性肝、脾破裂,或肝癌自发性破裂,也可能穿刺到腹膜后血肿;淡红色血液,可能是绞窄性肠梗阻,如血、尿、腹水淀粉酶高多为出血坏死性胰腺炎。如穿刺抽出很快凝固之血液则可能穿刺到腹壁或内脏之血管。

对严重腹胀、腹腔穿刺阴性,而又不能排除腹腔病变者,可行腹腔灌洗。如灌洗液红细胞$>100\times10^9/L$ 或白细胞$>0.5\times10^9/L$,或淀粉酶>100 Somogyi U/L,肉眼见到血液、胆汁、胃肠内容物,或查到细菌则为阳性,提示腹腔有炎症、出血或空腔脏器穿孔。

3.影像学检查。包括腹部 X 线检查、B 超、CT、MRI 等。腹部 X 线照片或透视发现膈下有游离气体,对诊断胃、十二指肠溃疡穿孔,小肠或肠憩室穿孔很有帮助。腹脂线及腰大肌影模糊或消失提示有腹膜炎。急性机械性肠梗阻表现为梗阻以上的肠管扩张、积气及多个气液面;麻痹性肠梗阻为全肠道(包括结肠)扩张、积气,是全腹膜炎的特征之一；发现孤立性肠管扩张伴液气面，应考虑闭襻性肠梗阻。怀疑肠套叠、肠扭转、结肠肿瘤，在无肠绞窄、腹膜炎的情况下可行钡灌肠 X 线照片。腹部平片发现高密度钙化灶有助于肾、输尿管结石，胰管结石，胰腺炎及小部分胆囊结石的诊断。

BUS 对肝、胆道、肾、输尿管、子宫、附件疾病以及腹腔有无腹腔积液、脓肿有较大诊断价值。超声多普勒检查还有助于对腹主动脉瘤、动静脉瘘，动静脉血栓形成或栓塞，以及血管畸形等的诊断。CT、MRI 对肝、胆、胰、脾、肾、腹部占位病变及血管疾病的诊断更有价值。

四、治疗

1.体液疗法。应根据病史、体检、化验室检查及出入量记录，对液体及电解质失衡情况作出初步评估，及时补充日需要量及额外丢失量，并继续调整病期失衡量。

2.胃肠减压。进行胃肠减压是治疗重症急腹症的措施之一。

3.抗生素的应用。炎症进展快，病情重，需尽快采取有效措施阻止病情恶化者，可抗生素与中药并用；对于准备进行手术治疗的患者，可早期开始使用抗生素，手术后一般应常规使用。

4.激素及其他药物的应用。在急腹症的治疗中，肾上腺皮质激素主要用于：①并发感染性休克的炎性急腹症的抢救；②在阑尾脓肿或阑尾炎腹膜炎后期，对于形成的条索及硬结，给予小剂量激素；③对于某些与自身免疫疾病有关的急腹症，如硬化性胆管炎及 Crohn 病等，在急性症状控制后使用激素以期控制其病情的发展。

五、护理

1.严密观察病情。

(1)定时观察生命体征：定时观察 T、Bp、P、R，注意有无脱水等体液紊乱或休克表现。

(2)定时观察腹部症状和体征：如有腹痛应注意腹痛的部位、范围、性质和程度，有无牵涉性痛。如腹部检查见腹膜刺激征出现或加重，多提示病情恶化。

(3)注意观察有无伴随症状：如呕吐、腹胀、发热、大小便改变、黄疸等，以及呼吸、心血管、妇科等其他系统相关表现。

(4)动态观察实验室检查结果：如三大常规、血电解质、二氧化碳结合力、肝肾功能等检查；同时注意 X 线、B 超、腹腔穿刺、直肠指检等特殊检查结果。

(5)注意详细记录液体出入量。

(6)观察有无腹腔脓肿形成。

2.体位。一般情况良好者或病情允许时，宜取半卧位；有大出血休克体征者给予平卧位。

3.饮食。根据病情及医嘱，做好相应的饮食护理。一般患者入院后都暂禁饮食；对诊断不明或病情较重者必须严格禁饮食。

4.胃肠减压。根据病情或医嘱决定是否施行胃肠减压。但急性肠梗阻、胃肠道穿孔或破裂者，必须作胃肠减压，并保持有效引流和通畅，避免消化液进一步漏入腹腔。

5.四禁。外科急腹症患者在没有明确诊断前,应严格执行以下四禁。

(1)禁用吗啡类止痛剂,以免掩盖病情。

(2)禁饮食,以免增加消化道负担或加重病情。

(3)禁服泻药,以免引起感染扩散或加重病情。

(4)禁止灌肠,以免导致炎症扩散或加重病情等。

6.输液或输血。立即建立静脉输液通道,必要时输血或血浆等,以防治休克,纠正水、电解质、酸碱平衡紊乱,纠正营养失调。

7.抗感染。遵医嘱给予抗生素及甲硝唑。注意给药浓度、时间、途径及配伍禁忌等。

8.疼痛护理。一般可给予针刺止痛。但在病情观察期间应慎用止痛剂;对诊断明确的单纯性胆绞痛、肾绞痛等可给予解痉剂和镇痛剂;凡诊断不明或治疗方案未确定的急腹症患者应禁用吗啡、哌替啶类麻醉性镇痛药,以免掩盖病情;对已决定手术的患者,可以适当使用镇痛药,以减轻其痛苦。

9.心理护理。应安慰、关心患者。适当地向家属、患者说明病情变化、有关治疗方法以及护理措施的意义,以便于配合医护工作。

10.其他护理。应做好物理降温、口腔护理、生活护理、皮肤护理等。

11.必要的术前准备。及时做好药物过敏试验、配血、备皮、有关常规实验室检查或器官功能检查等,以备应急手术。在病情观察或非手术治疗期间,若发现以下情况,应及时与医师联系,考虑中转手术处理:①全身情况不良或发生休克;②腹膜刺激征明显;③有明显内出血的表现;④经非手术治疗短期内(6~8 h)病情未见改善或更趋恶化者。

(薛泰霖 刘晓梅 李 燕 董光玲)

第二节 腹部损伤

多数腹部损伤同时有严重的内脏损伤,如果伴有腹腔实质脏器或大血管损伤,可因大出血而导致死亡;空腔脏器受损伤破裂时,可因发生严重的腹腔感染而威胁生命。早期正确的诊断和及时合理的处理,是降低腹部创伤死亡的关键。

腹部损伤可分为开放性和闭合性两大类。在开放性损伤中,可分为穿透伤(多伴内脏损伤)和非穿透伤(有时伴内脏损伤)。根据入口与出口的关系,分为贯通伤和盲管伤。根据致伤源的性质不同,也有将腹部损伤分为锐器伤和钝性伤。锐器伤引起的腹部损伤均为开放性的;钝性伤一般为闭合性损伤。

一、病因

1.撞击伤、压砸伤、锐器刺伤、火器伤、跌打伤、吞食异物伤(金属类)等各种伤害。

2.高处坠落拍击伤。

3.剧烈爆炸引起的气浪或水浪的冲击伤。

4.化学性损伤如腐蚀性的强酸、强碱或毒物等的损伤。

二、临床表现

(一)腹痛

怀疑腹部有损伤者,首先要检查腹部,有无压痛、反跳痛。

(二)休克

早期是由于疼痛和失血造成,晚期是感染中毒性休克。

(三)感染

患者可出现高烧、寒战、血中白细胞升高。

三、诊断

(一)症状体征

1.腹部疼痛较重且呈持续性疼痛、有进行性加重的趋势,同时伴有恶心、呕吐等消化道症状者;

2.早期出现明显的失血性休克表现者;

3.有明显的腹膜刺激征(腹部压痛、肌紧张和反跳痛)者;

4.腹腔积有气体,肝浊音界缩小或消失者;

5.腹部明显胀气,肠蠕动减弱或消失者;

6.腹部出现移动性浊音者;

7.有便血、呕血或尿血者;直肠指检发现前壁有压痛或波动感或指套染血者。

(二)辅助检查

1.实验室检查。腹内有实质性脏器破裂而出血时,红细胞、血红蛋白、血细胞比容等数值明显下降,白细胞计数可略有增高。空腔脏器破裂时,白细胞计数明显上升。胰腺损伤、胃或十二指肠损伤时,血、尿淀粉酶值多有升高。尿常规检查发现血尿,提示有泌尿器官的损伤。

2.B型超声检查。B超检查在腹部损伤的诊断中倍受重视。可发现直径 $1\sim2$ cm 的实质内血肿,并可发现脏器包膜连续性中断和实质破裂等情况。超声检查对腹腔积液的发现率很高。并可根据 B 超检查估计出腹腔积液的量,即每 1 cm 液平段,腹腔积液约有500 mL。由于气体对超声的反射强烈,其在声像图上表现为亮区。因此,B超检查也可发现腹腔内的积气,有助于空腔脏器破裂或穿孔的诊断。

3.X线检查。有选择的 X 线检查对腹部损伤的诊断是有价值的。常用的有胸片、平卧位及左侧卧位腹部平片。立位腹部平片虽然更有意义,但不适用于重伤员。根据需要拍骨盆正、侧位片。

4.CT 检查。CT 对软组织和实质性器官的分辨力较高。CT 能清晰地显示肝、脾、肾的包膜是否完整、大小及形态结构是否正常,对实质性脏器损伤的诊断有价值。

5.诊断性腹腔穿刺术和腹腔灌洗术。抽到液体后观察其性状,推断受损器官种类;

必要时行显微镜和涂片检查。禁忌症：严重腹内胀气、大月份妊娠、腹腔内广泛粘连和躁动不能合作者。

四、治疗

已确定腹腔内脏器破裂者应及时进行手术治疗。对于非手术治疗者，经观察仍不能排除腹内脏器损伤，或在观察期间出现以下情况时，应终止观察，进行剖腹探查手术。

1. 腹痛和腹膜刺激征有进行性加重或范围扩大者；
2. 肠蠕动音逐渐减少、消失或出现明显腹胀者；
3. 全身情况有恶化趋势，出现口渴、烦躁、脉率增快或体温及白细胞计数上升者；
4. 膈下有游离气体出现者；
5. 红细胞计数进行性下降者；
6. 血压由稳定转为不稳定甚至休克者；或积极救治休克过程中，情况不见好转反而继续恶化者；
7. 胃肠出血不易控制者。可能会有少数伤者的探查结果为阴性，但腹内脏器损伤被漏诊，有导致死亡的危险。一旦决定手术，就应尽快完成手术前准备：建立通畅的输液通道、交叉配血、放置鼻胃管及尿管。如有休克，应快速输入平衡液补充血容量。

五、护理

（一）急救

应先抢救威胁生命的伤情，如呼吸、心跳骤停、窒息、开放性气胸、明显的外出血等应迅速予以处理。维持呼吸道通畅，应积极预防休克，如保暖、保持患者安静、止痛（未明确诊断前，禁用吗啡等止痛剂）和补充液体，以尽快恢复血容量。

伤员应禁食、胃肠减压，及早应用抗生素、破伤风抗毒素。当发现腹部有伤口时，应立即予以包扎，对有内脏脱出者，一般不可回纳腹腔以免污染，可用消毒或清洁碗盖住脱出的内脏，防止受压，外面再加以包扎。如果脱出的肠管有绞窄的可能，则可将内脏送回腹腔。经急救处理后，在严密的观察下，尽快护送到医院。

（二）对疑有腹腔内脏损伤患者的护理

患者应绝对卧床，不随意搬动，尽量取半卧位，如需作离床检查，应有专人护送；做好常规腹部手术前准备，并做到"四禁"，即禁食禁饮、禁忌灌肠、禁用泻药、禁用吗啡等止痛药物；尽早输液和使用抗生素。严密观察生命体征，腹痛范围、程度及腹膜刺激征，动态观察红细胞计数、血细胞比容和血红蛋白值等。

（三）手术治疗患者的护理

1. 手术前护理。为抢救患者生命，应争取时间尽快地进行必要的术前准备，主要措施有：严密的病情观察，通知患者禁食禁饮，胃肠减压，建立静脉输液通道，遵医嘱输液输血，及早使用有效的抗生素，协助做好各项检查，备皮备血，药物过敏试验，心理护理，术前用药，必要时导尿等。

2.手术后护理

（1）体位：先按麻醉要求安置体位，待全麻清醒或硬膜外麻醉平卧 6 h 后，血压平稳者改为半卧位，以利于腹腔引流，减轻腹痛，改善呼吸循环功能。

（2）禁食、胃肠减压：术后禁食 2～3 d，并做好胃肠减压的护理。待肠蠕动恢复、肛门排气后停胃肠减压，若无腹胀不适可拔除胃管，从进少量流质饮食开始，根据病情逐渐恢复半流质饮食。

（3）静脉输液与用药：禁食期间静脉补液，维持水、电解质和酸碱平衡。必要时给予完全胃肠外营养，以满足机体高代谢和修复的需要，并提高机体抵抗力。术后继续使用有效的抗生素，控制腹腔内感染。

（4）观察病情变化：严密监测生命体征的变化，危重患者加强呼吸、循环和肾功能的监测和维护。注意腹部体征的变化，及早发现腹腔脓肿等并发症。

（5）手术切口护理：保持切口敷料干燥、不脱落，如有渗血、渗液时及时更换，观察切口愈合情况，及早发现切口感染的征象。缝合伤口拆线时间：头面颈部手术后 4～5 d，下腹部及会阴部 6～7 d，胸部、上腹部和背臀部 7～9 d，四肢 10～12 d，减张伤口 14 d。对于年老体弱、营养不良患者应适当延迟拆线时间。

（6）鼓励早期活动：手术后患者多翻身，及早下床活动，促进肠蠕动恢复，预防肠粘连。

（7）腹腔引流护理：腹腔引流是腹腔内放置乳胶引流管或烟卷引流条，将腹腔内的渗血、渗液或消化液引流到体外的一种外引流方法，达到排出腹腔内的渗血渗液、坏死组织和脓液，防止感染扩散，促进炎症早日消退的目的。

术后应正确连接引流装置，如有多根引流管时应贴上标签，并妥善固定。保持引流通畅，每日更换引流袋，遵守严格的无菌操作，引流管不能高于腹腔引流出口，以免引起逆行感染。观察并记录引流液的性质和量，如发现引流液突然减少，患者有腹胀伴发热，应及时检查管腔有无堵塞或引流管滑脱。

（李　燕　张　钰　盖丁凯　王　波）

第三节　严重烧伤

热烧伤可由热水、蒸气、火焰、电流、激光、放射线、酸、碱、磷等多种因素引起。通常所称的或狭义的烧伤，是指单纯由高温所造成的热烧伤，在临床上常见。其他因子所致的烧伤则冠以病因称之，如电烧伤、化学烧伤等。

一、病因

热烧伤是由热水、蒸气、火焰、电流等高温所造成的。

二、病理生理

病理改变，除了高温直接造成的局部组织细胞损害，为机体的各种反应所致，烧伤后机体反应可能释出:①应激性激素,由于疼痛刺激、血容量降低等,儿茶酚胺、皮质激素、抗利尿激素、血管加压素、醛固酮等释出增加;②炎症介质,由于伤处组织细胞受损或加以沾染细菌,缓激肽、补体碎片(C3a、C5a 等)、组胺、色胺等释出;③花生四烯酸,由于磷脂酶等作用,变为前列腺素(PG)、血栓质(TX)和白三烯(LT);④各种其他因子,如血小板活性因子(PAF)、白介素(IL)、肿瘤坏死因子(TNF)等。以上多种生物活性物质可引起烧伤的局部炎症和全身反应,如用糖皮质激素,消炎痛等药物,可减轻机体反应,但只可适当使用,否则反可增加并发症。

三、诊断

结合病史即能明确诊断。

四、治疗

(一)治疗原则

1.保护烧伤区,防止和尽量清除外源性污染。

2.预防和治疗低血容量性休克。

3.治疗局部和全身的感染。

4.用非手术和手术的方法促使创面早日愈合,并尽量减少瘢痕所造成的功能障碍和畸形。

5.预防和治疗多系统器官衰竭。对于轻度烧伤的治疗,主要是处理创面和防止局部感染,并可使用少量镇静药和饮料。对于中度以上烧伤,因其全身反应较大和并发症较多见,需要局部治疗和全身治疗并重。在伤后 24~48 h 内要着重防治低血容量性休克。对于创面,除了防治感染以外,要尽力使之早日愈合,对Ⅲ度烧伤者尤应如此。如能达到这两点要求,则中度以上烧伤也能较顺利地治愈。

(二)现场急救

正确施行现场急救,为后继的治疗奠定良好基础。反之,不合理或草率的急救处理,会耽误治疗和妨碍愈合。

1.保护受伤部位;

2.镇静止痛;

3.呼吸道护理。

此外,注意有无复合伤,对大出血、开放性气胸、骨折等应先施行相应的急救处理。

(三)创面处理

Ⅰ度烧伤创面一般只需保持清洁和防避再损伤,面积较大者可用冷湿敷或市售烧伤油膏以缓解疼痛。Ⅱ度以上烧伤创面需用下述处理方法:①创面初期处理;②新鲜创面防治感染;③创面包扎或暴露;④去痂;⑤植皮;⑥感染创面的处理。

(四)全身治疗

中度以上烧伤引起明显的全身反应,早期即可发生休克等。因此必须在伤后重视全身治疗,已有休克等危象者更应在处理创面前先着手治疗。

1.防治低血容量性休克;

2.全身性感染的防治;

3.营养治疗。

五、护理

1.预防感染。入室应戴口罩、帽子,接触患者前应洗净双手,医务人员以穿短袖衫、套裤为宜,接触大面积烧伤患者时,须特别注意无菌操作。

2.病室要求。病室内保持清洁、舒适,布局合理,便于抢救,减少交叉感染,室温28℃～32℃,湿度60%～70%。重症烧伤,暴露疗法除外。每日中午紫外线消毒1次,时间为1 h。

3.心理护理。针对烧伤患者不同时期病情特点及心理状态、思想活动,积极做好心理护理。

4.病情观察。严密观察体温、脉搏、呼吸并注意热型变化,心率、心律和呼吸频率变化。发现异常及时通知医师,配合抢救。

5.晨、晚间护理。严重烧伤患者做好晨间和餐后口腔护理,头面部无烧伤的患者协助其漱口、刷牙,健康皮肤清洁每日1次,衣服宽松、柔软。

6.褥疮护理。重视褥疮的预防,按时翻身,骨突处避免受压,保持床单位干燥、平整,潮湿应及时更换。

7.营养护理。鼓励及协助患者进食,根据各阶段病情需要合理调节饮食。

8.做好静脉穿刺、输液护理。注意保护静脉,并按要求做好静脉切开、套管针穿刺护理。

9.护理记录。正确及时记录病情变化、生命体征、出入水量、神志、情绪、食欲、大小便及创面情况。

10.康复护理。尽早指导与协助患者进行功能锻炼,减少因瘢痕增生引起的功能障碍。

(叶丽丽　逄晓燕　许庆超　王　蕾)

第四节　急性阑尾炎

急性阑尾炎俗称"盲肠炎",这是在解剖部位上的一种误解,实际阑尾是在盲肠末端的一个废用性器官。如果发生了感染时,则容易发炎而导致发病。其诱因可能来自粪石梗阻、淋巴增生、寄生虫侵入等。该病根据发病急缓和轻重可分为:急性、亚急性、慢性,可发生脓肿、坏疽和穿孔导致腹膜炎等并发症。一般诊断治疗并不困难,预后良好。但由于阑尾的末端几乎可以位于腹部的任何一个部位。所以,其体征可能有极大差异。因此,须和其他急腹症进行认真的鉴别,以免误诊。

一、病因

1.梗阻：阑尾为一细长的管道，仅一端与盲肠相通，一旦梗阻，可使管腔内分泌物积存，内压增高，压迫阑尾壁阻碍远侧血运，在此基础上管腔内细菌侵入受损黏膜，易致感染，有人发现坏疽性阑尾炎几乎都有梗阻存在，常见的梗阻原因为：①堵塞阑尾腔的粪石，干结的粪块，食物碎屑，异物，蛔虫等。②阑尾壁曾被破坏而致管腔狭窄或粘连。③阑尾系膜过短而形成的阑尾扭曲，阻碍管道通畅。④阑尾壁内淋巴组织增生或水肿引起管腔变狭窄。⑤阑尾开口于盲肠部位的附近有病变，如炎症、息肉、结核、肿瘤等，使阑尾开口受压，排空受阻，其中粪石梗阻最为常见，约占1/3。梗阻为急性阑尾炎发病常见的基本因素，因此急性阑尾炎发病初期经常先有剑突下或脐部绞痛，这是阑尾管腔受阻，内压增高引起的症状，此外，切除阑尾的标本中常可见到粪石梗阻管腔，远端明显炎症甚至坏疽穿孔。

2.感染：也有无梗阻而发病者，其主要因素为阑尾腔内细菌所致的直接感染，阑尾腔因与盲肠相通，因此具有与盲肠腔内相同的以大肠杆菌和厌氧菌为主的菌种和数量，若阑尾黏膜稍有损伤，细菌侵入管壁，引起不同程度的感染，少数患者发生于上呼吸道感染后，因此也被认为感染可由血运传至阑尾，还有一部分感染起于邻近器官的化脓性感染，侵入阑尾。

3.其他：被认为与发病有关的其他因素中有因胃肠道功能障碍（如腹泻、便秘等）引起内脏神经反射，导致阑尾肌肉和血管痉挛，一旦超过正常强度，可以产生阑尾管腔狭窄，血供障碍，黏膜受损，细菌入侵而致急性炎症。此外，也有人认为急性阑尾炎发病与饮食习惯和遗传有关，多纤维素饮食的地区发病率低，可能与结肠排空加快，便秘减少有关，因便秘而习惯性应用缓泻药可能使肠道黏膜充血，也可影响阑尾，有人认为遗传因素与阑尾先天性畸形有关，过度扭曲，管腔细小，长度过长，血运不佳等都是易发生急性炎症的条件。

二、临床表现

1.急性发病，腹痛多起于上腹或脐周，开始痛不重，位置不固定，数小时后腹痛转移并固定于右下腹，持续性加重。部分患者起病即出现右下腹痛。

2.早期出现恶心、呕吐和腹泻或便秘。尚有乏力，头痛，畏寒发热，腹胀等全身症状。

3.右下腹（麦氏点多见）固定压痛反跳痛，肌紧张，肠鸣音减弱或消失。特殊患者或盲肠后位等位置阑尾炎压痛深在，反跳痛肌紧张等腹膜炎刺激征不明显。

4.直肠指诊，直肠右前方有触痛；结肠充气试验；腰大肌试验；闭孔内肌试验；咳嗽试验及触痛试验等有助于早期或位置深在阑尾炎的诊断。

5.强迫体位：患者来诊时常见弯腰行走，且往往以双手按在右下腹部。在床上平卧时，其右髋关节常呈屈曲位。

6.右下腹压痛：是急性阑尾炎常见的重要体征，压痛点通常在麦氏点，可随阑尾位置变异而改变，但压痛点始终在一个固定的位置上。病变早期腹痛尚未转移至右下腹时，压痛已固定于右下腹部。当炎症扩散到阑尾以外时,压痛范围也随之扩大,但仍以阑尾部位压痛最为明显。

7.腹膜刺激征象:有腹肌紧张、反跳痛(Blumberg 征)和肠鸣音减弱或消失等,这是壁层腹膜受到炎性刺激的一种防御反应,常提示阑尾炎已发展到化脓、坏疽或穿孔的阶段。但小儿、老人、孕妇、肥胖、虚弱患者或盲肠后位阑尾炎时,腹膜刺激征象可不明显。

8.其他体征:结肠充气试验(Rovsing 试验):用一手压住左下腹降结肠部,再用另一手反复压迫近侧结肠部,结肠内积气即可传至盲肠和阑尾部位,引起右下腹痛感者为阳性;腰大肌试验:左侧卧位后将右下肢向后过伸,引起右下腹痛者为阳性,说明阑尾位置较深或在盲肠后位靠近腰大肌处;闭孔内肌试验:仰卧位,将右髋和右膝均屈曲 90°,并伴右股向内旋转,如引起右下腹痛者为阳性,提示阑尾位置较低,靠近闭孔内肌;直肠指诊:当阑尾位于盆腔或炎症已波及盆腔时,直肠指诊有直肠右前方的触痛。如发生盆腔脓肿时,可触及痛性肿块。

9.腹部包块:阑尾周围脓肿形成时,右下腹可触到有触痛的包块。

10.皮肤感觉过敏:早期(尤其阑尾腔有梗阻时)可出现右下腹皮肤感觉过敏现象,范围相当于第 10~12 胸髓节段神经支配区,位于右髂嵴最高点、右耻骨嵴及脐构成的三角区,也称 Sherren 三角,它并不因阑尾位置不同而改变。如阑尾坏疽穿孔,则该三角区皮肤感觉过敏现象消失。

三、诊断

1.急性发病,转移性右下腹痛或初起即为右下腹痛,恶心、呕吐等胃肠道症状。

2.右下腹固定压痛反跳痛,肌紧张。

3.直肠右前方触痛或结肠充气征或腰大肌征或闭孔内肌征或咳嗽和触痛试验征阳性。

4.白细胞总数及中性粒细胞不同程度增高。

5.尿常规检查:尿检查一般无阳性发现,但盲肠后位阑尾炎可刺激邻近的右输尿管,尿中可出现少量红细胞和白细胞。

6.大便常规检查:盆位阑尾炎和穿孔性阑尾炎合并盆腔脓肿时,大便中也可发现血细胞。

7.超声发现阑尾肿胀、积液或包裹积液(脓)。

8.X 线检查:胸腹透视列为常规。急性阑尾炎在腹部平片上也可出现阳性结果:约 5%~6% 的患者右下腹阑尾部位可见一块或数块结石阴影,1.4% 的患者阑尾腔内有积气。急性阑尾炎合并弥漫性腹膜炎时,为除外溃疡穿孔、急性绞窄性肠梗阻等,立位腹部平片是必要的,如出现膈下游离气体,阑尾炎基本上可以排除。

四、治疗

(一)非手术治疗

主要适应于单纯性阑尾炎、阑尾脓肿、妊娠早期和后期阑尾炎及高龄合并主要脏器病变的阑尾炎。

1. 基础治疗：卧床休息，控制饮食，适当补液和对症处理。

2. 抗菌治疗：可选用广谱抗生素（如氨苄青霉素）和抗厌氧菌的药物（如灭滴灵）静脉滴注。

3. 针刺治疗：可取足三里、阑尾穴，强刺激，留针 30 min，每日 2 次，连续 3 天。

4. 中药治疗：外敷适用于阑尾脓肿，可选用"四黄散"；内服主要是清热解毒、行气活血及通里攻下，可选"大黄牡丹皮汤"加减。

（二）手术治疗

1. 手术原则：急性阑尾炎诊断明确后，应早期外科手术治疗，既安全，又可防止并发症的发生。早期手术系指阑尾还处于管腔阻塞或仅有充血水肿时手术切降，此时操作简易。如化脓或坏疽后再手术，操作困难且术后并发症显著增加。

2. 手术选择：各种不同临床类型急性阑尾炎的手术方法亦不相同。

（1）急性单纯性阑尾炎，行阑尾切除术，切口一期缝合。近年对这种类型开展了经腹腔镜行阑尾切除，但须掌握熟练的技术。

（2）急性化脓性或坏疽性阑尾炎，行阑尾切除术；如腹腔内已有脓液，可清除脓液后关闭腹膜，切口置乳胶片作引流。

（3）阑尾周围脓肿，若无局限趋势，行切开引流，视术中具体情况决定是否可切除阑尾；如阑尾已脱落，尽量取出，闭合盲肠壁，以防造成肠瘘。若脓肿已局限在右下腹，病情又平稳时，不要强求作阑尾切除术，给予抗生素，并加强全身支持治疗，以促进脓液吸收、脓肿消退。

3. 手术方法。

（1）麻醉：一般采用硬脊膜外麻醉。

（2）切口：宜选择在右下腹部压痛最明显的部位，一般情况下采用右下腹斜切口（McBurney 切口）或右下腹横斜切口。皮肤沿皮纹方向切开，对血管和神经损伤少。这种斜切口，因三层腹壁肌的纤维方向不同，术后切口愈合牢固，不易发生切口疝。但因这种切口不便探查腹腔其他部位脏器，故对诊断不明的探查性手术，宜选用右下腹直肌旁切口，且切口不宜太小。

（3）寻找阑尾：用纱布垫将小肠推向内侧，先找到盲肠，再沿三条结肠带向盲肠顶端追踪，即能找到阑尾。如仍未找到，应考虑盲肠后位阑尾的可能，再剪开侧后腹膜，内翻盲肠寻找阑尾。寻到阑尾后，用阑尾钳夹住阑尾或用止血钳夹住阑尾系膜，将阑尾提到切口外切除。如不能提出，也需严格保护好切口各层组织后，切除阑尾。

（4）处理阑尾系膜：阑尾动脉一般在阑尾系膜的游离缘，感染炎症加剧时系膜脆弱较易钳断，故尽可能在阑尾根部切断结扎阑尾动脉。如果系膜较阔又很肥厚时，应将系膜逐段分别切断结扎。

（5）处理阑尾根部：在距盲肠 0.5 cm 处的阑尾根部轻轻钳夹后用丝线结扎之，在扎线远处切断阑尾，残端用碘酒、酒精涂擦处理后，用荷包缝合将其包埋入盲肠壁内。荷包缝合不宜过大，防止残留肠壁内死腔。最后，用阑尾系膜或邻近脂肪结缔组织覆盖加固。

①切断阑尾系膜；

②在盲肠壁上作浆肌层的荷包缝合;

③在阑尾根部切除阑尾;

④收紧荷包缝合,将残端埋入盲肠壁内。

(6)特殊情况下的阑尾切除术

①阑尾在腹膜后并粘连固定,不能按常规方法勉强切除,而宜行逆行切除方法,即先在根部切断阑尾,残端包埋后再分段切断阑尾系膜,切除整个阑尾。

②盲肠壁炎性水肿严重,不能按常规将阑尾残端埋入荷包缝内,可在阑尾根部切断阑尾,用间断丝线浆肌层内翻缝合方法埋入阑尾残端。如仍无法埋入时,则用阑尾系膜或附近的脂肪结缔组织覆盖残端。

③阑尾炎性水肿很重,脆弱易于撕碎,根部又无法钳夹结扎时,可用盲肠壁的荷包缝合,将未能结扎的阑尾残端内翻埋入盲肠腔内,外加间断丝线浆肌层内翻缝合。

五、护理

1. 饮食:手术当天禁食,术后第一天流质,第二天进软食,在正常情况下,第3～4 d可进普食。

2. 观察生命体征,每小时测量血压、脉搏一次,连续测量三次,至平稳。如脉搏加快或血压下降,则考虑有出血,应及时观察伤口,采取必要措施。

3. 术后根据不同麻醉,选择适当卧位,如腰椎麻醉患者应去枕平卧6～12 h,防止脑脊液外漏而引起头痛。连续硬膜外麻醉患者可低枕平卧。

4. 单纯性阑尾炎切除术后12 h,或坏疽性或穿孔性阑尾炎切除术后,如置有引流管,待血压平稳后应改为半卧或低姿半卧位,以利于引流和防止炎性渗出液流入腹腔。

5. 减轻或控制疼痛:根据疼痛的程度,采取非药物或药物方法止痛。

6. 控制感染:遵医嘱应用抗菌药物,以有效控制感染,达到减轻疼痛的目的。

7. 并发症的预防和护理。

(1)内出血:多因阑尾系膜结扎线松脱所致,常发生在术后24 h内,故手术后当天应严密观察脉搏、血压。患者如有面色苍白、脉速、血压下降等内出血的表现,或是腹腔引流管有血液流出。应立即将患者平卧,静脉快速输液、输血,报告医生并做好手术止血的准备。

(2)切口感染:是术后最常见的并发症。表现为术后1～5 d体温升高,切口疼痛且局部有红肿、压痛或波动感。应给予抗生素、理疗等治疗,如已化脓应拆线引流。

(3)腹腔脓肿:炎症渗液积聚于膈下、肠间、盆腔而形成。表现为术后5～7 d体温升高,或下降后又上升,并有腹痛、腹胀、腹部包块或排便、排尿改变等,应及时和医生取得联系进行处理。

(贾继清　王丽云　赵丽丽　许庆超)

第五节　肠梗阻

肠梗阻指肠内容物通过障碍,通俗地讲就是肠道不通畅。这里肠道通常是指小肠(空肠、回肠)和结肠(升结肠、横结肠、降结肠、乙状结肠)。急性肠梗阻是最常见的外科急腹症之一,在急诊室可经常遇到。由于种种原因,死亡率仍较高,为5%～10%;若再发生肠绞窄,死亡率可上升到10%～20%。

一、病因

(一)按肠梗阻的原因

可分为3类。

1.机械性肠梗阻:常见病因如下。

(1)肠内异物:肠石,寄生虫,大的胆石及粪块堵塞或嵌顿。

(2)肠道内息肉,新生物,良恶性肿瘤或淋巴瘤堵塞。

(3)肠套叠。

(4)肠先天性异常:包括先天性肠道内闭锁,肠道有先天性的纤维幕或蹼形成,梅克尔憩室狭窄等,肠先天性异常一般较少见。

(5)肠道或腹膜炎症性病变:如肠结核、克罗恩病、结核性腹膜炎、放射性肠炎及NSAIDs等药物导致的肠道炎性溃疡所致的狭窄等。

(6)肠粘连:常因腹腔或盆腔手术后,或腹腔内慢性炎症性病变(如结核性腹膜炎,克罗恩病等)所致,手术后发生肠粘连以小肠粘连者为多。

(7)疝:如腹股沟斜疝、腹内疝,包括网膜囊内疝、股疝等发生嵌顿。

(8)肠扭转:扭转多见于肠系膜肿瘤或其基底部狭窄等原因所致。

(9)肠管外肿瘤等压迫:如腹腔内、网膜、肠系膜的巨大肿瘤,腹膜后巨大肿瘤,胰腺假性囊肿等均可使肠管受压,严重者发生肠梗阻,近年来肠管外压迫所致的肠梗阻有增多的趋势。

2.运动障碍性肠梗阻:运动障碍性肠梗阻是因肠壁肌肉活动紊乱,导致肠内容物不能运行,而非肠腔内外有机械性因素引起肠梗阻,因此也称为假性肠梗阻,其病因如下。

(1)手术后麻痹性肠梗阻:常见于手术后。

(2)非手术麻痹性肠梗阻。常见于:①电解质紊乱(尤以血钾、钠、镁异常多见);②多种全身性或腹腔内炎症,如败血症、腹腔内脓肿、重症胰腺炎及肾盂肾炎、肺炎等;③重金属中毒;④尿毒症;⑤脊髓炎;⑥甲状腺功能减退。

3.由于肠平滑肌病变或肌间神经丛等病变导致肠肌肉活动障碍所致的肠梗阻,常称为慢性假性肠梗阻,多见于下列病变。

(1)肠平滑肌病变:如进行性系统性硬化症、结缔组织病、淀粉样变性、放射性损害及线粒体肌病等,患原发性家族性内脏性肌病者也常伴有慢性假性肠梗阻。

(2)肠肌间神经丛病变。可见于:①神经源性肠发育异常,孤立性肠道发育异常伴神经纤维瘤病,或伴多发性内分泌瘤及肌强直性营养不良等;②多种隐性及显性遗传性疾病;③散发性内脏神经性病变(包括非炎症性变性病及变性的炎性疾病,如美洲锥虫病,巨细胞病毒感染等);④肠神经或神经丛发育异常,如肌间神经丛成熟障碍(常伴有中枢神经发育异常及神经元异常),全结肠神经节细胞缺乏症等。

(3)神经元性疾病:可见于帕金森病、EB 病毒感染后选择性乙酰胆碱功能不全及脑干肿瘤等。

(4)代谢内分泌疾病:见于黏液性水肿、嗜铬细胞瘤、甲状旁腺功能减退等。

(5)小肠憩室病:见于小肠憩室病伴类似进行性全身性肌硬化症,伴内脏神经元性疾病和神经细胞核内包涵体等。

(6)药物性因素:见于应用酚噻嗪类、三环类抗抑郁药、可乐宁、阿片制剂、长春新碱后及麻醉剂性肠综合征(narcoticbowel syndrome)。

4.急性缺血性肠梗阻:系肠管的血供发生障碍所致,常可造成肠壁肌肉活动消失,如肠管血供不能恢复,则肠管极易发生坏死,尤其是经终末支供血的肠管,肠管血供发生障碍多见于各种原因所致的肠系膜动脉血栓形成或栓塞以及肠系膜静脉血栓形成等。

(二)按肠管血供情况

可分为以下 2 类。

1.单纯性肠梗阻:仅表现肠内容物通过困难,而无肠管血液供应障碍,但单纯性肠梗阻可演变为绞窄性肠梗阻。

2.绞窄性肠梗阻:表现为肠内容物通过受阻,并伴有肠管血运障碍。

(三)按梗阻的程度

可分为以下 2 类。

1.完全性肠梗阻:肠内容物完全不能通过。

2.不完全性肠梗阻:部分肠内容物仍可通过梗阻部,不完全性肠梗阻可演变为完全性肠梗阻。

(四)按梗阻部位

可分为以下 3 类。

1.高位性小肠梗阻:一般指发生于十二指肠及空肠的梗阻。

2.低位性小肠梗阻:一般指发生于远端回肠的梗阻。

3.结肠性梗阻:一般好发于左半结肠,尤以乙状结肠或乙状结肠与直肠交界处好发。

(五)按起病的缓急

可分为以下 2 类。

1.急性肠梗阻:绞窄性肠梗阻一般都是急性肠梗阻,也是完全性的。

2.慢性肠梗阻:慢性肠梗阻一般是不完全性的,不完全性肠梗阻一般也是单纯性肠梗阻,慢性肠梗阻亦可演变为急性。

二、临床表现

肠梗阻最主要的临床表现是腹痛、呕吐、腹胀、停止排气排便四大症状。

1.腹痛：机械性肠梗阻因肠蠕动增强，常有阵发性腹绞痛。腹痛发作时患者常自感腹内有气体窜行，可见到或扪到肠型，听到高亢肠鸣音；如果是不完全肠梗阻，当气体通过梗阻后，疼痛骤然减轻或消失；肠扭转和肠套叠时，因肠系膜过度受牵拉，疼痛为持续性并阵发性加重；到病程晚期由于梗阻以上肠管过度扩张、收缩乏力，疼痛的程度和频率都减轻；当出现肠麻痹后，腹痛转变为持续性胀痛。

2.呕吐：呕吐的频度、呕吐量及呕吐物性状随梗阻部位的高低而有所不同。高位梗阻（主要指十二指肠和空肠近侧）呕吐出现较早、较频繁，呕吐量较多；低位梗阻呕吐出现较晚，次数也较少，呕吐量较少，低位梗阻由于细菌繁殖的作用，呕吐物还具有粪臭味。

3.腹胀：梗阻时因肠管扩张而引起腹胀。腹胀程度因梗阻是否完全及梗阻部位而异。梗阻越完全，部位越低，腹胀越明显；有时梗阻虽完全，但由于肠管贮存功能丧失，呕吐早而频繁，亦可不出现腹胀；若不注意这一情况，可导致漏诊、误诊。闭襻型肠梗阻常表现出不对称性腹部膨胀，有时可在该处扪到扩张的肠管。

4.停止排气排便：肠梗阻因为肠内容物运送受阻，不能排出体外，故肛门停止排气排便。但必须注意，梗阻部位远端的肠内容物仍可由蠕动下送。因此，即使完全梗阻，在这些内容物排净之前，患者可继续有排气排便，只是在排净之后才不再有排气排便。当然，在不完全性梗阻，排气排便现象不会完全消失。

此外，肠梗阻的临床表现还有水、电解质和酸碱平衡紊乱，遇有绞窄性梗阻、肠坏死，可出现休克、腹膜炎和胃肠出血等表现。

三、症状体征

（一）症状

1.腹部膨胀。多见于低位小肠梗阻的后期。闭襻性肠梗阻常有不对称的局部膨胀，而麻痹性肠梗阻则有明显的全腹膨胀。在腹部触诊之前，最好先作腹部听诊数分钟。

2.肠鸣音（或肠蠕动音）亢进或消失。在机械性肠梗阻的早期，当绞痛发作时，在梗阻部位经常可听到肠鸣音亢进，如一阵密集气过水声。肠腔明显扩张时，蠕动音可呈高调金属音性质。在麻痹性肠梗阻或机械性肠梗阻并发腹膜炎时，肠蠕动音极度减少或完全消失。

3.肠型和蠕动波。在慢性肠梗阻和腹壁较薄的病例，肠型和蠕动波特别明显。

4.腹部压痛。常见于机械性肠梗阻，压痛伴肌紧张和反跳痛主要见于绞窄性肠梗阻，尤其是并发腹膜炎时。

5.腹块。在成团蛔虫、胆结石、肠套叠或结肠癌所致的肠梗阻，往往可触到相应的腹块；在闭襻性肠梗阻，有时可能触到有压痛的扩张肠段。

（二）体征

1.心率：单纯性肠梗阻，失水不重时，心率正常。心率加快是低血容量与严重失水的表现。绞窄性肠梗阻,由于毒素的吸收,心率加快更为明显。

2.体温:正常或略有升高。体温升高是肠管绞窄或肠管坏死的征象。

3.腹部体征:应注意是否有手术瘢痕,肥胖患者尤其应注意腹股沟疝及股疝,因为皮下脂肪过多容易忽略。膨胀的肠管有压痛、绞痛时伴有肠型或蠕动波。若局部压痛伴腹肌紧张及反跳痛,为绞窄性肠梗阻的体征。听诊时应注意肠鸣音音调的变化,绞痛时伴有气过水声,肠管高度扩张,可闻及"丁丁"(tinkling)的金属音(高调)。

4.直肠指诊:注意直肠是否有肿瘤,指套是否有鲜血。有鲜血应考虑到肠黏膜病变、肠套叠、血栓等病变。

四、诊断

(一)辅助检查

对肠梗阻最有帮助的特殊检查是腹部平片与钡灌肠。直立位腹部平片可显示肠襻胀气,空肠黏膜的环状皱襞在肠腔充气时呈"鱼骨刺"样,结肠可显示结肠袋,肠腔充气的肠襻是在梗阻以上的部位。小肠完全性梗阻时,结肠将不显示。左侧结肠梗阻,右侧结肠将有充气。低位结肠梗阻时,左半结肠可以有充气。

但需提醒的是钡灌肠可用于疑有结肠梗阻的患者,它可显示结肠梗阻的部位与性质。但在小肠急性梗阻时忌用胃肠钡剂造影的方法,以免加重病情。水溶性造影剂的安全性要大得多。大家熟悉的B超检查虽然简便,但因肠襻胀气,影响诊断的效果,而CT诊断的准确性优于B超,能诊断出明显的实质性肿块或肠腔外有积液,有时腹部CT还能发现造成肠梗阻的病因和病变部位,为手术提供重要的信息。

(二)疾病诊断

肠梗阻的诊断实际上是件比较复杂的工作,必须回答下面几个问题,以便决定处治方案。

1.明确是否存在肠梗阻。

2.了解梗阻是否完全:完全性肠梗阻与不完全性肠梗阻的处理不同,后者有较充裕的时间作比较深入细致的检查。

3.梗阻部位:属高位还是低位。腹部X线片对梗阻部位判断有重要意义,必要时行胃肠造影或钡剂灌肠、腹部CT检查,更有助于确诊梗阻部位。

4.梗阻的性质:是单纯性或绞窄性。鉴别单纯性和绞窄性肠梗阻非常重要,因为后者有发生肠坏死穿孔的危险。但绞窄肠梗阻无任何绞窄征象占3%～13%。因临床表现和X线检查都难以准确鉴别是单纯性或绞窄性,所以有主张3天机械性肠梗阻宜早期手术,但意见尚不一致。

5.梗阻的病因:肠梗阻最常见原因为粘连。因此,凡有腹部手术史、腹部外伤史以及腹腔与盆腔炎史者,均有发生粘连性肠梗阻的可能;如结核病者有患肠结核及结核性腹膜炎所致粘连梗阻之可能;经常低热、腹痛、大便不规则的患者,发生肠梗阻应想到克罗恩病的可能;腹外疝、肠扭转肠套叠、先天性肠道畸形亦是肠梗阻常见病因。凡有机械性肠梗阻应常规检查外疝好发部位,尤其肥胖女性患者注意有无股疝,曾有肠梗阻患者到手术台上皮肤消毒时,方发现嵌顿的疝块。新生儿肠梗阻多为肠道先天性狭窄或闭锁;2岁以下幼儿以肠套叠多见;儿童则以蛔虫肠梗阻多见。青壮年饱餐后做剧烈活动以肠扭转常见;老年人以结肠癌或粪便阻塞多见;腹内复发癌或转移癌伴肠梗阻,大多是癌肿所致;如有心房纤颤、心瓣膜病变,肠系膜可能出现血管栓塞所致的血管性肠梗阻。因此,肠梗阻诊断成立,除了对梗阻部位、病因诊断外,必须对病情进行分析,即对梗阻的程度和性质做出诊断,提出处理对策。病情诊断包括确定是完全性或部分性、机械性或动力性、单纯性或绞窄性肠梗阻。原则上动力性肠梗阻不需手术治疗,机械性完全性肠梗阻需手术治疗,绞窄性肠梗阻更需急诊手术治疗。

五、治疗

肠梗阻的治疗包括非手术治疗和手术治疗,治疗方法的选择根据梗阻的原因、性质、部位以及全身情况和病情严重程度而定。不论采用何种治疗均首先纠正梗阻带来的水、电解质与酸碱紊乱,改善患者的全身情况。

肠梗阻的治疗原则:纠正水、电解质、酸碱平衡失调;补充循环血量;降低肠内张力;使用抗生素,防治感染;解除梗阻原因,恢复肠道通畅;手术处理肠绞窄。

(一)非手术治疗

1.胃肠减压治疗:胃肠减压抽出积聚在梗阻上端的气体和液体,降低肠内张力,有利于改善肠壁血循环,减轻全身中毒症状,改善呼吸、循环功能。有效的胃肠减压对单纯性肠梗阻和麻痹性肠梗阻可达到解除梗阻的目的,对于需要手术者也是一种良好的术前准备。

2.液体治疗:重点在纠正水、电解质、酸碱平衡失调,肠绞窄时因丢失大量血浆和血液,故在适当补液后应输全血或血浆。

3.营养支持治疗:肠梗阻时手术或非手术治疗都有相当一段时间不能进食,所以营养支持很重要。一般的外周静脉输液通常达不到营养支持的要求,可采用全胃肠外营养,也就是通过静脉途径输注身体所必需的营养液。肠梗阻时采用全胃肠外营养,既可作为术前的准备,也可作为非手术治疗或术后不能及早进食的支持治疗。若肠梗阻解除和肠功能恢复,最好尽早口服。不能进正常饮食的患者,可进要素膳食。

4.抗生素治疗:肠梗阻时,在梗阻上端肠腔内细菌可迅速繁殖。肠梗阻患者应使用针对需氧和厌氧的抗生素。

(二)手术治疗

对绞窄性肠梗阻经短期术前准备,补足血容量,应尽早手术。但若伴有休克,则需待休克纠正或好转后手术比较安全。有时估计已有肠坏死存在,而休克又一时难以纠正,则一面抗休克,一面手术,将坏死肠段切除,休克才会缓解。

肠梗阻的手术目的是解除梗阻原因,恢复肠道通畅,但具体手术方式应根据梗阻的原因、部位、性质、病程早晚以及全身状况来决定。如粘连性肠梗阻手术方式就很多,难易程度相差甚远,轻者仅需切断一条纤维束带,重者令术者难以操作,不得不被迫切除大量肠袢,或行短路吻合,或作肠造口减压术以求缓解梗阻症状,更有甚者因粘连过重未能施行任何其他操作而中止手术,可见要处理好粘连性肠梗阻手术并非易事,需要在术前有完善的手术方案与良好的技术准备。

六、护理

(一)非手术疗法的护理

1. 饮食:肠梗阻者应禁食,待梗阻缓解后 12 h 方可进少量流食,但忌甜食和牛奶,以免引起肠胀气,48 h 后可试进半流食。

2. 胃肠减压:以减轻腹痛、腹胀。保持减压通畅,做好减压期间相关护理。

3. 解痉、止痛:单纯性肠梗阻可应用阿托品类解痉药缓解疼痛,禁用吗啡类止痛药,以免掩盖病情而延误诊断。

4. 液体疗法的护理:保证输液通畅,记录 24 h 出、入液体量,观察水、电解质失衡纠正情况等。

5. 防治感染和中毒:遵医嘱应用抗生素,以减少毒素吸收,减轻中毒症状。

6. 病情观察:严密观察病情变化,以及时发现绞窄性肠梗阻的体征。出现下列情况时应考虑到有绞窄性肠梗阻的可能,应及早采取手术治疗。

(1)腹痛:发作急剧,起始即为持续性腹痛,或在阵发性加重之间仍有持续性腹痛。肠鸣音可不亢进。

(2)呕吐:早、剧烈而频繁。

(3)腹胀:不对称,腹部有局限性隆起或触及压痛性包块(胀大的肠袢)。

(4)有明显的腹膜刺激症,体温上升,脉率增快,白细胞计数增高。

(5)呕吐物、胃肠减压抽出液、肛门排出物为血性,或腹腔穿刺抽出血性液体。

(6)腹部 X 线检查:见到孤立、固定的肠袢,且不受体位、时间的影响。

(7)经积极的非手术治疗无效而症状无明显改善者。

(二)手术疗法的护理

术前准备:除上述非手术护理措施外,按腹部外科常规术前准备。

(三)术后护理

1. 卧位:回病房后根据麻醉给予适当的卧位,麻醉清醒后,血压、脉搏平稳给予半卧位。

2. 饮食:禁食、胃肠减压,待肛门排气,拔出胃管后当日每 1~2 h 饮 20~30 mL 水,第 2 日喝米汤,第 3 日流食,1 周后改半流食,2 周后软饭。忌生冷、油炸及刺激性食物。

3. 活动:鼓励患者早期活动,以利于肠功能恢复,防止肠粘连。

4. 防治感染:遵医嘱应用抗生素。

5. 病情观察:观察生命体征、伤口敷料及引流情况,及时发现术后并发症。

（四）健康教育

1.注意饮食卫生：不食不洁净的食物，不暴饮暴食，多吃易消化的食物，进食后不做剧烈运动。

2.保持大便通畅：老年及肠功能不全者有便秘现象应及时给予缓泻剂，必要时灌肠，促进排便。

3.有腹痛等不适，及时前来医院就诊。

（贾继清 王丽云 李 燕 胡 建）

第十七章　输血及相关知识

第一节　医护人员用血的职责

一、临床医师在用血时的责任

1.临床医师必须严格掌握输血指证,做到能不输血者坚决不输;能少输血者决不多输;如有输血指证要开展成分输血,尽可能不输全血。若患者符合自身输血条件,则应积极开展自身输血,不输或少输同种异体血。

2.临床医师要熟悉采供血机构所提供的血液及其成分的规格、性质、适应证、剂量及用法。

3.输血治疗时,临床医师须向家属或患者说明输血目的及可能会产生输血不良反应和经血液传播的疾病,征得家属或患者同意并签订输血同意书。输血同意书必须与病历同时存档。

4.在输血过程中临床医师必须严密观察患者的病情变化,如有异常反应,严重者要立即停止输血,迅速查明原因并作相应处理。所有输血不良反应及处理经过均应在病历中作详细记录。严重输血不良反应要及时向输血科及医务科报告。

5.输血治疗后,临床医师要对输血的疗效作出评价,还应防治可能出现的迟发性溶血性输血反应。

二、临床护士在输血过程中的责任

1.在输血前由 2 名医护人员对输血申请单、交叉配血试验报告单和血袋标签上的内容仔细核对,并检查血袋有无破损或渗漏,血袋内的血液有无溶血、混浊及凝块等。

2.临输血前,护士应到患者床边核对受血者床号、住院号、呼唤患者姓名以确认受血者。如果患者处于昏迷、意识模糊或语言障碍时,输血申请单不能认证患者,这就需要在患者入院时将写有患者姓名和住院号的标签系在患者的手腕上,保留至出院为止。

3.核对及检查无误之后,遵照医嘱,严格按照无菌操作技术将血液或血液成分用标准输血器输给患者。

4.输血时要遵循先慢后快的原则,输血开始前 15 min 要慢(每分钟约 2 mL)并严密观察病情变化,若无不良反应,再根据需要调整速度。一旦出现异常情况应立即减慢输血速度,及时向医师报告。

5.输血结束后,认真检查静脉穿刺部位有无血肿或渗血现象并作相应处理。若有输血不良反应,应记录反应情况,并将原袋余血妥善保管,直至查明原因。护士还应将输血有关化验单存入病历。

(黄俊蕾　逄晓燕　李　娜　李　佩)

第二节　输血适应症

一、再生障碍性贫血

1.Hb>70 g/L 无需输血。

2.Hb<70 g/L 并伴有严重代偿不全症状或在安静时也有贫血症状时可考虑输血。血小板减少有内脏出血、颅内出血倾向或出血指证时,应考虑预防性血小板输注或进行治疗性血小板输注。

二、地中海贫血

1.轻、中间型地中海贫血无症状时不必输血。

2.中间型 α 或 β 地中海贫血患者在伴有感染、妊娠而贫血显著加重时才考虑输血。

3.重型 β 地中海贫血患者一旦确诊,应尽早有规律地进行输血治疗,维持 Hb 在60~70 g/L 的安全水平。

三、6-磷酸葡萄糖脱氢酶缺乏症

贫血症状严重,Hb<40 g/L,或住院后仍有显著血红蛋白尿者,或溶血且病情危急者,可一次输注 2 U 红细胞,症状未缓解,可考虑第二次输血。

四、自身免疫性溶血性贫血(AIHA)

1.Hb<40 g/L 或 Hct<0.13,在安静状态下有明显贫血症状。

2.虽 Hb>40 g/L,但因急性起病并进展较快,伴有心绞痛或心功能不全。出现嗜睡、反应迟钝及昏迷等中枢神经系统症状者。

3.因溶血导致低血容量性休克等症状,可选择输洗涤红细胞。输血时要少量多次输注或配合肾上腺皮质激素治疗。

五、白血病

Hb<60 g/L 伴明显贫血症状者或 Hb>70 g/L 需强烈化疗者,根据需要输注红细胞。血小板计数<20×10^9/L,或化疗时血小板计数<40×10^9/L,可考虑预防性输注血

小板。

中性粒细胞$<0.5×10^9$/L，并发严重的细菌感染（也适用于急性粒细胞缺乏症），强有力的抗生素治疗 48～72 h 无效时，立即输注浓缩粒细胞。

六、血友病

主要根据患者自发性出血、关节积血、外伤性出血或手术前后预防出血症状进行预防性输血。

1.甲型血友病出现轻度出血时，给予凝血因子Ⅷ浓缩剂，剂量 10～15 U/kg，维持 3 d。中度出血时，给予凝血因子Ⅷ浓缩剂，剂量 20～30 U/kg，维持 3 d。重度出血或大手术时，给予凝血因子Ⅷ浓缩剂，剂量 40～50 U/kg，维持 4～14 d 或直到伤口愈合。也可用冷沉淀治疗，常用剂量 1.5 U/10 kg，或新鲜冰冻血浆，按每毫升血浆内含Ⅷ凝血因子约 0.71 U 输注。

2.乙型血友病以凝血酶原复合物治疗最佳，剂量与凝血因子Ⅷ浓缩剂相同。用血浆替代治疗时，最好应用凝血因子Ⅸ浓缩剂。

3.血管性血友病治疗，输注冷沉淀或新鲜冰冻血浆。

七、特发性血小板减少性紫癜输血

对于血小板计数$<20×10^9$/L 伴有活动性出血，可能危及生命者，或可能造成中枢神经系统出血者，以及术前或术中有眼中出血者可选择大量输注血小板，一次可输注两个治疗量的机采血小板。若患者体内存在自身血小板抗体，则应进行血小板配合实验，选择相合血小板输注。

八、弥散性血管内凝血(DIC)输血

DIC 患者可选择输注新鲜的红细胞，新鲜冰冻血浆 15 mL/kg，以补充凝血因子。伴出血症状时，可输注 1.5～2 个治疗量机采血小板。

九、其他内科输血

1.红细胞

当血红蛋白<60 g/L 或白细胞比容<0.2 时可考虑输注红细胞制剂。对于可能引起同种异型白细胞抗体、血浆中某些成分过敏、自身免疫性溶血贫血患者、高钾血症及肝肾功能障碍和阵发性睡眠性血红蛋白尿患者应给予洗涤红细胞。

2.血小板

血小板计数$>50×10^9$/L，一般不需要输注。当血小板在 $10×10^9$/L～$50×10^9$/L，根据临床出血情况决定是否输注血小板。当血小板计数$<5×10^9$/L，应立即输血小板，防止出血。在有出血表现时应一次性足量输注，并测血小板增高指数（CCI）值。当 CCI>10 为输注有效。

3.冰冻血浆

各种凝血因子Ⅱ、Ⅴ、Ⅶ、Ⅸ、Ⅹ、Ⅺ或凝血酶Ⅲ缺乏,并伴有出血表现时输注新鲜冰冻血浆,输注量为10~15 mL/kg。如果用于补充稳定的凝血因子,可输注普通冰冻血浆。

4. 白细胞

机采浓缩白细胞悬液主要用于中性粒细胞缺乏,并发细菌感染且抗生素治疗难于控制者,充分权衡利弊后输注。

5. 冷沉淀

主要用于儿童及成人轻型甲型血友病、血管性血友病、纤维蛋白原缺乏症及凝血因子Ⅷ缺乏症。严重甲型血友病患者需加用Ⅷ凝血因子浓缩剂。

十、外科输血

1. 急性失血量少于血容量20%,经晶体液扩容后,循环血容量稳定、HCT≥0.30,则不必输血。

2. 急性失血量超过血容量20%~30%,需要输血,部分患者可能需要大量输血。

3. 急性失血性休克先给予晶体液20~30 mL/kg或胶体液10~20 mL/kg,加温后5 min内快速输注。

晶体液用量为失血量3~4倍,失血量>30%血容量时可使用胶体液。

4. 如果循环血容量接近正常,血红蛋白<70 g/L,有明显贫血症状时可输红细胞纠正贫血。若患者较年轻、心肺功能良好可不输血。

5. 血小板:若血小板计数<$50×10^9$/L,或计数介于$50×10^9$/L~$100×10^9$/L,单有自发性出血或伤口渗血,或术中出血,新鲜冰冻血浆输血指证:凝血酶原时间(PT)或活化部分凝血活酶时间(APTT)>正常1.5倍,创面弥漫性渗血。输入大量库存全血或浓缩红细胞的急性大出血患者;患者病史或临床表现有先天性或获得性凝血功能障碍;紧急对抗华法林的抗凝血作用出现不可控渗血,血小板低下时,均需输注。

6. 治疗后期,在血红蛋白>100 g/L时可不输注红细胞制剂。在血红蛋白<70 g/L时,应考虑输注红细胞制剂。血红蛋白在70~100 g/L之间时,应根据患者贫血程度、心肺代偿功能、有无代谢率增高及年龄等因素决定。

十一、妇产科输血

1. 判断失血量:妇女怀孕大出血时,准确判断失血量是诊断治疗关键。一般根据血红蛋白下降或红细胞计数下降预估失血量。需要用晶体液维持血容量,同时预防 DIC。也可用肝素等阻断凝血,预防产妇 DIC。

2. DIC 治疗:一旦出现 DIC,紧急输血时可直接选用与受者相同血型红细胞或 O 型红细胞,输血同时进行交叉配型,确认输注血液相合性。确保输血量为估计失血量3倍。当 PT 或 APTT 延长及纤维蛋白原降低时,可输注冷沉淀或新鲜冰冻血浆。当血小板计数<$50×10^9$/L时,可输注1个治疗量血小板,一次性快速输注3个治疗量的血小板临床效果较好。

考虑以下情形选择红细胞输注:

当 Hb≤50 g/L,持续时间<36 周;

当 Hb≤60 g/L,持续时间>36 周;

当 50 g/L≤Hb≤70 g/L,持续时间<36 周,有缺氧证据;

当 60 g/L≤Hb≤70 g/L,持续时间>36 周,有缺氧证据。

（王丽云　陈云荣　逄晓燕　王昌俊）

第三节　输　血

一、输血的概念

输血是临床常用的一种治疗和抢救措施。包括输入全血、成分血、生物工程制品和血浆。是补充血容量、改善循环、增加携氧能力、提高血浆蛋白、增进机体免疫力和凝血功能的重要手段。

二、临床输血进展

1900 年奥地利医学家 Landsteiner 发现 ABO 血型;1915 年,德国 Lewisohn 发明了用枸橼酸钠溶液保存血液的方法,可以用其贮存血液超过 3 个星期;1927 年,国际上正式确立 ABO 血型系统;1940 年 Landsteiner 等,发现 Rh 血型;2001 年,WHO、红十字会决定,将 Landsteiner 生日 6 月 14 日定为"世界献血日"。近 10 年来,由于各种高新技术不断出现,已使输血成为一门独立的医学学科。

三、血型

血型是血液分类的方法,通常依据红细胞表面的抗原物质分型。

其中最重要的分型有"ABO 血型"和"Rh 血型"。此外,还有其他罕见的 30 余种血型。

异型输血可致严重溶血,甚至死亡。Landsteiner 于 1900 年发现了 A、B、O 血型;1902 年,Landsteiner 的两名学生又发现了较为稀少的 AB 型血;1927 年,国际上正式采纳了 Landsteiner 原定的字母命名,ABO 血型系统正式确立:确定血型有 A、B、O、AB 四种类型。

四、ABO 血型系统是如何定型的

ABO 血型系统是以人体红细胞上的抗原与血清中抗体而定型的。凡红细胞上含有 A 抗原,而血清中含有抗 B 抗体的称为 A 型;红细胞上含有 B 抗原,而血清含有抗 A 抗体的称为 B 型;红细胞上含有 A 和 B 抗原,而血清中无抗 A、抗 B 抗体的称为 AB 型;红细胞上不含有 A、B 抗原,而血清中含有抗 A 和抗 B 抗体称为 O 型。

五、输血的分类

1.按血液的来源分:自体输血;血型相同的同种异体输血。

2.按输血的内容分:输全血;输成分血。

六、输血的适应症

1.急性大出血:创伤、大手术。

2.择期手术:可选择自体输血。

3.贫血:急慢性贫血。

4.低蛋白血症:输血浆或血浆蛋白。

5.严重感染:输粒细胞。

6.凝血机制障碍:输入新鲜全血或新鲜冰冻血浆,如血友病。

7.血小板减少:输浓缩血小板。

七、输血前的试验

1.ABO 血型鉴定。

2.Rh 血型鉴定。

3.交叉配血试验。

4.抗体筛查(交叉配血不合时;输血史、妊娠史等)。

八、输血注意事项

1.严格查对:输血前要查对供、受血者姓名、血型、交叉配血报告,检查血袋有无破损渗漏、颜色、保存时间。

2.输血前后用生理盐水冲洗输血管道。

3.不加药物:血内不可加入其他任何药物,生理盐水除外。

4.输血前,要将血浆与血细胞充分混合,轻轻摇匀。

九、输血基本原则

1.可输可不输的坚决不输。

2.能少输的不多输。

3.能输成分血不输全血。

4.能输自体血不输异体血。

5.输血前应向受者说明输血的必要性和危害性。

6.输血前签署知情同意书。

十、输血量

输血量和输血速度需根据输血适应症、年龄、贫血程度、患者的一般状况以及心肺情况等决定。一般说来,对一个体重 60 千克血容量正常的贫血患者,输注 400 mL 全血约可提高血红蛋白(Hb)10 g/L 或红细胞压积(Hct)0.03。对大量出血或失血性休克患者,输血量要大。对血容量正常的慢性贫血患者,每次输注 1～2 单位红细胞为宜。对老年人和儿童以及心功能不全的贫血患者,每次宜输少量红细胞。

(张　萍　李洪泽　逄晓燕　顾文琴)

第四节　输血反应

一、发热反应

发生率为 2%～10%。

(一)原因

免疫反应:常见多次接受输血的人,体内已经存在抗体,再次输血时发生抗原、抗体反应而发热。

(二)临床表现

多发生在输血后 15 min～2 h 内,畏寒、寒战,继以高热 38℃～40℃,可伴恶心、呕吐,少数患者可出现抽搐、呼吸困难、血压下降、昏迷。

(三)治疗

减慢输血速度或停止输血,应用解热镇痛药,异丙嗪 25 mg 肌肉注射,或地塞米松 5～10 mg 静脉注射抗过敏治疗,畏寒时注意保暖,高热时可物理降温。

(四)预防

1. 严格检查输血器具,提倡使用一次性用品。
2. 对多次输血者可输入不含白细胞和血小板的血。

二、过敏反应

发生率为 3%。

(一)原因

1. 过敏体质者对血中蛋白质过敏。
2. 受血者多次输入血浆制品,产生抗血清抗体。

(二)临床表现

1. 只输入几毫升血液或血浆后就会出现皮肤瘙痒或荨麻疹;
2. 严重时可出现咳嗽、憋喘、呼吸困难、神志不清、过敏性休克等。

(三)治疗

1. 皮肤瘙痒或荨麻疹:减慢输血速度,应用抗组胺药如异丙嗪、苯海拉明,静注地塞米松5～10 mg。

2.反应严重者立即停止输血,皮下注射肾上腺素 0.5～1.0 mg。

3.喉头水肿、呼吸困难者:应适时气管插管或气管切开。

(四)预防

1.有过敏史者:输血前半小时口服抗过敏药物,如苯海拉明 25 mg 和静脉注射皮质激素。

2.多次输血者:可输洗涤红细胞。

三、溶血反应

溶血反应是输血极其严重的并发症,是输血后受血者体内红细胞发生非生理性破坏的一种输血反应,死亡率高达 20%～60%。

(一)原因

1.血型不合:引起以红细胞破坏为主的免疫反应。

2.非免疫性溶血:输入有缺陷的红细胞引起。如过期、过度预热或加了不等渗溶液。

(二)临床表现

1.输入少量血后,一般输血 25～50 mL 后,出现头痛、腰背酸痛、寒颤、高热、呼吸急促、血压下降和休克。

2.手术中出现不明原因的广泛渗血、血压下降,应想到溶血反应的可能。出现血红蛋白尿、溶血性黄疸、DIC。

(三)治疗

1.立即停止输血。

2.早期应用皮质激素:地塞米松或氢化可的松,减轻免疫反应。

3.抗休克:扩充血容量。对休克严重及有出血倾向的,输新鲜同型血或冰冻血浆。

4.保护肾脏:静脉输入 5%碳酸氢钠溶液,碱化尿液,防止肾小管阻塞。用利尿药加快游离血红蛋白的排出。肾衰患者可透析。

(四)预防

1.严格执行配血和输血的核查,杜绝错误输血。

2.严格遵守输血操作规程,不向血内加药物,严格掌握输血预热温度。

四、细菌污染反应

发生率低,后果很严重。

(一)原因

采血、贮存血环节的细菌污染血液。

(二)临床表现

输入毒力小、污染少的血液,可只出现发热反应。反之,输入毒性大的,可立刻发生休克和 DIC。主要表现为烦躁不安、寒战、高热、呼吸困难、发绀、腹痛、全身出血点、休克、血红蛋白尿、急性肾衰。

（三）治疗

1. 立即停止输血。
2. 对所输血液送检，做细菌学检查。
3. 采用抗感染和抗休克措施。

（四）预防

1. 严格遵守无菌操作制度，按无菌要求采血、贮血、输血。
2. 输血前要检查血液，发现颜色改变、透明度变浊或产气增多时不得使用。

（黄俊蕾　逄晓燕　刘　芹　顾文琴）

第五节　输血传播的疾病

一、病毒型肝炎

发生率为 $2.4\%\sim27.3\%$，主要为乙肝和丙肝。

二、艾滋病（AIDS）

由人免疫缺陷病毒（HIV）引起，输血是重要的传播途径。

三、巨细胞病毒

一般症状轻，新生儿及器官移植、免疫缺陷者感染严重。

四、人 T 细胞白血病病毒 I 型

可经血液传播。

五、梅毒

因输入二期梅毒患者的血引起。

六、寄生虫病

如疟疾、丝虫病、弓形体虫病。

（贾继清　逄晓燕　王翠香　任慧子）

第六节　成分输血

随着医学的发展和输血观念的进步,传统输全血的方法已经被改变,成分输血受到重视。成分输血是将供血者的血液成分(红细胞、白细胞、血小板、血浆、血浆蛋白)用科学的方法分离,依据患者的实际需要,分别输入相关的血液成分。

成分输血是临床输血的主要形式。按照"缺什么、补什么"的原则,不仅可以充分利用全血,而且可以减少各种输血反应。

一、全血

每袋质量为 200～400 mL。

保存期依保存液和温度不同而不同。4℃以下保存 20～35 d。

用于补充血容量,主要是急性出血。

输血的原则:

1. 血红蛋白＞100 g/L,可以不输血;

2. 血红蛋白＜60 g/L,则需要输血;

3. 血红蛋白在 60～100 g/L 之间,要根据情况决定是否输血;结合患者的肺功能和是否继续出血来决定。

二、红细胞

1. 浓缩红细胞:最常用,容量小,疗效高,不良反应小。每袋110～120 mL,含 200 mL 全血中的全部红细胞,保存期同全血。适用于各种急性失血和慢性贫血,特别是有心功能不全的老人和小孩。

2. 少白红细胞:是一种去除白细胞的红细胞制品,保存期为4℃ 24 h。适用于输血产生抗体发热患者。

3. 洗涤红细胞:将全血去除血浆及白细胞,用生理盐水洗涤 3～4 次,最后用生理盐水悬浮。适用于对血浆蛋白有过敏反应的患者。

4. 冰冻红细胞:去血浆的红细胞加甘油保护剂,在－80℃下可保存 10 年,适用于稀有血型的患者或备以后自身使用。

三、白细胞

白细胞悬液从单个供血者循环血液中采集。在 22℃以下保存 24 h。作用是提高机体的抗感染能力。适用于粒细胞低下、抗生素治疗无效的重症感染患者。

四、血小板

浓缩血小板可以由全血手工分离制备或用细胞分离单采技术从单个供血者循环血

液中采集。22℃,普通袋保存期为 24 h,专用袋为 5 d。适用于血小板减少或功能障碍伴有出血倾向的患者。

五、血浆

新鲜血浆含有全部凝血因子。保质期为 4℃以下 24 h。作用是:补充凝血因子和扩充血容量。适用于多种凝血因子缺乏引起的出血倾向。血浆包括:

1. 新鲜冰冻血浆:含有全部凝血因子、在－20℃以下的保质期为 1 年,作用及适应症同新鲜血浆。

2. 普通冰冻血浆:为保存 1 年后的新鲜冰冻血浆,在－20℃以下保质期为 4 年。可补充稳定的凝血因子和血浆蛋白。

3. 冷沉淀:为新鲜冰冻血浆融化后的沉淀物,含有凝血因子Ⅷ和纤维蛋白原。在－20℃以下的保存期为 1 年。

六、血浆蛋白

包括白蛋白制剂、免疫球蛋白及浓缩凝血因子。

1. 白蛋白制剂:分为 5％、20％、25％三种浓度。常用者为 20％的浓缩白蛋白,可在室温下保存。适用于营养不良性水肿、肝硬化及低蛋白血症。

2. 免疫球蛋白:人免疫球蛋白(肌肉、静脉注射用)为针对各种疾病的免疫球蛋白(如抗乙肝、抗破伤风等)

3. 浓缩凝血因子:包括抗血友病因子(AHF)、凝血酶原复合物(Ⅸ因子复合物)等。用于治疗血友病及各种凝血因子缺乏,其中Ⅻ凝血因子复合物有利于促进伤口愈合。

(王丽云　逄晓燕　胡瑞静　秦兴伟)

第七节　自身输血

自身输血(亦称自体输血),是指采集患者自身的血液,满足患者需要时的一种输血疗法。可以避免血源传播的疾病和输血反应。

一、方法

1. 预存式自体输血:手术前采集患者自身血液进行保存,供手术期间输用,也可制成冰冻红细胞长期保存。

2. 稀释式自体输血:麻醉前后,抽取患者一定量的血液,同时用胶体液和晶体液补充血容量,使血液适度稀释,减少手术中的出血,然后根据手术中失血情况将自体血回输给患者。

3. 回收式自体输血:手术中,通过回收系统或"洗血细胞机"实现,经肝素抗凝、生理盐水洗涤和浓缩,从而得到浓缩红细胞,再回输给患者。

二、优点

1. 避免输血反应。

2. 无发生传染病的危险。

3. 不需检测血型和交叉配血。

4. 节约血液资源。

5. 解决稀有血型患者急需用血。

（赵丽丽　王玉芝　逄晓燕　贾世冉）

参考文献

[1] 陈孝平. 外科学[M]. 北京：人民卫生出版社，2010.

[2] 刘大为. 重症医学[M]. 北京：人民卫生出版社，2003.

[3] 杨树源. 神经外科学[M]. 北京：人民卫生出版社，2005.

[4] 王忠诚. 神经外科学[M]. 武汉：湖北科学技术出版社，2005.

[5] 金伯泉. 医学免疫学[M]. 北京：人民卫生出版社，2008.

[6] 曹泽毅. 中华妇产科学[M]. 北京：人民卫生出版社，2008.

[7] 吕赢复. 妊娠合并急性病毒性肝炎的全程护理[J]. 中外健康文摘，2011(1)：124-127.

[8] 王亦璁. 骨与关节损伤[M]. 北京：人民卫生出版社，2006.

[9] 吴在德，吴肇汉. 外科学[M]. 北京：人民卫生出版社，2008.

[10] 温韬雪. 最新危重症临床护理指南[M]. 北京：人民卫生出版社，2003.

[11] 曹泽毅. 中华妇产科学[M]. 北京：人民卫生出版社，2008.

[12] 詹秀英，廖月. 妊娠合并急性阑尾炎 24 例临床特点及诊治分析[J]. 海南医学院学报，2010,16(4)：484-485,488.

[13] 董悦，魏丽惠. 妇产科学[M]. 北京：北京大学医学出版社，2003.

[14] 曲首辉，时春艳，等. 妊娠期动态监测宫颈长度对早产的意义[J]. 中华妇产科杂志，2011(7)：148-150.

[15] 张晓梅，张颖，吴红瑾. 对冠心病患者实施疾病管理的实践与效果[J]. 护理管理杂志，2010(11)：201-205.

[16] 陈灏珠. 实用内科学[M]. 北京：人民卫生出版社，2005.

[17] 胡大一. 冠心病与并存疾病[M]. 北京：北京大学医学出版社，2009.

[18] 余海，潘晓雯，孟娟. 一氧化碳中毒迟发性脑病的临床研究[J]. 中华劳动卫生职业病杂志，2002(20)：35-39.

[19] 赵崇梅，等. 专科急危重症抢救护理预案[M]. 北京：人民军医出版社，2004.

[20] 邓斌. 急性有机磷农药中毒并中间综合症救治 26 例临床分析[J]. 四川医学，2002(12)：1315.

[21] 罗绍凯，洪文德，李娟. 临床血液病学[M]. 北京：科学出版社，2003.

[22] 施桂英，栗占国. 关节炎诊断与治疗[M]. 北京：人民卫生出版社，2009.

[23] 黄选兆，汪吉宝，孔维佳. 实用耳鼻咽喉头颈外科学[M]. 北京：人民卫生出版社，2011.

[24] 施侣元. 流行病学[M]. 北京：人民卫生出版社，2008.

［25］王维治. 神经病学［M］. 北京：人民卫生出版社，2006.

［26］白耀. 甲状腺病学［M］. 北京：科技文献出版社，2003.

［27］张木勋. 甲状腺疾病诊疗学［M］. 北京：中国医药科技出版社，2006.

［28］苏玉兰. 老年帕金森病的康复护理效果观察［J］. 中国临床康复，2002（8）：97-98.

［29］孔维佳. 耳鼻咽喉头颈外科学［M］. 北京：人民卫生出版社，2010.

［30］王志红. 危重症护理学［M］. 北京：人民军医出版社，2012.

［31］吴阶平，裘法祖. 外科学［M］. 北京：人民卫生出版社，1999.

［32］陆再英，钟南山. 内科学. 7 版.［M］. 北京：人民卫生出版社，2008.

［33］胥少汀. 实用骨科学［M］. 北京：人民军医出版社，2005.

［34］高明见. 采用经皮热凝神经术辅助经皮热凝三叉神经节根治三叉神经痛［J］. 中华神经外科杂志，2006（4）：223-225.

［35］赵继宗. 神经外科学［M］. 北京：人民卫生出版社，2007.

［36］张之南，沈悌. 血液病诊断及疗效标准［M］. 北京：科学技术出版社，2007.

［37］黄选兆，汪宝吉，孔维佳. 实用耳鼻咽喉头颈外科学［M］. 北京：人民卫生出版社，2007.

［38］顾勇，范虹. 急进性肾小球肾炎的发病机制［J］. 内科急危重症杂志，2002（3）：145-147.

［39］李学佩. 耳鼻咽喉科学［M］. 北京：北京大学医学出版社，2003.

［40］周秀华. 急救护理学［M］. 北京：科技技术出版社，2003.

［41］马家骥. 内科学. 5 版.［M］. 北京：人民出版社，2004.

［42］叶任高. 内科学. 6 版.［M］. 北京：人民出版社，2007.

［43］刘文励. 内科学. 7 版.［M］. 北京：人民出版社，2008.

［44］张七一. 内科学. 8 版.［M］. 北京：人民出版社，2009.

［45］刘锦，李怀平. 临床细菌检验结果的正确性分析［J］. 中国误诊学杂志，2009，9（18）：4382-4388.

［46］陈孝平，石应康，邱贵兴. 外科学［M］. 北京：人民卫生出版社，2006.

［47］王光超. 皮肤病及性病学［M］. 北京：科学出版社，2002.

［48］张建中. 皮肤病治疗学［M］. 北京：人民卫生出版社，2011.

［49］张淑香，赵玉敏，等. 重症监护［M］. 北京：中国科学技术出版社，2010.

［50］徐世正. 安德鲁斯临床皮肤病学［M］. 北京：科学出版社，2004.

［51］高绪文，李继莲. 甲状腺疾病学［M］. 北京：科学技术文献出版社，1999.

［52］陈实新，周中泉，邢金春，陈斌，叶友新，王惠强，等. 复杂性尿路感染 242 例临床分析［J］. 中国中西医结合肾病杂志，2002（8）：480.

［53］赵世光，刘恩重. 神经外科危重症诊断与治疗精要［M］. 北京：人民卫生出版社，2011.